AF536332

Grundlagen der Psycho-Physiognomik

Die Wechselwirkung von Körper und Psyche, Individuum und Umwelt

Olaf Esseiva

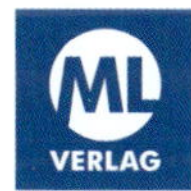

Olaf Esseiva, wohnhaft in der Schweiz, setzt sich seit über 25 Jahren mit Leib und Seele mit dem Thema Psycho-Physiognomik auseinander. Nach einer mehrjährigen Ausbildung in Psycho-Physiognomik und dem Studium der praktischen Psychologie gründete er 2007 ein Institut für Psycho-Physiognomik (IPP). Seit 1998 gibt er sein Wissen bei Ausbildungen, Vorträgen und Beratungen auch international weiter.

Gender-Hinweis: Aus Gründen der besseren Lesbarkeit wird auf eine geschlechtsspezifische Differenzierung verzichtet. Entsprechende Begriffe gelten im Sinne der Gleichbehandlung grundsätzlich für alle Geschlechter. Die verkürzte Sprachform beinhaltet keine Wertung.

2. Auflage 2023

Druck: Generál Nyomda Kft., H-6727 Szeged
Titelbild: © agsandrew – Fotolia

www.ml-buchverlag.de

ISBN (Buch): 978-3-946321-57-6
ISBN (E-Book/PDF): 978-3-947052-08-0

Inhalt

Vorwort 7

Dank 9

Einleitung 10

1 Die Psycho-Physiognomik 14

1.1 Definition des Begriffs „Psycho-Physiognomik" 19

1.2 Interpretationsbereiche der Psycho-Physiognomik 22

1.3 Der Aufbau der Psycho-Physiognomik anhand des Drei-Stufen-und-sechs-Säulen-Konzepts 25

1.4 Körper-, Kopf- und Gesichtsausdrucksformen als vierte Kommunikationsart 29

1.5 Nutzen und Grenzen der Psycho-Physiognomik 30

1.6 Konstante und veränderbare Ausdruckselemente der Psycho-Physiognomik und ihre Bedeutung im therapeutischen Kontext . . . 31

1.7 Nachgeburtliche Naturell-Entwicklungsstufen des Menschen bis zur Jugend 43

2 Carl Huter, der Begründer der Psycho-Physiognomik 45

3 Ethische Grundsätze im Umgang mit der Psycho-Physiognomik 49

3.1 Idealbild eines Psycho-Physiognomen 51

3.2 Ethik des Umgehens mit persönlichkeitstypologischen Betrachtungen 52

4 Wechselwirkungen: Körper und Psyche, Körper und Umwelt, Individuum und Universum, Innen und Außen 56

4.1 Der Zusammenhang der chemischen Eigenschaften mit dem Atombau . . . 57

4.2 Die Wechselwirkung von Körper und Psyche im Sinne einer Doppelbewegung von innen nach außen und von außen nach innen 64

4.3 Wechselwirkungen zwischen Individuum und Universum 68

4.4 Klimaregeln – Warum es Eisbären gibt, aber keine Eismäuse 85

4.5 Die Wechselwirkungen zwischen Körper und Psyche 95

4.6 Der Zusammenhang von Körper, Kopf und Gesicht aus physiognomisch-psychologischer Sichtweise 98

4.7 Der Zusammenhang von Psyche und Lebenskraft 101

4.8 Wie die Wechselwirkung von Körper und Psyche in der Psychologie erforscht wurde 105
4.9 Die Wechselwirkungen zwischen unterschiedlichen Systemen 112
4.10 Die Wechselwirkung von Anatomie, Physiologie und Psychologie 115
4.11 Die Wechselwirkungen in der TZI (themenzentrierte Interaktion) 121

5 Wechselwirkungen innerhalb der Psyche 124

6 Die moderne Wissenschaft im Lichte der Wechselwirkungen 131
6.1 Grundlagen der Psychosomatik 131
6.2 Die 4 Ebenen der Psychosomatik 132
6.3 Fächerübergreifende Aufgaben der Psychosomatik 136
6.4 Das biopsychosoziale Modell 138
6.5 Biopsychologie 142

7 Der Prozess der (Psycho-)Somatisierung 145
7.1 Stress aus psychologischer Sicht 145
7.2 Stress aus physiologischer Sicht 154

8 Gene und die Leib-Seele-Einheit 162
8.1 Carl Huters Lehre von Materie und Geist 163
8.2 Das Lebensgrundorgan – die Zelle 169
8.3 Kennzeichen des Lebendigen 169
8.4 Aufbau und Arbeitsweise der Zelle 171
8.5 Gene in Wechselwirkung mit der Umwelt und der Psyche 181

9 Die (Epi-)Gene(-tik) 182
9.1 Neurobiologische Grundlagen, welche die psychobiologische Wechselwirkung von Geist und Gen belegen 189
9.2 Das spukende DNA-Phantom 191
9.3 Zufällige „Zufälle"? 199
9.4 DNA im Austausch mit dem Universum 204
9.5 Essay: Das psychische Körperbild – eine Hypothese 205

10 Der Eigenschaftsraum und sein Potenzial als Essay zur Erklärung der Wechselwirkung von Körper und Psyche 206

11 Die Naturelle – Grundtypen der Persönlichkeit – Grundbedürfnisse der Seele . . 209
11.1 Die Grundtypen oder die verschiedenen Neigungen der Psyche 209
11.2 Das Dreiteilungsprinzip und die Wechselwirkung zwischen Form, Wesen und Energie 211
11.3 Die Naturelle und die Keimblattentwicklung 214
11.4 Die Keimblatt-Theorie 217
11.5 Der Zusammenhang der Keimblattentwicklung mit den Grundtypen (Naturellen) 219

12 Die körperlichen und psychischen Merkmale der primären Naturelle 223
12.1 Das Ernährungsnaturell 224
12.2 Das Bewegungsnaturell 226
12.3 Das Empfindungsnaturell 229

13 Die körperlichen und psychischen Merkmale der sekundären Naturelle 234
13.1 Das sekundäre Ernährungs-Bewegungsnaturell 235
13.2 Das sekundäre Ernährungs-Empfindungsnaturell 238
13.3 Das sekundäre Empfindungs-Bewegungsnaturell 241

14 Die körperlichen und psychischen Merkmale der polaren Naturelle 244
14.1 Das integrative Naturell 245
14.2 Das desintegrative Naturell 247

15 Positive und negative Persönlichkeitseigenschaften? 253

16 Die Naturell-Typen im Tier- und Pflanzenreich 255
16.1 Die Tier- und Pflanzenwelt 255

17 Das Naturellschema nach Huter 261
17.1 Das Naturell-Kreis-Schema im Detail 265

18 Das Gesicht – eine Ikone der Schöpfung 269

19 Eine ganzheitliche Sicht der Psycho-Physiognomik 271
19.1 Die Identifikation mit dem Körper und der Psyche 273

Anhang 276
Ausbildungen 276
Literatur- und Bildverzeichnis 277

Vorwort

Schon als Kind interessierten mich Menschen; ihr Verhalten, ihr Aussehen und die Wirkung, die sie auf mich hatten. Es gelang mir oft, ihr Wesen zu erfühlen, ohne dass ich es in Worte hätte fassen können. Später bemerkte ich Zusammenhänge zwischen Auftreten, Ausdrucksweise und Verhalten. Heute würde ich sagen, ich erahnte den Zusammenhang von Körper und Psyche.

Die Sehnsucht meiner fragenden Seele nach Wahrheit und Erkenntnis drängte mich zum Suchen nach weiteren Erkenntnissen. Nach jenen Erkenntnissen, die im Menschen eine tiefe Befriedigung verschaffen und ihn mit Weisheit, Liebe, Güte, Frieden und Gelassenheit auszeichnen.

Seither bin ich ständig auf der „Reise", habe mich innerlich damit ebenso auseinandergesetzt wie auch äußerlich, indem ich mich einerseits mit mir selbst und andererseits mit Literatur zu den unterschiedlichsten Themen beschäftigt habe. Dazu war es notwendig, die entsprechenden Gebiete durchzuarbeiten und alle für mich stimmigen Aussagen herauszufiltern, zu ordnen und zusammenzufassen. Mittlerweile bin ich davon überzeugt, alles, was ein Mensch tut und ist, ist Ausdruck seines Wesens. Es gibt nichts Äußeres, das nicht von innen geprägt wurde, und alles Innere wird auch von außen beeinflusst. Der Körper mit seinem Ausdruck erweist sich beim genauen Hinsehen als Spiegel oder In-*Form*-ation, die den inneren, unsichtbaren Zustand unseres Bewusstseins, unserer Psyche und Seele sichtbar werden lässt.

Der Körper, seine Erscheinung mit den Formen, seinem Ausdruck und seinen Bewegungen, ist somit ein Spiegelbild der inneren Vorgänge und äußeren Lebensbedingungen!

Die Wechselwirkungen zwischen Körper und Psyche, Leib und Seele, deren Grundlagen ich hier vorstellen werde, sind so vielfältig und vielschichtig, dass ich aus Platzgründen nur die aus meiner Sicht wichtigsten vorstellen kann. Dabei habe ich versucht, das enorme Material auf einfache Vorgänge, auf die Essenz, zurückzuführen. Wie schwer so etwas ist, weiß jeder, der es einmal versucht hat.

Durch die Betrachtungen des Prinzips der Wechselwirkung beschäftigte ich mich auch mit der Psyche, deren Kern, das Selbst, die Seele oder der göttliche Funken, mich besonders anzog, zumal jedes Lebewesen dies in seiner tiefsten Essenz IST. Daraufhin machte ich mich daran, mein Inneres wahrzunehmen und zu differenzieren, indem ich zu schreiben anfing. Gefühle wurden zu Worten. Dabei wurde mir immer bewusster, wie wunderbar sich das Prinzip der Wechselwirkungen zwischen Körper und Psyche mit dem Selbst als unserem innersten Kern verbinden lässt. Von nun an eröffnete sich mir ein Verstehen auf tiefster Ebene, das ich durchaus als den Sinn des Lebens und der Schöpfung bezeichnen möchte. Es ist die wunderbare Verbindung von Wissenschaft und Religion.

Verstandesmäßige Einsichten öffnen zwar noch nicht die Tore zum Himmelreich. Im Gegenteil, ich nehme oft wahr, wie sich der Verstand kilometerweit vorarbeitet, während sich mein seelisches Erwachen in alter Gewohnheit mühsam Millimeter um Millimeter im Schneckentempo nach vorne wagt. Aus einem tiefen Verlangen, dieses Wissen möglichst vielen Menschen zugänglich zu machen, entstand schließlich dieses Buch. Wichtig war mir, dabei stets eine humanistische Haltung zu bewahren, also das Prinzip der Wechselwirkungen zwischen Körper und Psyche nicht im bewertenden Sinne, sondern für einen wohlwollenden und verständnisvollen Umgang zu verwenden, um zuerst sich selber und dann andere besser erkennen und verstehen zu können.

Zu einer solchen neuen und ganzheitlichen Sichtweise möchte ich Sie einladen. Ich wünsche mir, dass dieses Buch auch Ihnen als ein kleiner Wegweiser oder eine kleine Anleitung dienen kann zu Ihrer persönlichen Selbstfindung und Selbstverwirklichung. Inwieweit Sie dieser Einladung folgen möchten, liegt ganz bei Ihnen. Autonom können Sie auch entscheiden, vielleicht nur einen Teil der angebotenen Kapitel zu übernehmen, andere zu modifizieren oder ganz zu verwerfen.

Olaf Esseiva-Zeller, im Sommer 2016

Dank

Als Erstes richte ich meinen Dank an den ML-Verlag, der von Anfang an bereit war, mein Skript zu veröffentlichen. Danke auch für die verständnisvollen Worte, wenn ich mir wieder einmal zu viel vorgenommen hatte und die Zeitvorgabe nach hinten verschieben musste. Im gleichen Atemzug möchte ich auch Herrn Andreas Beutel danken, der vor allem bei der Startphase des Buchprojektes mit Geduld und Verständnis meine Fragen beantwortet hat und mir als Erstautor bei Unsicherheiten zur Seite stand.

Ich danke auch meiner Korrektorin Renate Vasold, die durch ihr Redigieren dem Buch eine klare Sprache und eine flüssig und leicht lesbare Form gegeben hat.

Auch allen meinen Kursteilnehmern gebührt ein großes Dankeschön für ihren Ansporn, mein Wissen in einem Buch zu veröffentlichen. Der rege Austausch mit ihnen und ihre ergänzenden Ansichten sind in dieses Buch eingeflossen. Ich danke allen Personen, Interessierten, Referenten und Autoren, welche die Psycho-Physiognomik all die Jahre seit Carl Huters Ableben mit Engagement, Courage und Wohlwollen weitergeführt und vermittelt sowie ihr Wissen weitergegeben und sich für die gute Sache der Psycho-Physiognomik eingesetzt haben. Ohne sie wäre das ganze Thema versandet. Mein größter Dank und meine Verehrung gelten dem Entdecker der Psycho-Physiognomik, Carl Huter, der uns ein hervorragendes und wertvolles Instrument zur Selbsterkenntnis sowie zum besseren Verständnis und zur Erkenntnis der Mitmenschen gegeben hat. Er hat mir die Augen geöffnet, mein Herz berührt und mich gelehrt, dass es weit mehr als nur um Deutung geht, dass es in letzter Konsequenz um die seelische und kosmische Entwicklung geht.

Und selbstverständlich gilt mein größter Dank auch meiner lieben Frau Katharina, die mir verständnisvoll zur Seite stand und die Kraft und Zeit gab, mich meinem Buchprojekt zu widmen.

Vielen Dank an alle – ohne euch hätte ich das niemals geschafft.

Einleitung

Die gegenseitige Beeinflussung von Leib und Seele, Innen und Außen bildet nicht nur die Grundlage der Psycho-Physiognomik, sondern auch der Psychosomatik und, wie wir noch erkennen werden, weiterer moderner Wissenschaften. Gemäß dem Gesetz, dass alles Seelische, Geistige und Organische seinen Ausdruck und Niederschlag im Leibe findet, stellt das Leibliche den Spiegel der Seele und des Geistes dar. Der Körper ist das Instrument der Seele. Nur über ihn kann die Seele ihr inneres Leben nach außen in der materiellen Welt ausdrücken. Er ist ihre Brücke, ihr Bindeglied zur Welt. Der Körper ist für die Seele so wesentlich für die Erfüllung ihrer Aufgabe, ihres Auftrages und Sinnes wie für einen Pianisten das Klavier.

Eine grundsätzliche Aufgabe des Menschen ist es, ein gesundes Körperempfinden zu entwickeln, das ihm nicht nur erlaubt, den Körper mit allen seinen Bedürfnissen wahrzunehmen, sondern auch seine Sprache, seine Mitteilungen, Signale und Symptome lesen und als Botschaften der Seele verstehen und erkennen zu lernen, ihn aber auch als deren Spiegel zu begreifen. Darüber hinaus ist der Körper als Gefährt der Seele auch deren wichtigstes Instrument für ihr Wirken in der Welt.

Die Grundthese in der Psycho-Physiognomik, dass der Körper, die Psyche und die Organe in Wechselwirkung stehen, bedeutet, dass das Innere, also die Psyche und die Organe, sich im Äußeren offenbart. Entsprechend kann es keine Psychologie ohne Körper geben und keine (Organ-)Physiologie ohne Psychologie. Physiologie mit Psychologie kombiniert wird zur Psychosomatik. Eine Körperlehre ohne Psychologie bleibt leblos, tot und wird zur nüchternen Anatomie. Dies erkennen mittlerweile immer mehr Wissenschaften.

Das der Psycho-Physiognomik zugrunde liegende Modell der Wechselwirkungen zwischen Körper und Psyche sowie Individuum und Universum ist eine Prämisse, die auch in der Wissenschaft immer mehr akzeptiert wird. Viele wissenschaftliche Disziplinen bauen auf diesem Modell auf, somit ist der Umkehrschluss aus meiner Sicht erlaubt: Das psycho-physiognomische Gesetz der Wechselwirkungen ist das Fundament, auf dem immer mehr Wissenschaften aufbauen. Das Grundgesetz der Wechselwirkungen in der Psycho-Physiognomik ist das gemeinsame Axiom. Und doch wird die Psycho-Physiognomik noch auf das Abstellgleis gestellt, weil sie in alten Gewändern daherkommt, obwohl sie topmodern ist.

Die moderne Psychologie beschäftigt sich mit der Frage, wie psychische Faktoren zum (körperlichen) Handeln führen oder wie sie das Verhalten zu beeinflussen vermögen. Hierin spiegelt sich die Vorstellung des Philosophen Descartes (17. Jahrhundert), der den Geist strikt vom Körper trennte. Nach seiner Auffassung steuert der Geist die Körpermaschine über Eingangspforten im Gehirn, insbesondere über die Zirbeldrüse. Dieser Vorstellung zufolge sorgen Geist und Wille über das Instrument Gehirn dafür, dass der Körper in Bewegung und Handlung geht. Demzufolge sind körperliche Reaktion und Verhalten sowie der körperliche Gefühlsausdruck ein Resultat der psychischen Prozesse. Dies ist eine bis in die modernen Wissenschaften hinein tief verwurzelte Grundannahme, wie wir dies z. B. auch in der psychosomatischen Medizin finden. Psychosomatische Erkrankungen sind dieser Auffassung nach körperliche Erkrankungen, bei denen psychische Auslöser vermutet werden. Die heutigen bio-psychosozialen Modelle (z. B. Engel) hingegen lassen sich nicht mehr (nur) auf einfache Kausalitäten (Ursache-Wirkungs-Ketten) reduzieren, sondern beziehen den Körper, die Psyche und das Umfeld mit ein. Aus dieser Sicht betrachtet ist es weniger richtig (wie der Buchtitel vermuten lassen kann), von einer Einheit im Sinne einer Gleichzeitigkeit zu sprechen. Denn das biologische System (der Körper als kompetente Wissensinstanz) kann durchaus etwas „wissen", ohne dass die Psyche bewusst davon weiß. „Einheit" ist hier mehr als Gesamtheit, als eine durch Wechselwirkungen bedingte Beziehung zu verstehen. Ich betrachte es metaphorisch auch gerne als Liebesaffäre zwischen Leib und Seele.

Maja Storch dazu: „Der wichtigste Aspekt von Embodiment erkennt neben der Bedeutung einer neuronalen Grundlegung des Geistes insbesondere Folgendes an: Geist ist viel mehr als das, was das Gehirn tut. Der Geist – und damit meinen wir das bewusste Denken und

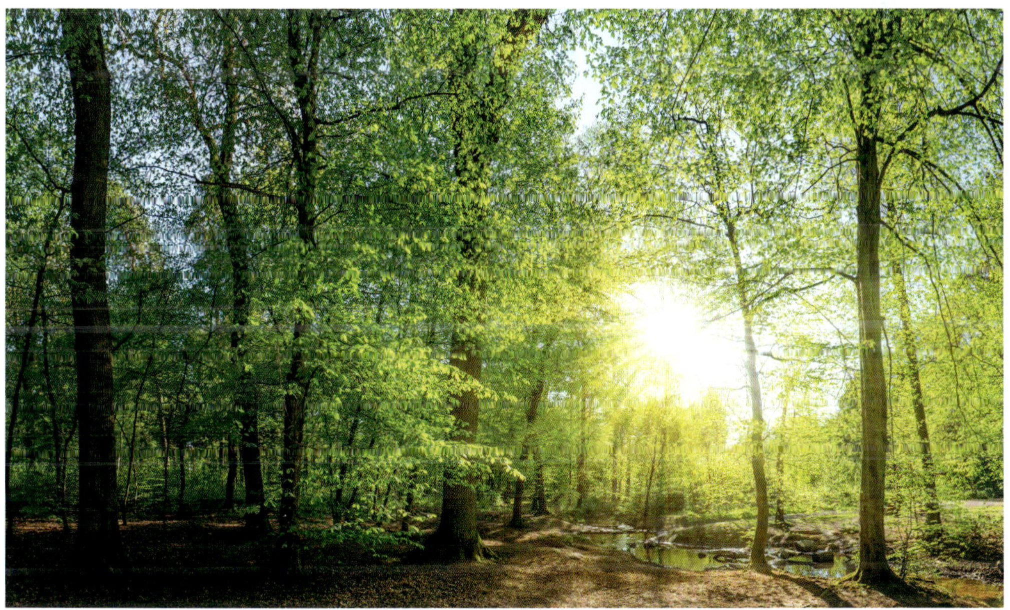

Planen, aber auch die oft unbewussten Vorgänge vor Entscheidungen – ist immer in einen Körper eingebettet. Der Körper ist jedoch nicht nur durch neuronale Prozesse beteiligt, sondern zusätzlich auch durch Muskelspannungen, Körperhaltungen, Herzklopfen, Bauchgefühle und Hunderte andere körperliche Abläufe und Zustände. Es besteht also eine große Vielfalt körperlicher Tatsachen, in die der Geist eingebettet ist. Der Geist (zuständig: Philosophie und Psychologie) ist in den Körper (zuständig: Biologie) eingebettet und tritt in Beziehung und Kommunikation (zuständig: Sozialwissenschaft) zu einem anderen Geist. Wenn diese Ausgangslage kein disziplinenübergreifendes Projekt erzwingt, welche dann?" (Storch et al., Embodied Communication, 2014)

Zu einfach, finden Sie? Ja, das ist es auch, dieser Meinung sind aber nicht die Wissenschaften, die sich mit dem Geist befassen. Dort herrscht immer noch das Schubladendenken des 20. Jahrhunderts, das sich ein Leben außerhalb der jeweils eigenen Schublade kaum vorstellen kann (siehe Storch et al., Embodied Communication, 2014).

Die Psycho-Physiognomik nach Carl Huter nimmt an Popularität zu. Es werden zunehmend Vorträge, Kurse und Seminare ausgeschrieben. Oft fehlt es an der nötigen Tiefe, und es werden nur Deutungen gemacht, die einer psycho-physiognomischen Evaluation/Analyse nicht gerecht werden. Interessierte berichten oft, dass ihnen die Grundlagen der Psycho-Physiognomik bekannt sind. Beim genaueren Nachfragen kommt außer der Antwort, dass es um die Wechselwirkung zwischen Körper und Psyche geht, nichts Konkretes mehr hinterher. Von Beispielen keine Spur.

Die Psycho-Physiognomik nach Huter wird fälschlicherweise oft als statische Lehre, schlimmer noch, als (Pseudo-)Psychologie aufgefasst, nach der einzelnen für sich betrachteten Gesichtsarealen eine Bedeutung zugeschrieben wird, deren Eigenschaften dem Menschen einen festen und unveränderlichen „Charakter"-Stempel aufprägen, und der Mensch nun das bleibt, was er von Kindesbeinen an genetisch mitbekommen hat. Das Übersetzen einzelner Formen in bestimmte Wesensmerkmale und diese als gegeben und unveränderlich anzunehmen ist schlichtweg falsch. Ebenso ist es falsch, die Psycho-Physiognomik lediglich auf das Gesichterlesen zu reduzieren. Doch wir finden gerade diesbezüglich genügend Literatur sowie auch Kritiker, die die Psycho-Physiognomik genau auf diese Weise auslegen. Zusätzlich wird ignoriert, dass Huter die Psycho-Physiognomik auf Erkenntnisse vieler Wissenschaften, die schon vorher bestanden und noch heute ihre Gültigkeit haben, begründet hat. Eine solche Ansicht kann nur durch eine allgemeine Unkenntnis der Huter'schen Psycho-Physiognomik aufkommen. Hier herrscht Klärungsbedarf. Die Psycho-Physiognomik hat sich stets parallel zu den Naturwissenschaften, der Medizin und Psychologie weiterentwickelt.

Dabei bezieht die Huter'sche Psycho-Physiognomik viele Wissenschaften mit in ihre Lehre ein, was bei anderen Wissenschaften kaum der Fall ist. Die Behavioristen rücken ausnahmslos das Verhalten in den Fokus, die Genetiker glauben fest an die unveränderliche und einseitige Wirkung der Gene auf die Persönlichkeit, die Tiefenpsychologen suchen die Persönlichkeit in Erinnerungen, in Verdrängtem und in Bedürfnissen der Psyche zu erklären. Die Huter'sche Psycho-Physiognomik umfasst verschiedenste moderne wissenschaftliche Disziplinen, wie wir noch erkennen werden. Sie geht keinen extremen Weg, sondern sucht aus all den Disziplinen das Zutreffende und Wahre zu vereinen. Fragen nach der Veränderlichkeit der genetischen Disposition, den systemischen Zusammenhängen, der Bildungsfähigkeit und weiteren möglichen Entwicklung sind in der Huter'schen Psycho-Physiognomik schon längst mit den Grundgesetzmäßigkeiten beantwortet. Die Psycho-Physiognomik nach Huter geht weit über das „Deuten von Beulen", wie es in einem sogenannten „wissenschaftlichen" Artikel abschätzig geschrieben wurde, hinaus.

Meines Erachtens fehlt es der Mehrheit der zur Psycho-Physiognomik bestehenden Literatur, insbesondere der zum psycho-physiognomischen Grundgesetz (den Wechselwirkungen zwischen Leib und Seele), an fundierten und nachvollziehbaren Beispielen aus der (Natur-)Wissenschaft. Sämtliche Disziplinen, vom TZI-Modell (themenzentrierte Interaktion nach Ruth Cohn) über die Epigenetik bis hin zu modernen wissenschaftlichen Theorien, sollen herangezogen werden, um aufzuzeigen, dass auch diese das psycho-physiognomische Grundgesetz der Wechselwirkungen als Fundament ihrer Theorie haben.

Einige dieser Beispiele verständlich darzustellen, die Psycho-Physiognomik wissenschaftlich zu untermauern und sie dahingehend zu fördern, dass auch sie in den „erlauchten" Kreis der anerkannten Wissenschaften aufgenommen werden möge, ist mein Ziel und Herzblut.

1 Die Psycho-Physiognomik

Die Psycho-Physiognomik beschreibt das Zusammenspiel von Körper und Psyche, Innen und Außen, Organfunktion und Gesichtszeichen und lehrt, dass sich zwischen der Erscheinung und dem Innenleben kein Widerspruch feststellen lässt. Die Psycho-Physiognomik ist weit mehr als eine Körper-, Gesichts- und Seelensprache. Sie erklärt die Wechselwirkung von Körper und Psyche, wie sich das Innere eines Menschen in seinem Äußeren offenbart. Aber auch umgekehrt wirkt das körperliche, äußere, physiologische Geschehen auf unsere Psyche und somit auf unser inneres Erleben ein (z. B. die Gehirnprozesse auf unsere Stimmung).

Die Psycho-Physiognomik geht also davon aus, dass sich das innere Erleben eines Menschen (Psyche, Stimmungen, Gefühle, aber auch Probleme, Schwierigkeiten, Ängste usw.) auf verschiedenste Arten ausdrücken und äußern kann, sei es in der Körpersprache, in Gedanken, im Verhalten, in Träumen, in Krankheiten, in der Sprache, im Zeichnen usw. Doch auch in der anderen Richtung können die genannten Elemente ihrerseits das innere Erleben eines Menschen erheblich beeinflussen. Ebenso sind auch die Organfunktionen und der Gesundheitszustand in organ- und funktionsspezifischen Gesichtszeichen im Außen erkennbar.

(!) Ziel der Psycho-Physiognomik nach Carl Huter ist es, die Sprache des menschlichen Gesichtes sowie der gesamten menschlichen Gestalt als Ausdruck der Seele verständlich zu machen und so eine wirkliche Lebenshilfe und Diagnosemöglichkeit anzubieten. Mithilfe dieses Systems kann es gelingen, aus den genetisch geprägten und stets weiterentwickelten Formen und Ausdruckszonen eines Menschen seine Persönlichkeit in ihrer Ganzheit zu erfassen sowie gesundheitliche Neigungen zu erkennen.

Die Psycho-Physiognomik lehrt, was die verschiedenen Ausdrucksformen, durch die sich alles Lebendige gestaltet, zeigen und welche seelischen Bedürfnisse, Persönlichkeitsneigungen und organ- sowie funktionsspezifischen Ursachen dahinterstehen. Hier, beim Grundgedanken Huters, erkennen wir, dass er sich auf die Wechselwirkung von Außen und Innen, Form und Inhalt, Körper und Psyche sowie Materie und Seele bezogen hat.

Wilma Castrian (2001) schreibt dazu: „Die Betrachtungsweise wandert dabei vom Großen zum Kleinen, vom Gesamten zum Detail. Am Anfang steht das Erfassen der ganzen Gestalt und ihres Ausdrucks. Die Eindrücke werden aufgefangen und ausgewertet. Danach bewegt sich der Fokus hin zu den einzelnen Ausdrucksarealen, z. B. den Augen, der Stirn, den Ohren usw. Um diese Betrachtungen des Körpers erst vollständig zu machen, wird sie nun in Verbindung mit dem seelisch-geistigen Impuls der darin verborgenen Energien gebracht. Dies alles geschieht stets in dem Bewusstsein, dass der Weg niemals zum standardisierten, sondern immer zum individualisierten Betrachten führen muss. Denn jeder Mensch ist etwas Einzigartiges: Er stellt mehr dar als die Summe seiner Ausdruckszonen."

Die jeweiligen psychischen und organischen Anlagen, Fähigkeiten, seelischen Bedürfnisse und Persönlichkeitseigenschaften zeigen sich in den Körper-, Kopf- und Gesichtsformen, in den Strahlungen und Spannungen der Haut und in den verschiedenen Ausdrucksarten der Körpersprache. Ein Mensch, der seine Anlagen genau kennt und danach lebt, besitzt beste Voraussetzungen, um sich wohlzufühlen und gesund zu sein. Wird der Grundveranlagung über längere Zeit nicht Rechnung getragen, können innere Spannungen bis hin zu Krankheit die Folge sein. Die Psycho-Physiognomik lässt somit Neigungen der Individualität, Persönlichkeitspotenziale, seelische Bedürfnisse und Gesundheitsthemen erkennen. Sie eröffnet uns eine Vielfalt an Anwendungsmöglichkeiten.

Die Psycho-Physiognomik zeigt dem Menschen, was in ihm steckt. Sie lässt die Individualität erkennen: die Art zu denken und zu handeln, das Einfühlungsvermögen und die seelischen Bedürfnisse, die Arbeitsweise, Motivationsfaktoren, Potenziale, Talente, Stimmungen u.v.m.

Die Psycho-Physiognomik orientiert sich an einer humanistischen Grundhaltung und fördert ein umfassendes, ganzheitliches und vernetztes Denken. Der Mensch wird ganzheitlich erfasst und in seinem Wesenskern als einzigartig betrachtet.

Die Psycho-Physiognomik eignet sich als ergänzendes Instrument für Tätigkeiten im Psychologie-, Beratungs-, Führungs-, Erziehungs-, Bildungs-, Sozial- und Gesundheitsbereich sowie für Eltern und andere interessierte Laien.

Ein wesentliches Element in der Anwendung der Psycho-Physiognomik liegt in der Kenntnis der Lage der einzelnen Ausdruckszonen, aber die Kunst liegt schließlich doch in dem sicheren Gefühl für die Formen, denn die feineren Züge, Linien und farblichen Nuancen wollen gefunden und erkannt werden.

Wir können das Erkennen der differenzierten Gesichtszüge und Ausdruckserscheinungen auch mit dem in der Psychologie gängigen Baum-Test vergleichen. Bei diesem wird nicht nur anhand der Maße, Längen und Breiten analysiert, sondern auch anhand der Linienführungen, der Unterbrechungen, der Dicke und Stärke der Striche usw. Zum Schluss wird das Analysierte wieder zusammengeführt und als Ganzes betrachtet und gedeutet. Bei der Psycho-Physiognomik verhält es sich grundsätzlich genauso.

Bei einer psycho-physiognomischen Analyse ist es wichtig, nicht nur die Körper-, Kopf- und Gesichtsformen zu berücksichtigen, sondern es müssen, wie in einer patho-physiognomischen Analyse, auch die anderen Eigenheiten des Gewebes mitberücksichtigt werden, wie z. B.:

- **Hautqualität.** Diese wird wiederum in verschiedene Ausdrucksarten unterteilt mit entsprechenden Ausdrucksmöglichkeiten:
  - Spannung (von zu stark gespannt, gespannt, entspannt, spannungslos bis hängend und schlaff)
  - Faltenbeschaffenheit (von glatt bis faltig)
  - Gewebebeschaffenheit (von grob bis fein)
- **Strahlung.** (von durchsichtig, glasig, wässerig, fettig, trocken, matt, glänzend, vital, strahlend bis ausgeglichen)
- **Farbnuancen.** Hierbei unterscheidet N. Ferronato (2011) Weiß, Gelb, Orange, Hellbraun, Braun, Grau, Rot, Violett, Grün und Blau.

So kann z. B. eine Nase allein bei der Formbetrachtung verschiedenste Varianten zeigen; sie kann lang, kurz, schmal, breit sein oder unten breit und oben schmal oder umgekehrt. Das Gewebe kann folgende Ausdrucksqualitäten aufweisen: Schwellung, aufgequollen, Eindellung, Gewebeeinziehung etc.

Die Grundform des Menschen, seine Körper-, Kopf- und Gesichtsausdrucksformen, entspricht seiner Grund-Persönlichkeit!

Die eher kaum veränderlichen Körper-, Kopf- und Gesichtsausdrucksformen entsprechen den Persönlichkeitsgrundmerkmalen oder Eigenschaften eines Menschen, die sich weniger schnell verändern lassen. Demgegenüber entsprechen die leicht veränderlichen Körperbewegungen und die Körpersprache eher den momentanen Stimmungen, Gefühlen und Emotionen. Denn ebenso rasch, wie sich eine Stimmung zu verändern vermag, wird sich auch die Körpersprache ändern und dementsprechend dazu das Verhalten.

Deshalb kommt in den festen Körper-, Kopf- und Gesichtsausdrucksformen in erster Linie die über Jahre hinweg nicht schnell veränderbare Grundpersönlichkeit und in den dynamischen und schnell veränderlichen Körperbewegungen die dynamischen Persönlichkeitsaspekte zum Ausdruck (z. B. das Temperament). Das Prinzip, dass anhand des Äußeren das Innere erkannt werden kann, wird auch hier wieder bestätigt.

In der noch zu besprechenden Naturell-Lehre werden wir uns mit den Grundformen und damit der Grundpersönlichkeitsneigung des Menschen auseinandersetzen.

Auf die Gesichtsorgane (wie z. B. Mund, Nase, Ohren, Augen) und ihre Deutungen werden wir hier aus Platzgründen nicht eingehen können. Gerade bei den Gesichtsorganen ist es immens wichtig, die Gewebebeschaffenheiten mit in die Betrachtung einzubeziehen. Denn aufgepasst! So leicht ist der Mensch nicht zu erfassen, dass seine Persönlichkeit „nur" aufgrund von Formen erkannt werden kann.

Bei einer Persönlichkeitsanalyse anhand der Psycho-Physiognomik ist es wichtig, nicht nur anhand der Körper-, Kopf- und Gesichts*formen* vorzugehen. Das Wort „Gesichts-*ausdrucks*form" bedeutet, ebenfalls den *Ausdruck* der Form mit zu berücksichtigen! *Ausdruck* besagt, dass – wie oben beschrieben – auch andere Eigenheiten des Organ*gewebes* mit einbezogen werden müssen, wie z. B. die Hautqualität (fein/grob), Hautdicke, Hautspannung, Strahlung, mimische Darstellung des entsprechenden Gesichtsorganes, Färbung (z. B. nach N. Ferronato weißlich, gelblich, hellbräunlich, bräunlich usw.) etc. Ebenso gilt es die non-, para- und verbalen Anteile der Kommunikation mit einzubeziehen sowie sämtliche andere Ausdruckserscheinungen, die vom Menschen ausgehen.

Eine psycho-physiognomische Persönlichkeitsanalyse oder Feststellung ist niemals wertend und endgültig, denn jeder von uns ist einzigartig und ständig in Veränderung. Eine persönlichkeitstypologische Feststellung stellt keine abgeschlossene Personenbeurteilung dar!

Zum Erlernen der Psycho-Physiognomik ist es notwendig, vorerst einmal die verschiedenen Grundformen kennenzulernen und richtig zu deuten, erst dann ist der Lernende dafür vorbereitet, zur Beurteilung von Strahlungen, Spannungen und der Beschaffenheit der Gewebe vorzudringen. Deshalb beschäftigen wir uns hier mit den Grundformen des gesamten Körpers und gehen nicht auf die anderen genannten Faktoren (Ausdruck der Organgewebe) ein.

Menschen sind nicht, sondern sie verhalten sich! Das ist ein Grundsatz in lösungs- und ressourcenorientierten Beratungsrichtungen, dem ich zustimme. Die Erfahrung zeigt, dass sich Menschen auch anders verhalten können als in der Art, die viele Psychologen oder sogenannte Menschenkenner als gegeben erkannt haben wollen. Durch die Psycho-Physiognomik werden Neigungen erkannt, d. h., Ausnahmen gibt es immer, denn Verhalten und Eigenschaften sind flexibler, veränderbarer und mit eigener Kraft gestaltbarer, als man denkt. Mir scheint es deshalb wichtiger, mit Unterstützung der Psycho-Physiognomik gerade vorherrschende Persönlichkeitseigenschaften, Verhaltens- und Reaktionsweisen festzustellen, denn, so zeigt meine Erfahrung, der Mensch trägt vieles in sich – er ist ein Eldorado mit unendlichem Potenzial!

Es geht nicht darum, mit der Psycho-Physiognomik aufzuzeigen, welche Probleme bei einer Person versteckt und welche Schwächen vorhanden sind, um über Menschen urteilen zu können oder voreilige Schlüsse zu ziehen. Das ist nicht der Sinn der Psycho-Physiognomik.

Nein, vielmehr geht es darum, die Bedürfnisse der Seele und ihre unterschiedlichen Motivationen für Veränderungen, Handlungen und Stimmungen zu hinterfragen und zu verstehen. Das dabei neu entstehende Bewusstsein hilft, weitere Persönlichkeitsverletzungen zu verhindern, eigene Begrenzungen und selbst auferlegte Zwänge abzubauen, indem man sich selbst immer besser kennenlernt. So gesehen, können der Ausdruck unserer Körper-, Kopf- und Gesichtsformen sowie die Körpersprache und andere Äußerungen eines Menschen als wunderbare Hilfsmittel zum Übersetzen der Sprache unserer Seele benutzt werden.

Zusammenfassung

(!) Die Psycho-Physiognomik erklärt, wie das Innere eines Menschen, also seine Psyche, seine Persönlichkeit und in einer tieferen Ebene seine Seele, sich in seinem Äußeren durch den Körper als Instrument und Werkzeug offenbart. Auch die organ- und funktionsspezifischen Zeichen im Gesicht dienen diesem Ausdruck.

Die Psycho-Physiognomik beruht auf der Grundlage der dynamischen Wechselwirkung von Körper und Psyche, Körper und Umwelt, Individuum und Universum, Innen und Außen. Jegliche Ebenen eines Menschen (die körperliche, organische, psychische, mentale Ebene etc.) und alle Elemente innerhalb dieser Ebenen (z. B. in der psychischen Ebene Freude, Ärger, Sorgen etc.) stehen miteinander in Verbindung.

Das Prinzip der Wechselwirkung besagt, dass die biologische, die psychologische und die soziale Ebene miteinander vernetzt sind. Die Psycho-Physiognomik vertritt einen systemischen Ansatz.

1.1 Definition des Begriffs „Psycho-Physiognomik"

Die Psycho-Physiognomik beschreibt das Zusammenspiel von Körper und Psyche und lehrt, dass zwischen der Erscheinung und der Persönlichkeit ein Zusammenhang besteht. Leib und Seele bilden somit eine Einheit. Kurz lässt sich die Psycho-Physiognomik folgendermaßen definieren: **Psycho-Physiognomik ist ein System, welches einerseits die Lebens- und Seelenenergien mit Körper-, Kopf- und Gesichtsausdrucksformen und andererseits gesundheitsrelevante Themen mit organ- und funktionsspezifischen Antlitzzeichen verbindet. Alles zusammen schließt auch die Ausstrahlung des Menschen mit ein und bedient sich des „fühlenden Sehens" als intuitivem Werkzeug.**

Der Begriff Psycho-Physiognomik fasst alle Bereiche zusammen, die dem psycho-physiognomischen Grundsatz der Wechselwirkungen von Innen und Außen entsprechen.

Die Psycho-Physiognomik beruht auf der Grundlage der Natur- sowie Geisteswissenschaften. Sie ist die Wissenschaft des Ausdrucks der Formen, Farben, Spannungen und Strahlungen sowie sonstigen Lebensäußerungen. Dazu gehören Mimik, Gestik, Handschrift, Sprache etc. Durch das Erkennen und Interpretieren dieser Informationen ist es möglich, einen Menschen ganzheitlich zu erfassen.

Physiognomie, Physiognomik und Psycho-Physiognomik

Im alltäglichen Sprachgebrauch wird vielfach das Wort Physiognomie oder Physiognomik anstatt Psycho-Physiognomik verwendet. Worin unterscheiden sich diese drei Begriffe?

Alles, was existiert, besitzt eine *Physiognomie*: eine Landschaft, ein Glas und der Körper sowie das Gesicht. Physiognomie ist also die Erscheinung. Demnach haben nicht nur Menschen eine Physiognomie, sondern auch Tiere, ein Dorf oder eine Flasche.

Physiognomik ist die *Lehre von der Erscheinung, der Gestalt oder vom Ausdruck*. Sie befasst sich mit dem Ausdruck des menschlichen Gesichts, des Körpers und der Bewegungen.

Psycho-Physiognomik meint somit die *Lehre von der Erscheinung oder vom Ausdruck und dessen Interpretation* von Persönlichkeitsmerkmalen und psychischen Vorgängen. Der Begriff „Psycho-Physiognomik" lässt sich detaillierter definieren (▶ Tabelle 1):

	Psycho-	Physio-	gnomik
Definition	• Psyche • Seele • Geist • Persönlichkeit • Charakter • Innen • Wesen • Hauch • Atem	• Körper • Leib • Gestalt • Form • Soma • Morph • Erscheinung • Außen • Materie	• Stammt vom altgriechischen „gnôsis" („Gnosis"): „(Er-) Kenntnis" • Kennen • Wissen • Erkennen • Verstehen • Lehre • Wissenschaft

Tabelle 1: Definition von Psycho-Physiognomik

Der Begriff Psycho-Physiognomik beinhaltet also drei Wortteile: die *Psyche,* welche die Seele meint, die *Physis*, worunter der Körper zu verstehen ist, und die *Gnomik,* was vom griechischen Wort *Gnosis* stammt und *Kennen* bedeutet.

Spätestens jetzt gehen möglicherweise einige Leser innerlich in Opposition und denken: „Das klang bis jetzt noch ganz gut, aber Psyche, Seele, Geist, Persönlichkeit etc. sind doch bei Weitem nicht dasselbe." Das stimmt, da gebe ich Ihnen zu hundert Prozent recht, aus C.-G.-Jung-orientierter Sichtweise können wir tatsächlich alle diese unter dem Wort *Psycho* (siehe Tabelle oben) aufgezählten Begriffe nicht in einen Topf werfen, alle Begriffe sind unterschiedliche Aspekte unserer Psyche. Nicht erwähnt wären und müssten noch hinzukommen die Begriffe Bewusstsein, Unterbewusstsein, kollektives Unterbewusstsein, Selbst, Ich etc. Ich bin mir dessen völlig bewusst. Dennoch verzichte ich hier auf eine Definition oder detaillierte „Anatomie der Psyche" und lasse die Begriffe so stehen, zugunsten der Wechselwirkungen, die ganz im Fokus liegen sollen.

Eine Ausnahme erlaube ich mir: das Wort Persönlichkeit. Ein Wort, das in aller Munde ist und nicht minder für Verwirrung sorgt, wollen wir kurz näher betrachten.

Was ist Persönlichkeit?

Der Begriff *Persönlichkeit* liegt im Schnittpunkt vieler Wissenschaften. Zur Beschreibung und um zu erklären, warum Menschen in vergleichbaren Situationen unterschiedlich handeln, sind in der Psychologie Begriffe wie Charakter, Persönlichkeit, Individuum, Typus und Einzigartigkeit herangezogen worden.

Philosophen bezeichnen mit **Individuum** den Menschen als Einzelwesen, sofern er sich (mit seinem ICH) abhebt von der Gesellschaft. Biologen bezeichnen mit Individuum das einzelne Lebewesen; so kann es vorkommen, dass nicht eindeutig zu entscheiden ist, wo eine biologische Einheit beginnt und wo sie endet, wie etwa auf niederen Lebensstufen. Eines gilt es festzuhalten: Einem leblosen Stoff, etwa einem Stein, kommt die Einzigartigkeit nicht zu, die mit dem Titel Individuum angesprochen wird.

Als **Einzigartigkeit** werden Verhaltensmuster bezeichnet, sofern die Merkmale nur bei einem Individuum alleine auftreten. Einzigartigkeit bezeichnet die Persönlichkeit als ein Einzelwesen, das sich als solches nicht vervielfältigen lässt.

Das Wort **Charakter** leitet sich vom griechischen „charaktèr" ab, was so viel bedeutet wie *ich schärfe, spitze, ritze, grabe ein, schreibe nieder*. Wir werden hier an eine eingeprägte Schrift oder ein eingebranntes Symbol erinnert. So ritzte oder brannte der Inhaber einer Herde in das Fell seiner Tiere einen „charaktèr", ein Zeichen ein, an dem er seine Tiere wiedererkannte. Übertragen auf den Menschen bezeichnet das Wort die eigentümliche Art eines Menschen und somit die Gesamtheit aller für einen Menschen typischen Eigenschaften, Gewohnheiten und Verhaltensweisen und kommt damit dem Begriff Persönlichkeit sehr nahe. Der Begriff Charakter spielte in der Psychologie der 30er- und 40er-Jahre eine bedeutsame Rolle und wird in letzter Zeit weitgehend durch die Bezeichnung Persönlichkeit ersetzt. Das Wort „Charakter" ist aus meiner Sicht zu sehr emotional gefärbt und wird zu wenig neutral verwendet.

Etymologisch lassen sich **Persönlichkeit** und Person auf das Wort „persona" und schlussendlich auf „personare" zurückführen, was so viel besagt wie *hindurchklingen, hindurchschallen, hindurchdringen*. Im übertragenen Sinne bezeichnet „persona" wiederum mindestens zweierlei: beispielsweise die Maske, die im antiken Drama der Schauspieler anlegte, um die Rolle anzuzeigen, die er übernommen hatte, aber auch die Rolle in seinem sozialen Umfeld (also die Position, den Status); auf der anderen Seite die Eigenart, die ein Mensch tatsächlich besitzt oder die er sich zuschreibt. Aus dem Wort „persona" wurde schließlich das deutsche Wort „Persönlichkeit".

Spannweite der Definition von Persönlichkeit

Die Persönlichkeit eines Menschen lässt sich auffassen als Inbegriff und Kombination der einzigartigen Verhaltensweisen, Merkmale des Gefühlslebens, des Temperaments, des Intellekts und der Art, sich zu artikulieren, zu kommunizieren und zu bewegen. Eingeschlossen in dieser Auffassung ist die Vorstellung, dass alle leiblich-seelischen Vorgänge, alle bewussten oder unbewussten Tätigkeiten, alle Prozesse oder Zustände dieses Menschen sich zu einer Einheit integrieren und eine relativ konstante, aber trotzdem dynamische

Ganzheit bilden. Alle Menschen unterscheiden sich durch diese unendlichen Kombinationen und werden durch die unterschiedlichen Ausprägungen als „individuell" beschreiben.

(!) Unter Persönlichkeit wird die Summe der typischen und gewohnten Verhaltensweisen verstanden, mit denen ein Individuum normalerweise reagiert und mit anderen Personen (und seiner Umwelt) in Beziehung tritt.

Die Kenntnis solcher Gewohnheiten und typischen Verhaltensweisen ist unerlässlich für das gesellschaftliche Zusammenleben, denn sie steuert unsere Erwartungshaltung gegenüber den Mitmenschen und trägt damit zu unserer eigenen Denk-, Gefühls- und Verhaltensstabilität bei. Es ist schwer, sich das Funktionieren einer Gesellschaft vorzustellen, in der sich alle Personen ständig veränderten und damit unberechenbar für die Mitmenschen wären.

Aus ganzheitlich psycho-physiognomischer Sicht können wir einfügen, dass die Persönlichkeit die Maske der Seele ist, wodurch diese bestimmte Rollen mit bestimmten Eigenschaften „spielen" bzw. sich bevorzugt in dieser Welt ausdrücken kann.

1.2 Interpretationsbereiche der Psycho-Physiognomik

Aus den bisherigen Erläuterungen und der Definition geht hervor, dass es sich bei der Psycho-Physiognomik nicht „nur" um das Gesichterlesen handelt. Es gibt meiner Ansicht nach kaum ein anderes Wort, außer vielleicht „Ausdruckspsychologie" oder „physiognomische Psychologie", das den Kern des Themas so präzise beschreibt wie „Psycho-Physiognomik". Andere Bezeichnungen wie z. B. „Gesichterlesen" und Ähnliches lenken den Fokus lediglich auf das Gesicht und lassen andere ebenso wichtige Elemente (wie z. B. die Konstitution, die Schädelausdruckskunde, die Körpersprache etc.) außer Acht.

Wir verstehen die Psycho-Physiognomik als Lehre der Erscheinung und deren psychologische Interpretation. Entsprechend beinhaltet sie folgende Hauptbereiche (▶ Abb. 1), die bei Interpretationen unterschieden werden:

- **Körper-, Kopf- und Gesichtsausdruckskunde**
  Hier werden die Formelemente von Körper, Kopf und Gesicht betrachtet und insbesondere deren Ausstrahlung und Ausdruck (Spannung, Gewebe, Falten etc.) für eine Analyse herangezogen. Hierher gehören sämtliche Begriffe wie Gesichterlesen, Naturelle, Konstitutionslehre, Neu-Phrenologie (Schädelausdruckskunde) etc., sofern sie sich nach Carl Huter orientieren. Unter Naturell ist der Grundtyp zu verstehen.

- **Antlitzdiagnostik – die Krankheitszeichen im Gesicht**
  Die Nuancen der Gesichtsfärbungen, Falten, Schwellungen, Grübchen etc. geben Aufschluss über eventuelle körperliche Störungen oder lassen tendenziell auf die seelische Verfassung des Patienten schließen. Die meines Erachtens heute bekanntesten Autoren und Systeme/Methoden in der Antlitzdiagnostik sind:
  - **N. Ferronato – Patho-Physiognomik.** Der Schweizer Naturarzt Natale Ferronato hat in 60-jähriger Forschungsarbeit die Patho-Physiognomik als wertvolle Hinweisdiagnostik begründet. Patho-Physiognomik ist die Lehre der organ- und funktionsspezifischen Krankheitszeichen im Gesicht.
  - **K. Hicketier – Antlitzanalyse in der Biochemie** (unter Einbeziehung der Schüßlersalze).
  - **E. G. Altmann – Einführung in die Kranken-Physiognomik.**
  - **H. D. Bach – Äußere Kennzeichen innerer Erkrankungen.**
  - **A. Markgraf – Die genetischen Informationen in der visuellen Diagnostik.**
  - **F. W. Tischdorf – Blickdiagnostik in der klinischen Inspektion und Differenzialdiagnostik.**
  - **Chinesische Antlitzdiagnose.**

- **Sämtliche Arten der Kommunikation**
  Das große Gebiet der Kommunikation kann wiederum in drei Hauptbereiche unterteilt werden: die verbale, nonverbale und paraverbale Kommunikation. So betrachtet gehören also Körpersprache, Mimik, Gestik, Verhalten, Handlungen, die Stimme etc. ebenso zur Psycho-Physiognomik.

- **Psychosomatik**
  Unter Psychosomatik versteht man körperliche Erkrankungen oder Beschwerden, die durch psychische Belastungen hervorgerufen werden. Die Psyche wird hier als Ursache körperlicher Krankheiten und Störungen betrachtet, wobei – wie wir noch erkennen werden – vier Hauptbereiche unterschieden werden. (Morschitzky & Sator 2010)

- **Zeichnungen**
  Als Erstes mag uns hier der Baum-Test einfallen (Koch 1997). Wenn ein Psychologe einen Baum-Test ausführen lässt, regt er damit die Persönlichkeit des Zeichners zu einer unbewussten Aussage über sich selbst an. Ausgestattet mit einem weißen leeren A4-Papier und einem Bleistift erhält der Proband den Auftrag: „Zeichne einen Baum." Die Art der Darstellung und auch des Striches ist diagnostisch auswertbar. Doch auch andere Freihandzeichnungen kann man heranziehen. Jedes von Hand gezeichnete Bild hat eine eigene Geschichte, die uns besser verstehen lässt, warum dieses Bild gerade jetzt in dieser Form gestaltet wurde. Gerade bei Kindern kann dieses Bildanalyseverfahren oft als wichtiges Kommunikationsmittel eingesetzt werden.

- **Grafologie**
  Grafologie ist die Lehre von der Handschrift als Ausdruck der Persönlichkeit und zeigt, wie aus der Handschrift eines Menschen bestimmte Bereiche seiner Persönlichkeit gedeutet werden können. Sie ist eine gängige Methode in der Psychodiagnostik und in Rekrutierungsverfahren.

- **Gedanken, Gefühle, Träume, Erleben, Interpretationen**

- **Sonstige Erscheinungen, Leistungen und Äußerungen,** die vom Menschen ausgehen. Auch das Hand- und Fußlesen, die Irisdiagnostik und vieles mehr gehören vom Grundprinzip her zur Psycho-Physiognomik.

Die **Kraft-Richtungs-Ordnung** (▶ Abb. 1) beinhaltet das Kernstück der Psycho-Physiognomik und ist überhaupt eine der spannendsten Theorien. Um die verschiedenen Energien und Kräfte der Seele, die auf die Psyche, die Körper-, Kopf- und Gesichtsausdrucksformen sowie auf die Funktion und den Zustand der Organe wirken, messen, werten und interpretieren zu können, entwarf Carl Huter ein System, das er als Kraft-Richtungs-Ordnung bezeichnet. Es behandelt die Energien und Kräfte der Seele, die im Verborgenen wirken, aber über die Ausstrahlung des Menschen wahrnehmbar werden. Hier treten wir über die materielle Gestalt des Menschen hinaus und beziehen die spezifischen Energien, die im Menschen wirksam sind und in seiner Ausstrahlung zutage treten, in die Betrachtung mit ein.

Folgende 10 Kräfte werden unterschieden: Medioma, Konzentrationsenergie, Magnetismus, Attraktion, Elektrizität, gebundene und strahlende Wärme, Od, negative und positive Helioda. Diese 10 verschiedenen Vitalkräfte haben Einfluss auf alle Bereiche der Psycho-Physiognomik und wirken sowohl auf biologischer (körperlich-organischer) wie auch auf psychischer Ebene.

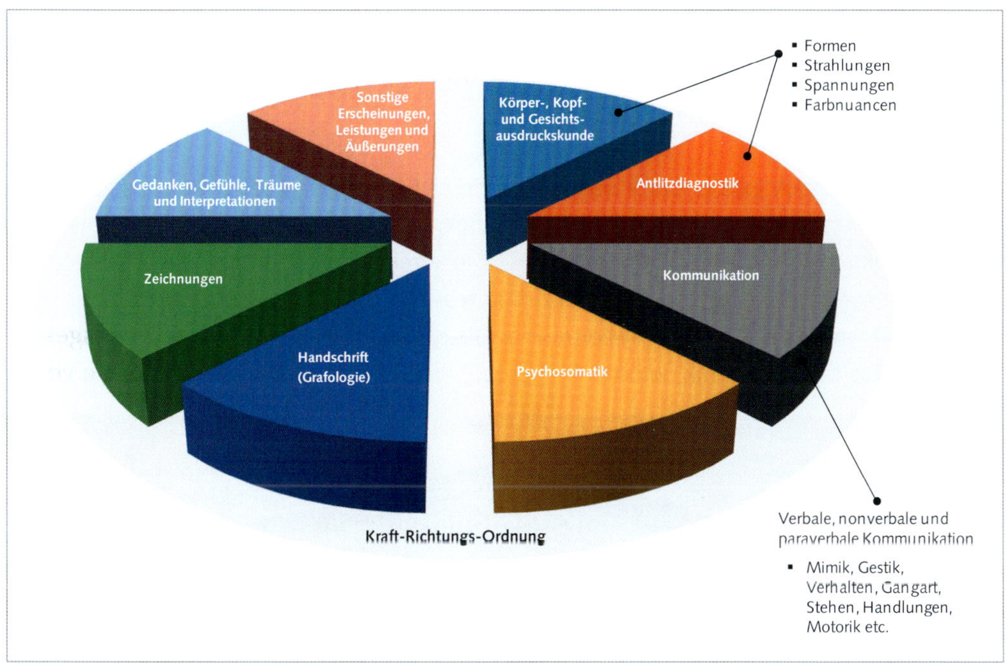

Abb. 1: Die Interpretationsbereiche der Psycho-Physiognomik

1.3 Der Aufbau der Psycho-Physiognomik anhand des Drei-Stufen-und-sechs-Säulen-Konzepts

Viele Laien stürzen sich geradezu auf die Gesichtsausdrucksorgane und -zonen wie beispielsweise Ohren, Mund, Nase und wollen die jeweiligen Erscheinungen interpretieren lernen. Daran gibt es grundsätzlich nichts auszusetzen. Doch es fällt oft auf, dass es ihnen an einem guten Fundament fehlt, auf dem die Säulen der Erkenntnis aufgebaut werden können. Deshalb stelle ich hier einige Themen vor, die zu einem stabilen Fundament beitragen sollen, auf dem aufbauend andere Formelemente mitbetrachtet und die Säulen der Erkenntnis später errichtet werden können. Fest verwurzelt im Boden (Fundament) und mit guten Kenntnissen der psycho-physiognomischen Themen kann der Abschluss angegangen werden: die Kallisophie.

Das nachfolgend beschriebene Drei-Stufen-und-sechs-Säulen-Konzept ist aus didaktischen Überlegungen zum fundierten Erlernen der Psycho-Physiognomik aufgebaut (▶ Abb. 2). Es integriert und ergänzt die oben beschriebenen Interpretationsbereiche (▶ Abb. 1) und zeigt als Unterschied den didaktischen Aufbau zum Erlernen der Psycho-Physiognomik.

Wir erkennen, welche Wissenschaften die Psycho-Physiognomik beinhaltet, aber auch umgekehrt, welche Wissenschaften durch die Psycho-Physiognomik bereichert werden können.

Meiner Ansicht nach gibt es dafür kein passenderes Bild als einen alten griechischen Tempel. Die Reihenfolge der Säulen ist dabei zufällig gewählt. Das Fundament entspricht den Grundlagen, über deren Treppen die Säulen erreicht werden. Die Säulen stellen die Hauptbereiche der Psycho-Physiognomik dar (▶ Abb. 2). Das „Dach" als Abschluss spiegelt das Herzstück der Psycho-Physiognomik, die Kallisophie oder die philosophische Lehre der Psycho-Physiognomik, wider.

Abschluss
Kallisophie
Säulen
Körper-, Kopf- und Gesichtsausdruck
Moderne Wissenschaften
Kraft-Richtungs-Ordnung
Psychologie
Persönlicher Hintergrund
Diverses (Zeichnungen, Grafologie, Geschichte usw.)
Fundament
Grundlagen der Psycho-Physiognomik

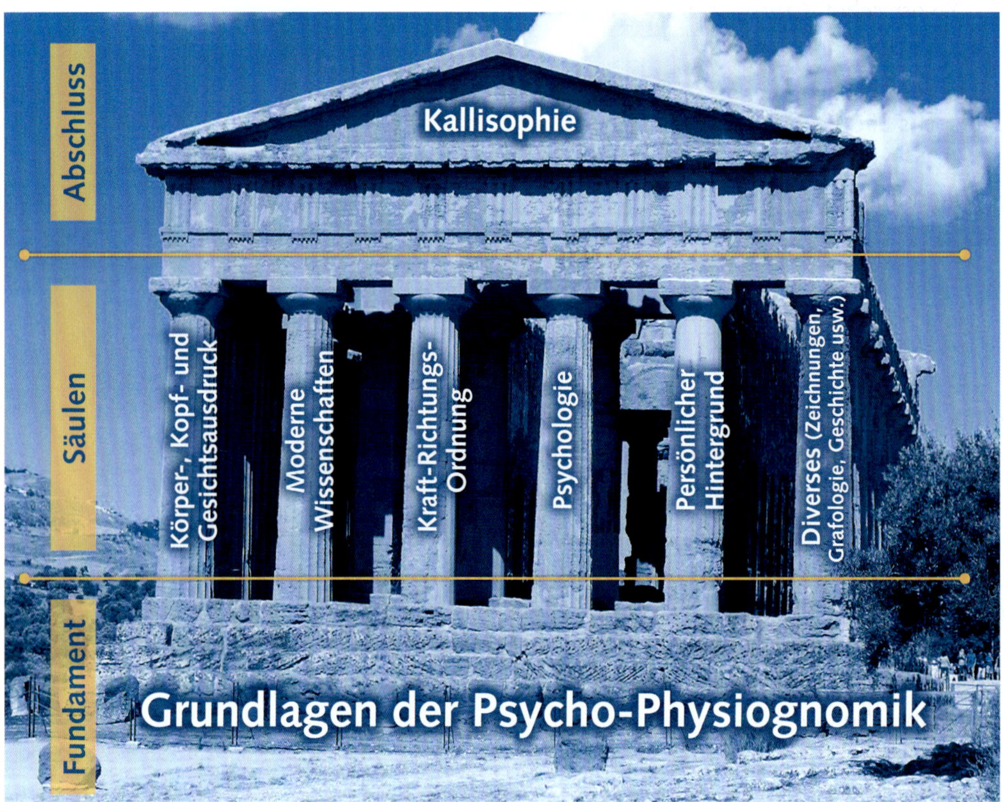

Abb. 2: Der didaktische Aufbau der Psycho-Physiognomik

Das Fundament der Psycho-Physiognomik – Stufe 1

Zum Fundament (als erste Stufe/ ▶ Abb. 2) zähle ich die Grundlagen der Psycho-Physiognomik, die Folgendes beinhalten:

- Definition der Psycho-Physiognomik
- Grundlagen der Psycho-Physiognomik
- Das Modell der Wechselwirkungen
- Die Naturelle (Grundtypen)
- Systemorientierte Betrachtung – der Ablauf einer psycho-physiognomischen Betrachtung
- Die ethischen Grundsätze

Die sechs Säulen der Erkenntnis – Stufe 2

6 tragende Säulen finden wir hier (▶ Abb. 2). Jede für sich ist Träger der Psycho-Physiognomik und zeigt jene Bereiche an, die das Wesen der Psycho-Physiognomik ausmachen.

1. Körper-, Kopf- und Gesichtsausdruckskunde
2. Moderne Wissenschaften
3. Kraft-Richtungs-Ordnung
4. Psychologie
5. Persönlicher Hintergrund
6. Diverses

1. Körper-, Kopf- und Gesichtsausdruckskunde
Hier behandeln wir die verschiedenen Ausdruckszonen, -organe und -regionen und lernen daraus Tendenzen an Persönlichkeitsmerkmalen sowie organ- und funktionsspezifische Zeichen zu deuten. Diese Säule umfasst das Gesichterlesen, die Antlitzdiagnostik, Körpersprache und ergänzende sowie vertiefte Betrachtungen der Naturell-Lehre (Konstitutionslehre).

Folgende Merkmale werden analysiert: Körperform (Körperbau) und Kopf, Kinn, Nase, das Gesicht – sein Profil und die Dreiteilung –, Unterkiefer, Mund, Wangen und Jochbeine, Ohren, Schädel, Stirn, Augen, Seitenhaupt, Hinterhaupt, Oberhaupt, Korrespondenzachsen, Proportionen und Geometrie des Gesichtes, Haar, Haut etc.

Für die organ- und funktionsspezifischen Merkmale wird das Gesicht analysiert.

2. Moderne Wissenschaft

Hier geht es um die wissenschaftlichen Disziplinen, auf welche Carl Huter seine Psycho-Physiognomik aufgebaut und begründet hat. Mittlerweile sind einige Disziplinen neu hinzugekommen. Aufgrund dieser tragenden Säule hat sich die Psycho-Physiognomik seit dem Fortleben von Huter ständig weiterentwickelt. Hierzu gehören:

- Natur- und Geisteswissenschaften wie z. B. Anatomie, Physiologie, Pathologie, Neurologie, (Epi-)Genetik, Psychosomatik, Physik, Quantenphysik, Chemie, Astronomie, Astrophysik und Geowissenschaften, Biologie und Paläontologie, Kulturgeschichte der Menschheit, Geschichte, Philosophie, Ethik, Religionswissenschaften etc.

3. Kraft-Richtungs-Ordnung

Wie bereits oben erwähnt (Interpretationsbereiche der Psycho-Physiognomik), haben die 10 Vitalkräfte einen Einfluss auf Körper und Psyche sowie auf das Organleben und die Gesundheit. Innere und äußere Faktoren der Entwicklung sowie die Symbolik der menschlichen Gestalt können besser verstanden werden.

Die Energieschwerpunkte bedingen bestimmte Formen und Verhaltensweisen und haben Einfluss auf Stoffwechsel und Organfunktionen. Außerdem erklärte Huter, dass es zur Entstehung lebender Organismen und vorher der Materie einer Empfindungsenergie bedürfe, die bereits vor Anbeginn der Zeiten da war und aller Materie schon vom Keim an innewohnt.

4. Psychologie

Bei demjenigen, der Psycho-Physiognomik anwendet, sind auch Kenntnisse zumindest über die Grundlagen der Psychologie mehr als wünschenswert. Folgende Disziplinen leisten wertvolle Beiträge in der Psycho-Physiognomik:

- Persönlichkeits-, Kommunikations-, Wahrnehmungs-, Sozial-, Lern-, Neuro-, Gedächtnis-, Entwicklungs-, Emotions-, Tiefen-, Arbeitspsychologie, Gesprächsführung sowie humanistische, systemische, kognitive, biologische, pädagogische Psychologie etc.

5. Persönlicher Hintergrund

Individuelles Wissen und Können, persönliche (Lebens-)Erfahrungen sowie Fähigkeiten, Ressourcen und Stärken aus dem beruflichen und privaten Bereich tragen dazu bei, dass die Psycho-Physiognomik lebhaft bleibt, und reichern sie auch immer wieder mit nachvollziehbaren Beispielen aus dem Leben an.

6. Diverses
Hierzu können wir z. B. die geschichtlichen Aspekte zählen und jene Bereiche, die sich nicht den vorgenannten Säulen zuordnen lassen (z. B. Zeichnungen, Grafologie und sonstige Erscheinungen und Äußerungen, die vom Menschen ausgehen).

Die Kallisophie – die psycho-physiognomische Philosophie – Stufe 3

Kallisophie setzt sich zusammen aus *Kalli-* (griech. schön, wohl, edel) und *-sophie* (griech. Weisheit) und bedeutet die schöne, wohlwollende Weisheit.

Das Universum und unsere Umwelt sind einer ständigen Entwicklung (Evolution) und weiteren Differenzierung unterworfen. Doch hat diese Entwicklung eine Richtung, ein Ziel oder gar einen Sinn? Carl Huter wollte uns mit seiner Kallisophie (Philosophie und Weisheitslehre) ein Instrument an die Hand geben, damit wir uns selbst als einen Teil des Universums (und damit zum Ganzen gehörend) begreifen. Die kosmische Evolution ist eine Evolution des Bewusstseins, und das Universum befindet sich in einem großen Bewusstwerdungsprozess. Es geht darum, die seelischen und kosmischen Kräfte erkennen sowie die Evolution aus ganzheitlicher Sicht besser verstehen zu können. Wir erhalten im Umgang mit unseren Mitmenschen einen größeren Weitblick und mehr Verständnis. Die Kallisophie behandelt das „Woher, Wohin, Warum" und beinhaltet die philosophische Schöpfungs- und Weltentstehungslehre nach Carl Huter. Es geht um Ursache, Sinn, Zweck und Ziel des Daseins.

Sämtliche aufgezählten Elemente zum didaktischen Aufbau der Psycho-Physiognomik sowie die Tatsache, dass sie sich entsprechend den Neuerungen in der Forschung und Wissenschaft stets parallel mit entwickelt hat, lassen die Psycho-Physiognomik zu einem nie versiegenden Strom des Lebens werden.

1.4 Körper-, Kopf- und Gesichtsausdrucksformen als vierte Kommunikationsart

Dass die Lehre der Körper-, Kopf- und Gesichtsausdrucksformen mit Kommunikation zu tun hat, mag auf den ersten Blick etwas merkwürdig erscheinen, trotzdem befasst sie sich mit einer Art nonverbaler Kommunikation.

Wie oben schon erwähnt, lassen sich die Kommunikationsarten in drei Hauptgebiete teilen: 1. die verbale, 2. die paraverbale oder paralinguistische und 3. die nonverbale Kommunikation (Körpersprache). Gemäß Albert Mehrabian (Kommunikationsforscher) besteht die gesamte Kommunikation vereinfacht ausgedrückt aus circa 55 % nonverbalen, 38 % paraverbalen und 7 % verbalen Anteilen. Daraus erkennen wir, dass eine Nachricht (bzw. in unserem Beispiel die Persönlichkeit) sich immer mehr offenbart, je weniger sie an das gesprochene Wort gebunden ist. Das nonverbale Verhalten ist von ausschlaggebender Bedeutung für das Feststellen der Gefühlslage eines Menschen.

Die Körper-, Kopf- und Gesichtsausdrucksformen gelten deshalb meines Erachtens als die vierte Art der Kommunikation, denn die Körper-, Kopf- und Gesichtsformen sprechen ständig zu uns, auch ohne die erforderlichen Körper*bewegungen* der üblichen Körper*sprache.*

1.5 Nutzen und Grenzen der Psycho-Physiognomik

Wollen wir Nutzen und Grenzen der Psycho-Physiognomik beschreiben, liegt die erste Hauptschwierigkeit in den vielen Bereichen innerhalb der Psycho-Physiognomik. Hier gilt es als Erstes den Bereich zu benennen, um den es geht (z. B. Antlitzdiagnostik, Körpersprache etc., siehe ► Abb. 1). Daraus folgend haben wir es mit konstanten und mit veränderbaren Ausdruckselementen zu tun, und dann geht es um den Kontext (Situation), in dem die Psycho-Physiognomik (bzw. deren Hauptbereich) eingesetzt werden soll. In einer Fortbildung zum Thema Psycho-Physiognomik ist der Hauptbereich, der unterrichtet wird, unbedingt zu erwähnen (z. B. Mimik, Kraft-Richtungs-Ordnung etc., siehe ► Abb. 1).

Eine der Hauptschwierigkeiten der Körper-, Kopf- und Gesichtsausdruckskunde (Konstitutionslehre und Gesichterlesen nach Carl Huter) ist sicher die Lehrbarkeit. Will dies gelernt bzw. gelehrt werden, so bleibt dem Studierenden, aber auch dem Dozenten, nichts anderes übrig, als von Gesichtsorgan zu Gesichtsorgan, von Ausdruckszone zu Ausdruckszone vorzugehen und die Bedeutungen der einzelnen Formelemente zu lernen bzw. zu lehren. Stets muss darauf hingewiesen werden, dass alle Zonen unbedingt miteinander in Verbindung zu setzen sind, wenn wir das Wesen des Menschen erkennen und verstehen und die funktions- und organspezifischen Merkmale deuten wollen. Das Feststellen von Tendenzen bedingt allerdings konsequentes Üben und fundierte Kenntnisse der Psycho-Physiognomik. Erst dann erfolgt die Interpretation und Feststellung der Persönlichkeitstendenzen oder gesundheitsrelevanter Themen etc.

Die Psycho-Physiognomik als Ganzes, aber auch die Körper-, Kopf- und Gesichtsausdruckskunde sind ein „Werkzeug", das uns tief in uns selber und unser Gegenüber schauen lässt. Es ist ein Wegweiser zu uns selbst. Doch ein Wegweiser weist nur den Weg, den

Weg müssen wir selber beschreiten. D.h., die Psycho-Physiognomik vermag uns aufzuzeigen, was ist, doch damit ist noch nichts geändert. Die Änderung muss von uns bzw. vom Klienten oder Patienten aktiv angegangen werden, denn „ein Diagnostikwerkzeug ist keine Therapie". Hier liegt auch eine der Grenzen, denn die Psycho-Physiognomik als Diagnostikwerkzeug gibt uns lediglich Hinweise, wenn auch die Benennung von Persönlichkeitseigenschaften oder das Aufzählen von organ- und funktionsspezifischen Zeichen von Klienten und Patienten als hilfreich empfunden werden kann. Ebenso ist es unmöglich, mit der Psycho-Physiognomik eine Prognose abzugeben. Hingegen können Verhaltenstendenzen, Persönlichkeitsmuster sowie Neigungen zu gewissen gesundheitlichen Schwachstellen erkannt werden.

Die Persönlichkeit gestaltet sich in Wechselwirkung mit der Umwelt, und niemand kann voraussagen, was auf die Person zukommen wird. Funktions- und organspezifische Gesichtszeichen dienen als Spiegel des Organlebens und der Stoffwechselfunktionen. Hier kann wohl ein Ist-Zustand erfasst werden und tendenziell in das komplementäre Behandlungskonzept mit einbezogen werden. Hingegen können Prognosen nur nach einer Diagnose abgegeben werden, und diese ist den Ärzten vorbehalten.

1.6 Konstante und veränderbare Ausdruckselemente der Psycho-Physiognomik und ihre Bedeutung im therapeutischen Kontext

In den relativ konstanten bzw. nur langsam veränderlichen Körper-, Kopf- und Gesichtsformen zeigen sich die kaum oder langsam veränderlichen Persönlichkeitsmerkmale oder -eigenschaften eines Menschen (▶ Abb. 3). Wir erkennen hier die verwirklichten, erreichten und bewahrten Merkmale, die über eine längere Zeit konstant bleiben, aber dennoch (wenn auch nur langsam) veränderbar sind.

Dagegen zeigen die leicht veränderlichen Körperbewegungen der sonst üblichen Körpersprache (wie Gestik, Verhalten) sowie die mimischen Regungen die aktuellen Stimmungen, Gefühle, Emotionen und die momentane Gedankenrichtung. Denn ebenso rasch, wie sich eine Stimmung zu verändern vermag, wird sich auch die Körpersprache, Mimik und Ausstrahlung ändern. Deshalb kommen in den festen Körper-, Kopf- und Gesichtsformen in erster Linie auch die über Jahre hinweg nur langsam veränderliche Grundpersönlichkeit und an den dynamischen und schnell veränderlichen Körperbewegungen die dynamischen Persönlichkeitsaspekte zum Ausdruck, was mitunter auch mit dem Temperament in Verbindung gebracht werden kann. Das Prinzip, dass anhand des Äußeren das Innere erkannt werden kann, lässt sich hier hervorragend anwenden und wird dadurch in bester Weise bestätigt.

Ferner gilt es zu bedenken, dass die Grundpersönlichkeit, welche später noch als Naturell vorgestellt wird, die nonverbale, paraverbale und verbale Kommunikation in einem erheblichen Maße zu beeinflussen vermag.

Als (von Natur aus) unveränderbare Elemente gelten sicher das biologische Alter und das Geschlecht. Das Naturell (Grundtyp) ist veränderbar, jedoch in der Regel nur sehr langsam und tendenziell. D. h., aus einem primären Naturell kann kein anderes primäres Naturell entstehen, also kann z. B. aus einem Empfindungs- kein Bewegungsnaturell entstehen.

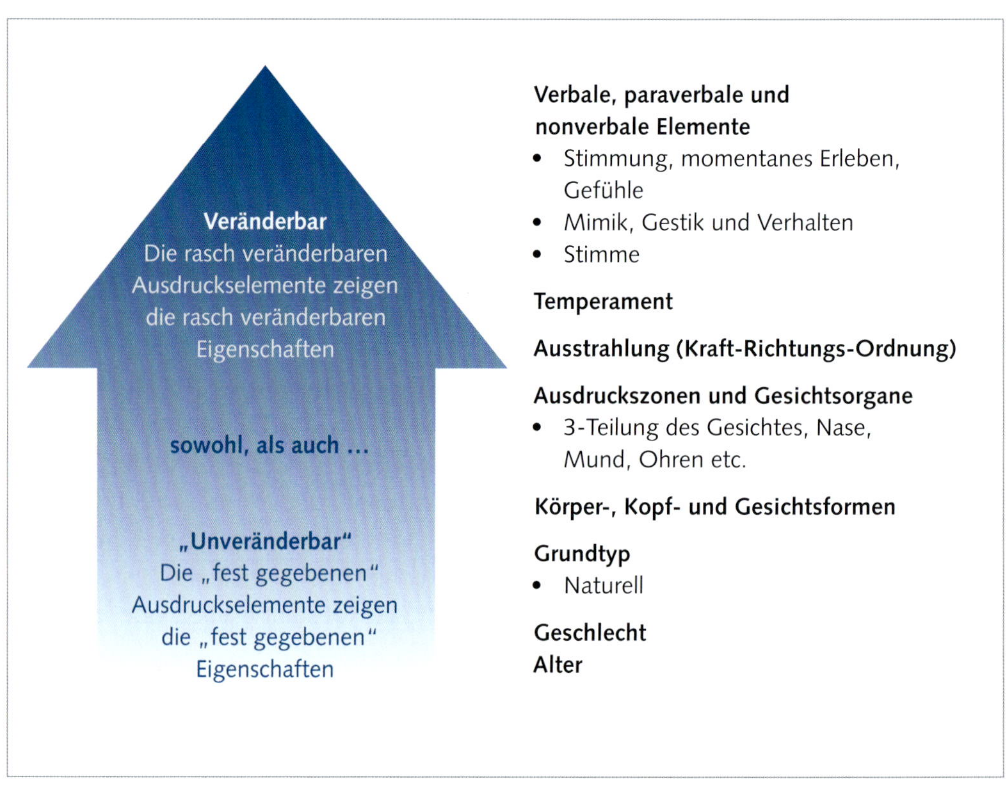

Abb. 3: Die „fest" gegebenen und die veränderbaren Elemente

Hingegen ist es möglich, dass aus einem primären Empfindungsnaturell ein sekundäres Empfindungs-Bewegungsnaturell entsteht. Dieser Prozess kann jedoch Jahrzehnte, selten wenige Jahre dauern. Ebenso sind auch die Körper- und Kopfformen anzusehen, da die Naturellkonstitution von diesen mit bedingt wird. Gesichtsorgane hingegen können sich innerhalb von Jahren, z. T. schon von wenigen Monaten verändern. Als sehr schnell veränderbar können die verbale, nonverbale und paraverbale Kommunikation eingeordnet werden. Diese zeigen oft die momentane Einstellung, vorhandene Stimmungen oder Gefühle unmittelbar. Nebst der verbalen sind auch die nonverbale und paraverbale Kommunikation für ein therapeutisches Setting unerlässlich, weil beide unmittelbar als Information genutzt werden können. Obwohl jeder Mensch in der Regel zwei bis drei von den vier Temperamenten mehr oder weniger vorherrschend entwickelt hat, wechselt der Temperamentszustand gesunderweise täglich mehrmals (lachen, weinen, streiten, sich freuen etc.). Trotzdem bleibt das Grundtemperamentmuster im Verhältnis zu den kommunikativen Elementen „stabil".

Die Ausstrahlung (▶ Abb. 3) ist hier ungefähr in der Mitte anzusiedeln. Einerseits wird sie von den momentanen Stimmungen und Gefühlen beeinflusst, andererseits gehört sie auch zum Grundtyp und zur individuellen Grundveranlagung.

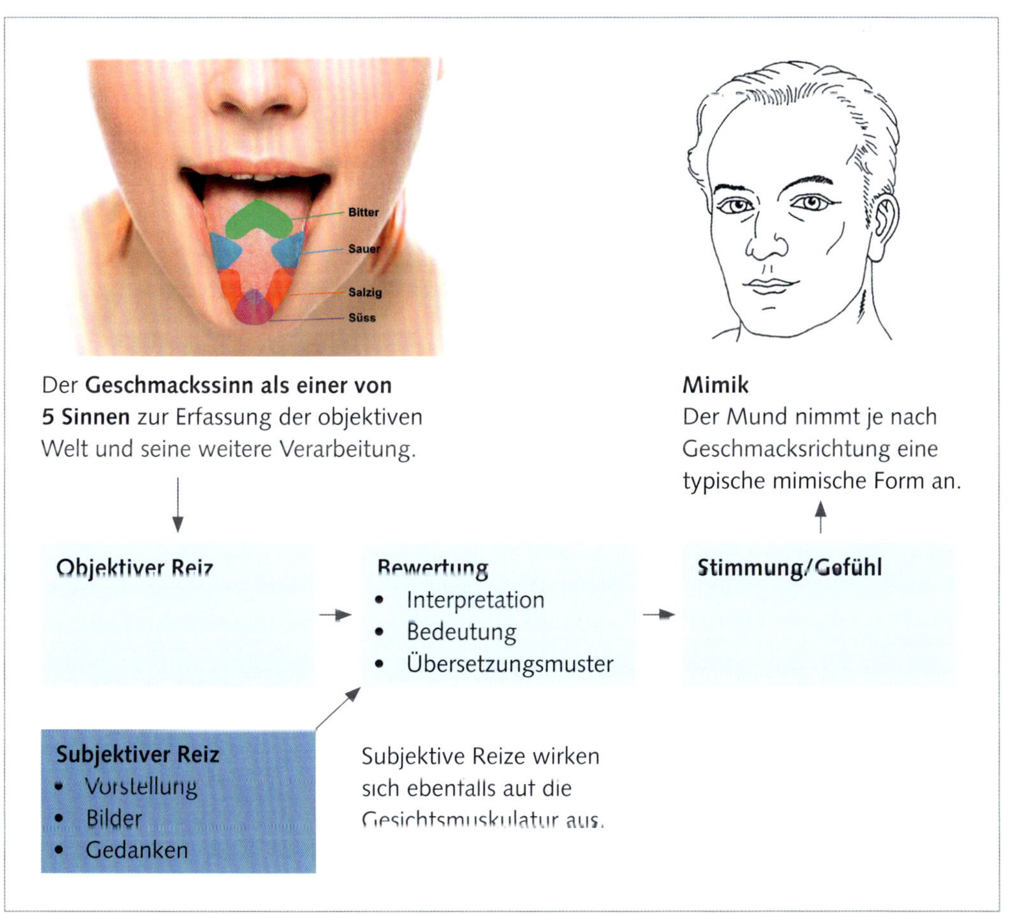

Abb. 4: Die Geschmacksrichtungen und ihre Auswirkungen auf die Mimik und auf Gefühle

Die schnell veränderlichen und dynamischen Körperbewegungen des Menschen entsprechen seinen dynamischen, sich schnell verändernden Persönlichkeitsaspekten wie z. B. dem Temperamentswechsel oder der momentanen Stimmung (als Ausdruck des momentanen inneren Erlebens).

Als Beispiel sei der Mund genannt, der zwar einerseits feste bzw. nur über Monate oder Jahre hinweg veränderbare physiognomische Merkmale aufweist wie Mundgröße, Lippenfülle und Mundlinienform. Andererseits ist der Mund mit der Mimik auch ein Spiegel des schnell veränderbaren Gefühlslebens des Menschen. Dabei können diese Gefühle durch objektive, also tatsächliche Reize oder subjektive (vorgestellte) Situationen hervorgerufen werden. Dass sowohl objektive als auch subjektive Reize Auswirkungen auf den Körper haben, zeigt das folgende Reiz-Mimik-Model (▶ Abb. 4) am Beispiel des Geschmacksinnes als einem von fünf Sinnen zur Erfassung der Welt. Der Mund nimmt je nach Geschmacksrichtung eine typische Form an. Führt sich eine Person ein Stück süße Schokolade in den Mund, dann ist dies zunächst, ganz nüchtern betrachtet, ein objektiver Reiz, d. h., das Stück Schokolade besteht real, ist also anfass- und greifbar. Kaum im Mund, überkommt die Person ein wohltuendes, belohnendes und beglückendes Gefühl, oder zumindest eine Färbung davon im Sinne einer gewünschten Stimmung. Sein natürliches Ende findet dieses Gefühl in der ihm entsprechenden „süßlichen" Mimik.

Doch auch unsere Vorstellungen, Bilder, Fantasien, Träume und Imaginationen haben als subjektive Reize – d. h., sie werden von uns selbst produziert – eine Auswirkung auf unsere Mimik. Machen wir dazu eine kleine Übung:

Die Zitronenübung

Versuchen Sie bitte so intensiv wie möglich an eine wunderbar gelbe, reife Zitrone zu denken (▶ Abb. 5). Die Zitrone ist dabei weder überreif noch unreif, sondern genau so, wie eine Zitrone sein sollte. Stellen Sie sich weiter vor, die Zitrone liegt vor Ihnen auf dem Tisch, ihr Duft steigt Ihnen in die Nase. Ist er nicht herrlich, dieser erfrischende Geruch? Nehmen Sie nun ein Messer zur Hand und teilen Sie die Zitrone. Vielleicht können Sie sehen, wie der Saft auf den Tisch läuft, und riechen, wie der Duft stärker wird. Nehmen Sie nun ein Stück der saftigen Zitrone in Ihre Hand und führen Sie es zu Ihrer Nase. Fühlen Sie den Saft der duftenden Zitrone über Ihre Hand rinnen? Und können Sie gleichzeitig den Geruch noch intensiver wahrnehmen, sobald Sie an der Zitrone riechen?

Legen Sie die Zitrone wieder auf den Tisch und schneiden Sie einen Zitronenschnitz davon ab. Führen Sie nun den reifen, gelben Schnitz, dessen duftender Saft über Ihre Hände fließt, wieder zur Nase und riechen Sie wieder daran. Vielleicht ahnen Sie ja schon, worum ich Sie als Nächstes bitten möchte?

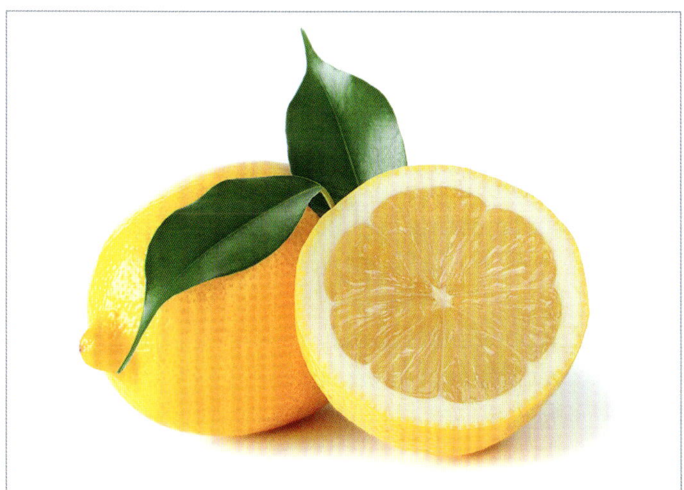

Abb. 5: *Reife und saftige Zitronen*

Ja genau, führen Sie den Zitronenschnitz zu Ihrem Mund und beißen Sie herzhaft in diesen reifen und saftigen Zitronenschnitz hinein!

Nun, wie ist es Ihnen bei der Zitronenübung ergangen? Haben Sie Reaktionen an sich bemerkt? Alle Menschen reagieren, obwohl es ja „nur" eine Vorstellung ist (also ein subjektiver Reiz) in irgendeiner Weise darauf, z. B. mit abweisender und saurer Mimik, d. h., der Mund und die Augen werden leicht zusammengekniffen, die Mundwinkel werden etwas heruntergezogen, und die Muskelspannung nimmt zu. Andere Personen bekommen eine Gänsehaut oder müssen vermehrt schlucken durch den erhöhten Speichelfluss (um eine Verdünnung der Zitronensäure zu gewährleisten), wieder andere äußern sich verbal mit akustischen Verstärkern wie „wääh ..." oder „hmm ..." etc.

Aus dieser Übung folgt, dass subjektive Reize sich ebenfalls auf die Gesichtsmuskulatur und z. B. den Hormonhaushalt usw. auswirken können. Dies rührt daher, weil unser Unterbewusstsein nicht zwischen Realität (objektiver Reiz) und Vorstellung (subjektiver Reiz) unterscheiden kann.

Gemäß der Wechselwirkung können wir aber auch umgekehrt folgern: Wird eine bestimmte Mimik aufgesetzt, wird dies genau die der Mimik entsprechende Emotion auslösen.

Die soziale Wahrnehmung und ihre Fehlerquellen

Psycho-Physiognomiker sind wie alle Berater und im sozialen Umfeld tätige Personen den Beobachtungs-, Beeinflussungs- und Feststellungsgefahren in der Personenwahrnehmung ausgesetzt. Um die Beeinträchtigungen und möglichen Fehler von sozialer Wahrnehmung zu verstehen, muss man zuerst die Bedingungen der Wahrnehmung im Allgemeinen betrachten.

Was gehört also zum normalen Wahrnehmungsprozess, und wodurch kann dieser behindert werden? Schließlich soll eine bewusste Wahrnehmung ermöglicht werden. Die Wahrnehmung im Allgemeinen und die soziale Wahrnehmung im Speziellen werden durch einige Faktoren beeinflusst, wie z. B. Aufmerksamkeit, Konzentration, Reflexion, Adaptation, Emotion und Rollenerwartungen. Dazu gesellen sich persönliche Faktoren wie Haltung, Erziehung, Werte, Einstellung, Erwartungen etc. Beobachtungs- und Beurteilungsgefahren sind, um nur einige zu nennen: Attributionsfehler, Hof-Effekt, Hierarchie-Effekt, Primacy-Effekt, grundsätzlich selektive und subjektive Wahrnehmung, soziale Stereotype (Vorurteile) und vieles mehr.

Eine psycho-physiognomische Analyse ist also auch persönlich vom Therapeuten oder Berater gefärbt. Für diesen gilt es, sich der eigenen Neigungen der sozialen Wahrnehmungsfehler bewusst zu sein. Aus diesem Grund spreche ich bei psycho-physiognomischen Betrachtungen gerne lediglich von Neigungen und Tendenzen.

Patho-Physiognomik (Antlitzdiagnostik) im therapeutischen Kontext

Die patho-physiognomischen Merkmale in diesem Teilbereich sind rasch veränderbar. Oft kann schon Stunden nach Einnahme eines (naturheilkundlichen) Medikamentes eine Veränderung z. B. der Hautspannung und -färbung beobachtet werden. Selbst nach Einnahme einer schwer verdaulichen Mahlzeit können antlitzdiagnostische Veränderungen beobachtet werden. So kann z. B. nach einem fettigen Essen beobachtet werden, wie das Leberareal und das der Bauchspeicheldrüse gerötet erschienen. Deshalb eignet sich die Patho-Physiognomik als Hinweisdiagnostik für Naturheilpraktiker, Ärzte und andere im Gesundheitsbereich tätige Personen. Aufnahmebilder von jeder Sitzung ergeben eine gute Verlaufskontrolle.

Die Patho-Physiognomik lässt sich als Hinweisdiagnostik in das bestehende Diagnostikverfahren integrieren, dadurch wird das Behandlungskonzept individuell an den Patienten angepasst, und der Naturheiltherapeut erlangt im Diagnostik- und Behandlungsverfahren mehr Sicherheit.

Körper-, Kopf- und Gesichtsausdruckskunde (Gesichterlesen, Naturell- und Konstitutionslehre) im therapeutischen Kontext

An dieser Stelle sei nochmals ausdrücklich darauf hingewiesen, dass alle festgestellten Persönlichkeitseigenschaften und -merkmale Veränderungen unterliegen. Es kommt immer auf den Faktor Zeit an. Hier kann die Frage auftauchen, ob die Körper-, Kopf- und Gesichtsausdruckskunde für eine Anwendung im therapeutischen Setting hilfreich ist. Will der Therapeut den Therapieverlauf auf eine von Sitzung zu Sitzung zu beobachtende Veränderung abstimmen, so ist die Gesichtsausdruckskunde (mit ihren Gesichtsorganen und -formen) eher ungünstig, da innert z. B. drei bis vier Wochen keine merklichen Veränderungen auftreten werden (außer auf zellulärer Ebene).

Für eine beobachtbare Veränderung eignet sich die Patho-Physiognomik, weil die Hautareale unmittelbar mit veränderten Färbungen, Strahlungen und Spannungen reagieren.

Dennoch kann die Körper-, Kopf- und Gesichtsausdruckskunde für ein Therapie- und Behandlungskonzept äußerst hilfreich sein, denn die Basis der Krankenphysiognomik nach Carl Huter bildet seine Naturell-Lehre. Die Erkenntnisse der Körper-, Kopf- und Gesichtsausdruckskunde (Konstitutionslehre und Gesichterlesen nach Carl Huter) stellen eine erweiterte Grundlage für die Diagnostik und Therapie dar. Jedes Naturell hat bestimmte Neigungen zu Krankheitsursachen mit Bezug zur Lebensführung (Lebensstil) und Gesundheit.

Carl Huter kam mit den Naturell- und Grundlebenstypen zu dem überraschenden Resultat, dass gewisse Naturelltypen eher auf homöopathische, andere auf schulmedizinische, wieder andere auf Naturheilmethoden, noch andere auf psychotherapeutische Behandlungen gut ansprechen, dass aber alle anderen Mittel auf diese Typen einen ungünstigen Einfluss haben und zu einer Verschlechterung der Gesundheit führen können. Huter schrieb die Erfolge und Nichterfolge der einzelnen Heilmethoden bei den verschiedenen Patienten und Krankheiten nieder. Aufgrund dieser Beobachtungen kam er zur Überzeugung, dass es schlichtweg falsch sei zu glauben, alle Menschen nur nach einer bestimmten Methode gesund machen zu können, z. B. alle nur mit Schulmedizin oder Bachblüten oder einer bestimmten Massage etc.

Nicht jede komplementäre und/oder medizinische Behandlungsweise passt für jedes Naturell. Der ganze Streit zwischen Schulmedizin, Naturheilpraktikern und Psychotherapeuten, wessen Methode nun die effektivere sei, ist überflüssig und unwissenschaftlich. Wichtiger ist das Zusammenarbeiten der verschiedenen Richtungen und Disziplinen mit dem Ziel, dem Patienten die Möglichkeit zur Heilung zu verschaffen.

Die Naturell-Entwicklung steht mit der Keimblatt-Entwicklung im Zusammenhang und diese wiederum mit der Entwicklung der Grundorgansysteme, woraus sich bestimmte Krankheitsneigungen ergeben.

Körper-, Kopf- und Gesichtsbau (als Naturell-Grundtypus) stehen im Zusammenhang mit seelischer Veranlagung und Lebensweise, woraus sich wiederum Gesundheit, Krankheitsneigung sowie Therapie- und Behandlungsmöglichkeiten erschließen.

Eine Behandlungsmethode – ob naturheilkundlich und/oder schulmedizinisch –, die dem einen Grundtyp hilft, kann für einen anderen wirkungslos sein, dem dritten schaden und beim vierten den Gesundheitszustand verschlechtern. Die therapeutische Handlungskompetenz wird also unter anderem auch dadurch entwickelt und vertieft, dass der Therapeut sich grundlegende Kenntnisse über die einzelnen Naturelle und ihre Lebensweise und damit die Tendenzen zu Krankheit und Gesundheit aneignet. Dadurch ist gewährleistet, dass er im jeweils erforderlichen Falle die eine oder andere Behandlungsmethode anwendet, weil damit bei dem betreffenden Naturell-Typus erfahrungsgemäß die günstigste Heilwirkung erzielt werden kann.

Hierdurch wird nicht nur die Diagnose, sondern auch das Behandlungskonzept von vornherein auf eine viel breitere Grundlage gestellt. Als Vorteil ergibt sich eine wirklich individuelle Behandlung. Die individuelle Erkenntnis über Körper, Psyche und Lebenskraft, Naturell, vorhandene Energie (Ausstrahlung/Kraft-Richtungs-Ordnung) und Reaktionskraft wird dadurch berücksichtigt. Die Klienten und Patienten werden zudem in ihren Ansichten, Anliegen, Bedürfnissen und Ängsten besser verstanden.

Aus- und Weiterbildungen in Psycho-Physiognomik, insbesondere die Hauptbereiche Antlitzdiagnostik, Körper-, Kopf- und Gesichtsausdruckskunde (Naturell-Lehre und Gesichterlesen) und die Kraft-Richtungs-Ordnung, dienen der Erhaltung, Verbesserung und Entwicklung der therapeutischen Handlungskompetenz und des Könnens, weil sie im Rahmen einer therapeutischen Tätigkeit Folgendes umfasst:

- Sie dient der besseren Erfassung des Klienten in der Anamnese.
- Sie wirkt unterstützend in der Anwendung und Erstellung eines therapeutischen Konzeptes zur Behandlung eines Klienten gemäß Befund.

Durch die Antlitzdiagnostik sowie die Körper-, Kopf- und Gesichtsausdruckskunde (Naturell-Lehre und Gesichterlesen) kann der Klient oder Patient ganzheitlich wahrgenommen werden. Dadurch kann die Gesundheitserhaltung und -förderung der Klienten und Patienten besser erreicht werden.

Die Ausstrahlung (Kraft-Richtungs-Ordnung) im therapeutischen Kontext

Die weiter oben schon beschriebene Kraft-Richtungs-Ordnung (Ausstrahlung oder Vitalkräfte) hat sowohl Einfluss auf die Körper-, Kopf- und Gesichtsausdrucksformen als auch auf die Themen Gesundheit und Krankheit. Da diese Kräfte zudem rasch veränderbar sind und im therapeutischen Setting die Veränderungen beobachtbar sind, ist sie für den Therapeuten unerlässlich.

Die Psycho-Physiognomik, insbesondere die Antlitzdiagnostik (Patho-Physiognomik), die Lehre von den Körper-, Kopf- und Gesichtsausdrucksformen (Gesichterlesen, Naturell-Lehre) sowie die Kraft-Richtungs-Ordnung (Ausstrahlungsqualitäten/die Kräfte der Seele) können somit zur optimalen Anpassung des Therapie- oder Beratungskonzeptes auf den jeweiligen (Naturell-)Typus angewendet werden.

Faktoren der Naturell-Beeinflussung

Teilnehmer an Grundseminaren fragen oft, ob die Gene an der Naturellentstehung mitbeteiligt sind und ob das Naturell überhaupt noch beeinflusst werden kann. Ja und ja, lauten die Antworten. Aber es sind noch weit mehr Faktoren zu berücksichtigen.

Beginnen wir ganz am Anfang (▶ Abb. 6). Carl Huter beschreibt in seiner Kallisophie, dass der Akt der Zeugung ein heiliger ist und deshalb bereits die Atmosphäre der Zeugung einen Einflussfaktor darstellt. Ist das Kind geplant und gewünscht oder eher zufällig oder gar gewalttätig gezeugt? Entstand es auf natürlichem Wege? Zu diesem Thema gibt es nach wie vor in unserer Gesellschaft immense Diskussionen. Psycho-physiognomisch betrachtet fängt das Leben mit der zellbiologischen Geburt an, also mit der Verschmelzung der Ei- mit der Samenzelle. Es geht aber noch weiter zurück. Aus der Vererbungslehre wissen wir, dass auch unsere Eltern, Großeltern und Ahnen einen wesentlichen Faktor darstellen. Wir tragen deren genetischen Fingerabdruck in uns. Auch der Gedanke der Inkarnation (Wiedergeburt) mag sich uns hier stellen. Da alles in einer Wechselbeziehung steht, sind sicher auch der Zeitpunkt und Ort der Zeugung wichtig. Die Lage der Gestirne als großer äußerer Faktor, welcher auf das Kleine einen Einfluss hat, ist auch nicht zu vergessen, ebenso die im Kosmos vorherrschende Energie, da auch der Kosmos in Entwicklung steht und mit der Erde in Beziehung tritt und einen Einfluss auf das einzelne Individuum ausübt.

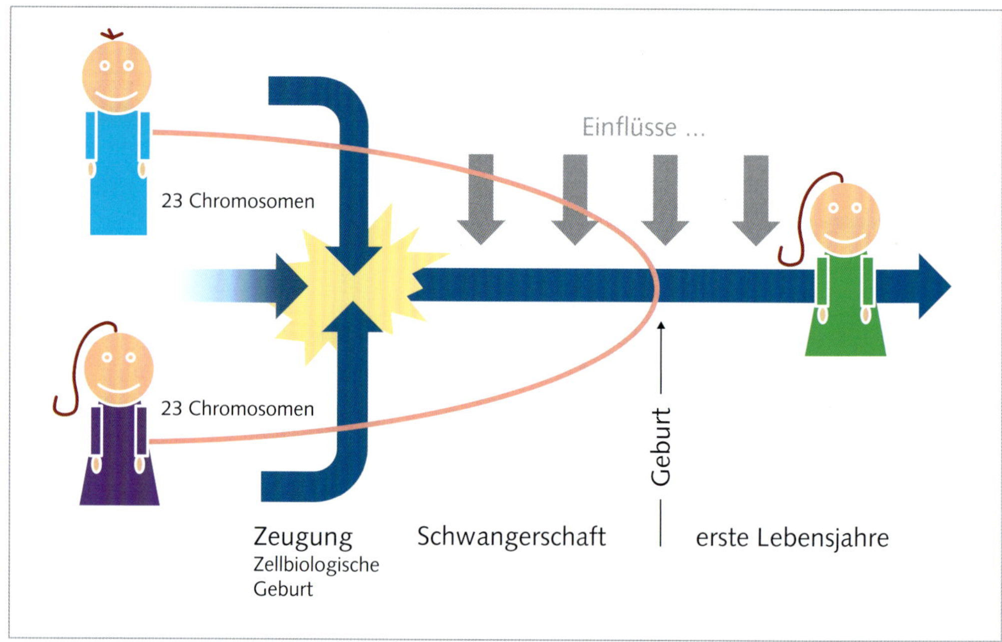

Abb. 6: Faktoren der Naturellentstehung

Auch spielen die Erfahrungen der Mutter während der Schwangerschaft eine nicht unbedeutende Rolle. Ihre Nahrung und deren Qualität dürfen nicht unterschätzt werden. Natürlich bringt auch jedes Kind sein individuelles Wesen mit und wird die neuen Erfahrungen entsprechend einordnen.

Mit der Geburt erlebt das Kind aufs Intensivste zum ersten Mal, was es heißt loszulassen. Es tritt hinaus in das Leben und wird abgenabelt von der ernährenden Mutter. Der erste Atemzug gelingt, und das Werden und Sein geht in veränderter Form weiter – ebenso die Einflüsse. Wir können innere und äußere Faktoren der Beeinflussung und Entwicklung unterscheiden (▶ Abb. 7). Bereits Neugeborene reagieren auf verschiedene Reizmuster, verändern ihre Reaktionen aufgrund von Erfahrungen und interagieren mit ihrer Mutter oder anderen Bezugspersonen. Das Lernen geht weiter.

Wir kommen nicht darum herum, als Faktoren für die Naturellbeeinflussung die Ontogenese und Phylogenese mit einzubeziehen.

Unter Ontogenese versteht man die Entwicklung des Individuums von der befruchteten Eizelle bis zum erwachsenen Lebewesen. Hier kommt dem Einfluss der Kraft-Richtungs-Ordnung und ihren Grundkräften eine bedeutende Rolle zu, wie z. B. der Helioda (Lebens-Liebes-Strahlkraft), dem Magnetismus (Längenwachstum), der Elektrizität (Breitenentwicklung), dem Od (strahlende Wärme), der Medioma (gebundene Wärme), der Attraktion (Wirkung nach außen), der Konzentration (Wirkung nach innen) etc. Daraus ergeben sich die körperliche, geistige und seelische Veranlagung, was wiederum stark färbend auf das Naturell wirkt.

Als Phylogenese bezeichnet man die stammesgeschichtliche Entwicklung aller Lebewesen. Auf den Menschen bezogen ist das die Entwicklung des Homo sapiens sapiens (Jetztmenschen). Einflüsse auf diese Entwicklung haben z. B.:

- Kontinent, Nation, Staat
- Land, Region, Lebensraum
- Sprache, Religion
- Familie, Verwandtschaft, Stammbaum
- Bildung, Sozialstruktur etc.

Bei der Entwicklung spielen auch die Lebensverhältnisse des Individuums eine große Rolle. Sie haben Einfluss auf die gesundheitliche Situation sowie auf das Wohlbefinden des Individuums. Dazu gehören Fragen wie:

- Finanzielle Sicherheit oder Unsicherheit?
- Materieller Besitz oder besitzlos?
- Wirtschaftlich unabhängig oder abhängig?
- Berufliche Sicherheit oder Unsicherheit?
- Unabhängig und frei oder abhängig von sozialer Hilfe?

Auch die Umweltsituation beeinflusst uns Menschen immer mehr. Selbst das Natürlichste dieser Welt, das Wasser, ist mehr oder weniger verschmutzt. Die Meere sind mit Plastik und anderen Stoffen vermüllt, und sogar in den westlichen Ländern mit ihren hochtechnisierten Abwasserkläranlagen bleiben immer noch nicht herausfilterbare Reststoffe, die über die Nahrungskette und als Trinkwasser in den Haushalten den Weg zum Menschen finden, mit nicht zu unterschätzenden Wirkungen im Wasser zurück.

Umweltbedingungen, die unser Leben im positiven Sinn beeinflussen, sind z. B. eine gute Qualität des Wassers, helle Wohnungen, schadstofffreie Luft, ruhige Wohnverhältnisse mit wenig Lärmbelastung, gesunde Schlaf- und Wohnplätze, die frei von Elektrosmog, Wasseradern und Erdstrahlen sind, etc.

Viele äußere Faktoren können (kurzfristig) nicht zu ändern sein, wie Umweltgifte und Luftverschmutzung. Andere müssen jedoch nicht dauerhaft sein, z. B. kann sich der autoritäre

Erziehungsstil der Eltern in einen wohlwollenderen wandeln. Innere Faktoren sind nebst psychischen Komponenten auch Erwartungen, Ängste, Erlebnisse, die wiederum für die Art und Interpretation des eigenen Erlebens maßgeblich sind. Innere Faktoren sind vereinfacht ausgedrückt die Ressourcen und Muster, die es uns erlauben, mit den äußeren Faktoren optimal umzugehen sowie Inneres zu äußern. Dies kann ein bewusster wie unbewusster Prozess sein. Durch den Prozess der Sozialisation erwirbt ein Kind jene Kenntnisse, Verhaltensweisen und Einstellungen, die die Gesellschaft von ihren Mitgliedern erwartet.

Die Frage, welche Faktoren die Naturellkonstitution beeinflussen, führt zur Frage, welche Faktoren unsere Persönlichkeit und Psyche beeinflussen. Zusammengefasst können wir festhalten:

- Gene, Psyche und Umwelt wirken zusammen. Daraus gestalten sich die Persönlichkeit und das Naturell.
- Erziehungsstil, epigenetische Faktoren, unsere Gene und unsere Erfahrungen prägen unsere Psyche und unser Naturell.
- Das Naturell und die Persönlichkeit gestalten sich als ein Ergebnis der Interaktion von Körper, Psyche und Umwelt.

„Die Menschen kommen als Originale auf die Welt – aber die meisten sterben als Kopie!"
Quelle unbekannt

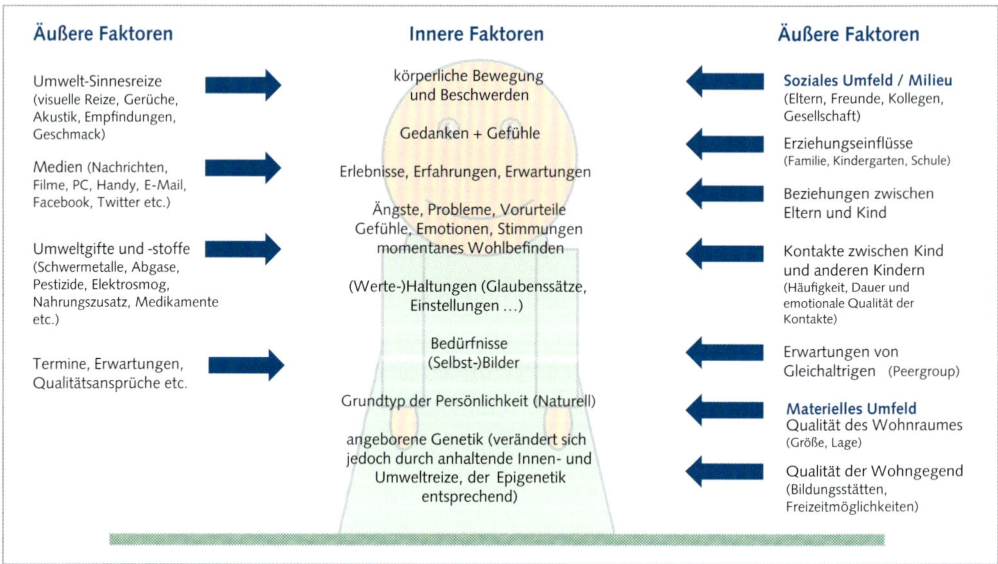

Abb. 7: Faktoren der Beeinflussung

1.7 Nachgeburtliche Naturell-Entwicklungsstufen des Menschen bis zur Jugend

Die Entwicklung der Organsysteme und ihrer Organe ist vorgeburtlich weitgehend abgeschlossen. Der Mensch durchläuft danach beim Wachstum in den verschiedenen Lebensaltern mehr oder weniger die einzelnen Naturelltypen, da sich die drei Grundorgansysteme nicht gleichmäßig entwickeln (▶ Abb. 8). Jedes Organsystem hat eine Zeit, in der es sich gegenüber den anderen Organsystemen mehr entfaltet, was natürlicherweise zu einer phasentypischen Entwicklung führen muss.

Nach der Geburt bis ca. zum 1. Lebensjahr herrscht überwiegend das Empfindungsleben und entsprechend auch das Empfindungsprinzip und -naturell vor. Rumpf und Gliederbau sind zart, die Gehirnmasse überwiegt, es werden den neuen Sinnesreizen entsprechende neuronale Verschaltungen gebildet. Das intellektuelle Bewusstsein ist noch nicht entwickelt. Das Kleinkind ist in dieser Empfindungsphase sehr beeindruckbar und braucht viel liebevolle Zuwendung, Wärme, Zärtlichkeit und angepasste Nahrung.

Vom 1. bis ungefähr zum 3. Lebensjahr tritt die Ernährungsanlage stärker in Erscheinung. Der Rumpf wird rund und vorübergehend zum dominanten Körperteil. Der in der Empfindungsphase dominierende Kopf tritt zurück, und die Glieder fallen noch wenig auf. Ruhe und Ernährung sind die vorherrschenden Lebensbedürfnisse. Vom 3. Lebensjahr an entwickelt sich das Bewegungssystem stärker, was bis zur Pubertät anhält. Das Längenwachstum setzt ein, und die Glieder werden zu vorherrschenden Körperteilen. Der Rumpf wird wieder schlanker, die Glieder nehmen an Muskelmasse zu, Gesicht und Hals strecken sich. Ebenso nehmen parallel dazu der Bewegungs- und Tatendrang zu.

Ca. vom 13. Lebensjahr an beginnt das bereits mehr oder weniger entwickelte 4. Organsystem, das Geschlechtssystem, einen großen Einfluss auf das gesamte Erscheinungsbild des Menschen auszuüben. Der Übergang vom Kind zum Erwachsenen geht mit biologischen Reifungsschritten und körperlichen Veränderungen einher. Diese unterliegen der Steuerung durch verschiedene Hormone, die einen Einfluss auf das Körperwachstum und die Ausbildung der Sexualorgane haben. In der Adoleszenz schlussendlich bildet sich das in den vorausgehenden Entwicklungsphasen angelegte Naturell heraus. Die biologischen Veränderungen werden von einer Reihe psychosozialer Veränderungen begleitet, die den langsamen Eintritt des Pubertierenden in die Erwachsenenwelt kennzeichnen.

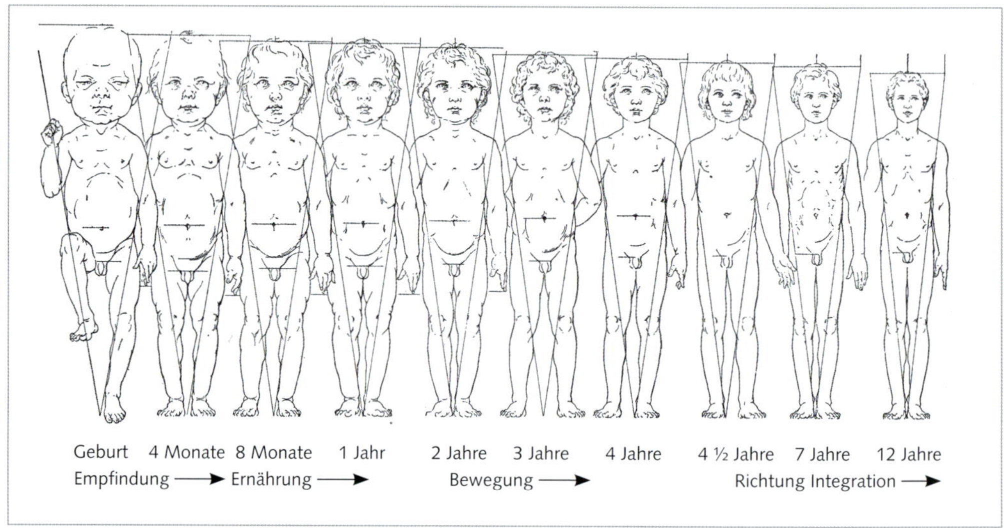

Abb. 8: Das Wachstum durchläuft die Naturelltypen

Jede dieser Entwicklungsphasen ist durch typische Bedürfnisse und Lebensaktivitäten gekennzeichnet, ganz der Naturellentwicklung entsprechend. Dies muss besonders in der Erziehung und im allgemeinen Umgang berücksichtigt werden. Das werdende Leben steht von Anfang an, seit der Vereinigung der Ei- mit der Samenzelle, in ständigem Austausch mit seiner Umgebung. Vorerst besteht die Umwelt aus der Mutter. Das Lebewesen setzt sich mit seiner Umgebung auseinander, wächst an ihr, agiert und reagiert, reibt sich, gedeiht oder stirbt. Die Annahme, dass sich das Kind frei von äußeren Bedingungen und Beeinflussungen durch seine Umwelt entwickelt, ist veraltet.

Diese Sicht hat auf eindrückliche Weise Friedrich Wilhelm August Fröbel (1782–1852) vertreten. Er entwickelte ein völlig neues Erziehungskonzept, indem er sagte, Erziehung bedeute, dass Kinder sich von innen her entwickeln müssen, ähnlich wie Blumen, anstatt bloß von außen geformt zu werden. Damit sie ihr inneres Potenzial entwickeln und ausdrücken können, benötigten Kinder wie die Blumen im Garten optimale äußere Bedingungen. Bei den Blumen bedeute dies Unkraut ausreißen, Erde lockern, wässern, düngen, Licht und Sonne. Darum nannte Fröbel seine Bildungseinrichtungen für kleine Kinder „Kindergarten". Dieser Name wird heute in aller Welt verwendet.

Wir können also positiven Einfluss ausüben, indem wir die Umgebung optimal gestalten, damit das Potenzial der Kinder, aber auch unser Potenzial sich optimal ausdrücken kann. Der Mensch ist also nicht „nur" ein Produkt seiner Gene, auch die äußere Umgebung hat einen nicht zu unterschätzenden Einfluss auf die Entwicklung unseres Wesens. Das hat die Epigenetik mehr als bewiesen.

2 Carl Huter, der Begründer der Psycho-Physiognomik

Der Gedanke oder Wunsch, seine Mitmenschen besser verstehen und erkennen zu können, muss wohl schon sehr alt sein, wahrscheinlich so alt wie die Menschheit selbst. Ein gefühlsmäßiges, reflexartiges Einordnen der Situationen ist eine Grundbedingung des Überlebens. Daraus entwickelte sich der Wunsch, mit bewusstem Beobachten und mit Reflexion das Wesen des Gegenübers zu verstehen. Damit war die Psycho-Physiognomik geboren.

Das Schließen vom wahrnehmbaren Äußeren auf das Wesen ist eine Leistung, die das Nervensystem aller Säugetiere, der Reptilien, der Vögel und Fische – vielfach oder mehrheitlich reflexhaft – ausführt. Bestimmte Physiognomien und Erscheinungen lösen oft bestimmte Verhaltens- und Reaktionsweisen aus, wie etwa Flucht, Angriff, Verteidigung, Totstellreflex oder Sexualverhalten. Das Grundmuster für solche Verhaltensweisen ist genetisch vererbt. Ohne es gelernt zu haben, werden durch bestimmte Formen oder Sinnesreize automatisch (reflexartig) bestimmte Verhaltensweisen ausgelöst.

Ein eben geschlüpftes Küken hat keine Zeit, um zu lernen, welche Silhouetten am Himmel Gefahr bedeuten und welche nicht. Es muss die Silhouetten der ihm gefährlich werdenden Raubvögel instinktiv erkennen und sich danach richten. Nur dadurch kann es – wenn nötig – sofort zu einem Unterschlupf fliehen. Ebenso erkennt die Maus die Silhouette der ihr gefährlich werdenden Katze. Auch beim Rivalisieren und ebenso beim Imponieren spielen im Tierreich die physiognomischen Elemente eine Rolle.

Hunde, Katzen, Pferde und andere höhere Säugetiere haben eine äußerst feine gefühlsphysiognomische Beobachtungsgabe. Sie reagieren auf Mimik, Gestik, Körpersprache und den Tonfall von Menschen weit besser als Menschen. Diese Tiere kommunizieren nonverbal und sind entsprechend aufmerksam auf diese Signale. So konnte der „kluge Hans", wie sein Lehrer und Besitzer (Wilhelm von Osten) und viele andere glaubten, rechnen und kommunizieren. Rechenaufgaben beantwortete das Pferd mit Hufschlägen auf den Boden. Obwohl die Sache Verwunderung auslöste, schien der kluge Hans ein Beweis dafür zu sein, dass Tiere zu menschenähnlichen geistigen Leistungen fähig sind. Bei einer erneuten Überprüfung im Jahre 1904 stellte sich heraus, dass der kluge Hans die unwillkürliche Körperhaltung, Mikromimik und die Kopfbewegungen seines Besitzers und Aufgabenstellers wahrnahm und interpretierte, selbst wenn diese nicht mehr als 0,2 mm ausmachten. Das Pferd gab nur dann die richtige Antwort, wenn der Aufgabensteller sichtbar war und dieser die Antwort wusste. Sobald der Aufgabensteller und der kluge Hans keinen Sichtkontakt mehr hatten, konnte das Pferd die Körpersprache nicht mehr wahrnehmen, und die Resultate waren falsch.

Viele Vertreter und Forscher der Psycho-Physiognomik könnten aufgezählt werden: Hippokrates, Plato, Aristoteles, Lavater, Gall, Schadow, Carus, Duchene, Piderit und andere mehr. Bereits in der Hochblüte des alten Griechenland wurde den Naturkräften und Gottheiten jener Ausdruck, jene Form und Gestalt verliehen, wie sich die Griechen diese Energien vorstellten, wie sie sich in sie hineinversetzten, einfühlten und über sie nachdachten. Die Psycho-Physiognomik als die Fähigkeit, vom wahrnehmbaren Äußeren auf das Innere zu schließen, ist also schon sehr alt.

Carl Huter (1861–1912/ ► Abb. 9) war der Begründer der Psycho-Physiognomik. Huter wurde am 9. Oktober 1861 in Heinde bei Hildesheim als Sohn eines Wasserbaumeisters geboren und verstarb am 4. Dezember 1912 im Alter von 51 Jahren in Dresden, gezeichnet von Krankheit, aufgezehrt von Verfolgung und den Widerständen seiner Zeit.

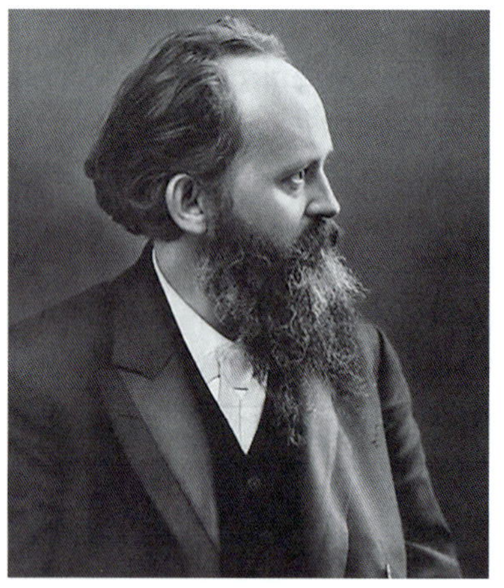

Abb. 9: Carl Huter (1861–1912)

Huter hatte die Übersicht über das riesengroße Gebiet der Menschenkenntnis. Er überblickte sämtliche Bereiche in der Breite und verstand diese Lehren in der Tiefe. Es war, als ob alle bisherigen Gedankengänge und Theorien der Menschenkenntnis und Ausdruckspsychologie in ihm mündeten. Er war sämtliche Menschenkenner vor ihm in einer Person. Huter verglich sämtliche ihm bekannten Lehren, setzte sich damit gründlich auseinander, ließ das Unstimmige beiseite und entlehnte das Stimmige unter Würdigung der Quelle, aus der das vorhandene Wissen stammte. Huter trat das Erbe aller anderen Menschenkenner vor ihm an.

Ausgestattet mit hervorragenden Fähigkeiten für Forschung und Wissenschaft, gepaart mit Feinfühligkeit und Intuition, verstand er es, alle Erkenntnisse zur Ausdruckspsychologie und Menschenkenntnis mit vielen eigenen Entdeckungen und Arbeiten zu ergänzen und zusammenzufassen und als eine neue Lehre zu veröffentlichen: die Psycho-Physiognomik.

Huter war ein Universalgelehrter seiner Zeit. Mit ihm brach das Zeitalter der neuen Typologie an. Huters Forschungen führten ihn zu der Einsicht, dass aus den drei Grundelementen Ernährung, Bewegung, Empfindung (Stoff, Kraft, Geist) drei körperlich und psychisch individuell betonte Menschentypen entstehen. Darauf gründete er seine sogenannte Naturelltypenlehre, deren Grundkonstitution er jeweils einem Keimblatt zuordnete, woraus sich aber auch Mischtypen ergaben.

Huter war voller Bewunderung und Hingabe für die Sache der Menschenkenntnis, er widmete ihr sein ganzes Leben, bis in den Tod. Die von Huter entdeckte Grundtypenlehre, deren Entstehung er jeweils dem Entwicklungsgrad der drei Keimblätter zuordnete, wurde auch nach ihm aufgegriffen. So gründete Ernst Kretschmer (1888–1964) die Charakterkunde, welche die Beziehung zwischen Körperbau und Charakter hervorhebt, welche er in seinem Werk „Körperbau und Charakter" erstmals 1921 veröffentlichte. Kretschmer hat psychiatrische Beobachtungen zum Ausgangspunkt seiner charakterologischen Arbeiten gemacht. Wie schon Huter, so ordnet Kretschmer seine drei Grundtypen den Keimblättern zu.

Amandus Kupfer hat in der Broschüre „Die Dreitypenlehre Carl Huters im Vergleich zu den drei Körperbautypen Prof. Dr. med. Kretschmers" die Übereinstimmung in beiden Typenlehren (Huter – Kretschmer) dargestellt. (Kupfer 1930)

Im Jahre 1951 sorgte der amerikanische Psychologe W. H. Sheldon an der Columbia-Universität mit seiner Entdeckung von „drei Grundkomponenten des Körperbaus" für internationales Aufsehen. Er erhielt hierfür einen Preis der Rockefeller Fondation. Wie Kretschmer entwirft Sheldon eine Konstitutionstypologie und identifiziert drei grundlegende Körperformen, denen er drei charakteristische Grundverhalten zuordnet.

Huter, der als Erster den Bezug der drei Keimblätter (Keimblatt-Theorie) zur Dreitypenlehre entdeckte, wurde früher (wie auch heute noch) von vielen Wissenschaftler und Psychologen nicht gewürdigt. Auch die Lehre C. G. Jungs von Introvertiert- und Extravertiertheit (1913) hat verblüffende Ähnlichkeiten mit Huters Innerlich- und Äußerlichkeitsmenschen. Bestimmt ließe sich noch eine Reihe weiterer Wissenschaftler Huter gegenüberstellen, welche ähnliche Entdeckungen gemacht haben, jedoch, im Gegensatz zu ihm, an Bekanntheit gewonnen haben. Tatsächlich werden wir noch erkennen, dass die Grundlagen von Huters Lehren, besonders die Wechselwirkungen von Körper und Psyche, Leib und Seele, das Fundament vieler moderner Wissenschaften sind.

Zur Verbreitung der von Carl Huter gegründeten Psycho-Physiognomik haben nach Huters Tod viele beigetragen. Nicht zu vergessen sind alle Personen, die sich in Vereinen, Gesellschaften, Interessensgemeinschaften etc. für die Psycho-Physiogomik einsetzen, sowie die stillen Förderer, deren Namen unbekannt sind. Ihnen allen gebührt ein großes „Dankeschön"! Sie alle haben sich für die wunderbare Sache der Psycho-Physiognomik nach Carl Huter eingesetzt. Die Psycho-Physiognomik hat sich seither entsprechend den neuen wissenschaftlichen Entdeckungen und Forschungen stets weiterentwickelt und erfreut sich zunehmender Popularität. Ein ebenso großes „Merci" gebührt auch allen Lesern und Seminarbesuchern. Ohne sie wäre der lebendige Strom der Psycho-Physiognomik versandet.

3 Ethische Grundsätze im Umgang mit der Psycho-Physiognomik

Da wir nun wissen, worum es in der Essenz geht, können wir im Folgenden betrachten, was es im Umgang mit diesem wundervollen Instrument zu beachten gibt. Es geht nicht darum, mit der Psycho-Physiognomik aufzuzeigen, welche Probleme und welche Schwächen bei einer Person versteckt vorhanden sind, um über Menschen urteilen zu können oder voreilige Schlüsse zu ziehen. Das ist nicht der Sinn der Psycho-Physiognomik. Vielmehr geht es darum, die Bedürfnisse der Seele und ihre unterschiedlichen Motivationen für Veränderungen, Handlungen und Stimmungen zu hinterfragen und zu verstehen. Das dabei neu entstehende Bewusstsein hilft, weitere Persönlichkeitsverletzungen zu verhindern, eigene Begrenzungen und selbst auferlegte Zwänge abzubauen, indem man sich selbst immer besser kennenlernt.

So gesehen, können der Ausdruck unserer Körper-, Kopf- und Gesichtsformen sowie die Körpersprache und andere Äußerungen eines Menschen als wunderbare Hilfsmittel und als Übersetzer dazu benutzen werden, die Sprache unserer Seele besser zu verstehen. Und so bitte ich Sie ganz bewusst, mit diesem Wissen vorsichtig umzugehen und allen Lebewesen gegenüber mit Wohlwollen zu begegnen.

Es liegt mir viel daran, dass Sie das Gelesene nicht einfach glauben, sondern dass Sie es gründlich auf „Herz und Nieren" überprüfen, nur so gelangen Sie zu wahrer und tiefer Erkenntnis.

Zwischen Körper und Seele besteht kein Zwiespalt, sie sind nicht Gegensätze, sie stehen in Wechselbeziehungen. Der Körper ist kein planloses, zufälliges Gebilde und Gewächs. Alles Materielle erwuchs aus dem Geist. Alle Dinge der Erscheinungswelt sind stoffgewordene Energie und sowohl Symbole als auch Instrumente des Geistigen. Die Psycho-Physiognomik ist die wundervolle Lehre, mit der wir diese Sprache enträtseln können. Durch sie wird es möglich, die Formen, Linien und Zonen des Körpers zu deuten und zu lesen wie in einem aufgeschlagenen Buch. In der Psycho-Physiognomik betrachten wir den Mund nicht einfach nur als Mund, die Stirn nicht einfach nur als Stirn und die Nase nicht einfach nur als Nase, dies alles bedeutet viel mehr. Wir erkennen hinter all diesen Formen in wundersamer Klarheit das Geistige und Seelische.

Die Wechselwirkung von Körper und Psyche kann nicht aufgehoben werden. Die Ausdrucksform ist aber nicht ein immer gegebenes und starres Gebilde, denn nichts ist absolutes Sein, alles ist ein Werden und ein Sichentwickeln.

Nichts ist absolutes Sein, alles ist ein Werden.

Jede Form ist, um mit den Worten von Emil Peters (1922) zu sprechen, „das gegenwärtige Ergebnis einer unendlichen Bewegung, einer mehr oder weniger tätigen geistigen Kraft, deren symbolische Erscheinung eben die Körperform ist".

Es handelt sich nicht um eine Schnellbleiche, die nach kurzer Einführung vollumfänglich beherrscht wird, sondern es braucht Übung und intensive Auseinandersetzung. Wir können die Persönlichkeit eines Menschen erst dann tendenziell erkennen, wenn wir die verschiedenen Gesichtszüge und Körperausdrucksformen und deren Aussage kennen und in ihrer Deutung geübt sind.

Die Persönlichkeit einer Person an nur einem oder zwei Gesichtszügen feststellen zu wollen ist nicht nur rücksichtslos und unfair der Person gegenüber, sondern schlichtweg falsch. Zudem ist dies auch kaum möglich und würde ganz sicher zu Fehlschlüssen führen. Jeder Gesichtszug zeigt uns eine Persönlichkeitseigenschaft, und nur von Geübten können sie alle zu einem großen Ganzen, zur Gesamtpersönlichkeit zusammengesetzt werden. In der Menschenkenntnis ist vielfach zu hören: „Nicht verurteilen, sondern beurteilen." Ich möchte mich diesem Spruch nicht anschließen, denn das Wort „beurteilen" besitzt die versteckte Botschaft des „Schubladisierens". Da es nicht meine Absicht ist, Menschen auf irgendeine Art und Weise kategorisch zu „schubladisieren", in Gut und Böse einzuteilen oder in irgendeiner Form zu erniedrigen, will ich einfach versuchen, die Persönlichkeit von Menschen „festzustellen".

Wenn wir uns jeden Menschen als ein Zahnrad im großen Weltgetriebe vorstellen, so spielt es keine Rolle, wie bedeutend er ist oder wo er sich gerade befindet. Tatsache ist: Würde er fehlen, so würde das ganze unendliche Weltgetriebe stehen bleiben. Jeder Mensch ist ein unbezahlbares und wundervolles Geschöpf, ein in sich geschlossenes kleines Universum, das am großen Weltganzen teilhat und teilnimmt. Wir können Eigenschaften feststellen, doch wir haben nicht das Recht, diese Eigenschaften zu beurteilen, geschweige denn zu verurteilen. Was wir tun können, ist, uns den erkannten Eigenschaften gemäß zu verhalten.

Als weiterer, meiner Ansicht nach guter Vergleich dient uns die Landkarte. Eine Landkarte ist nicht die Landschaft selbst, und doch erweist sie uns gute Dienste. Wir nutzen sie, um uns zu orientieren und einen Weg zu finden, vor allem dann, wenn wir uns in einem Gelände bewegen, das wir nicht genau kennen. Die Nützlichkeit der Landkarte rührt in erster Linie daher, dass sie uns einen Überblick vermittelt und Verbindungen aufzeigt, die wir von unserem Standpunkt in der Landschaft aus nicht sehen können. Das heißt, mithilfe der Landkarte nehmen wir neben der Boden- auch die Vogelperspektive ein und können unsere nächsten Schritte planen.

Ähnlich verhält es sich mit persönlichkeitstypologischen Modellen. Ein Modell ist nicht die Persönlichkeit. Aber es kann uns helfen, die individuelle, einzigartige Persönlichkeit jedes Menschen besser zu verstehen. Dies gilt zunächst einmal für uns selbst – wer kennt sich schon so gut, dass er nicht immer wieder Neues an sich entdecken könnte? –, und es gilt in Bezug auf jeden unserer Mitmenschen.

Die typologische Persönlichkeitsbeschreibung macht neugierig darauf, Stärken und Potenziale anderer Menschen kennenzulernen, und sie liefert Hinweise auf „typische" Grenzen dieser Personen, die wir beachten sollten, wenn wir eine positive, leistungsfähige und beständige Beziehung aufbauen wollen. Es soll aber nicht verschwiegen werden, dass jede Typologie auch missbraucht werden kann. „Wenn du dich so verhältst, dann bist du also so einer." – Schublade zu. Das ist in etwa so, als würde man vor lauter Begeisterung über die klaren Strukturen der Landkarte nur noch auf diese und nicht mehr auf die Landschaft schauen. Wie ärmlich.

3.1 Idealbild eines Psycho-Physiognomen

Bei der Verfassung des folgenden Textes habe ich versucht, die vielen ethischen Grundsätze im Umgang mit der Psycho-Physiognomik komprimiert wiederzugeben.

Der Psycho-Physiognomiker ist ein Gehirn und ein Herz. Er bezieht Kopf, Hand und Herz gleichermaßen mit ein. Er urteilt nie. Er stellt lediglich fest, liebt und versteht. Er sieht die Handlung selbst einerseits als Wirkung, anderseits als Ursache an, deren tiefere Absichten er zu ergründen versucht. Als Werkzeuge dienen ihm seine menschlichen, psychologischen, wissenschaftlichen und physiologischen Kenntnisse, die unermesslich breit sein müssen. Er stützt sich darauf, revidiert sie aber laufend und respektiert die Meinung anderer.

Der Psycho-Physiognomiker ist ein Suchender, das heißt, er fühlt sich mit dem Leben verbunden, versteht dessen tiefen Sinn und versucht sich mit seiner gesamten Umgebung immer enger verbunden zu fühlen. Er weiß, dass viele Menschen Angst haben: vor der Zukunft, der Gegenwart, vor Beziehungen, Entscheidungen und vielem mehr. Es ist seine Aufgabe, diese Menschen zu sich selber zu führen, damit sie erkennen und verstehen können, wer sie sind und wie wundervoll sie sind. Das gibt den Menschen eine neue Sicherheit, die sie in sich selber finden.

Der Psycho-Physiognomiker bewegt sich auf dem ausgesprochen labilen Treibsand der gesamten Menschheit. Mit einem immer wachsamen Auge betrachtet er alle menschlichen Handlungen. Mit einem stets wachsamen Ohr hört er alle menschlichen Aussagen, und mit seiner feinfühligen Art und Intuition ahnt und spürt er die wahren und tiefen Gründe des menschlichen Seins. Nichts überrascht ihn, nichts widerstrebt ihm, denn er sucht die Gründe zu verstehen. Er verurteilt nie, (be)urteilt nicht, sondern stellt lediglich fest. Hunderte von Menschen (Jugendliche, Mütter, Väter, Eheleute usw.) kommen zu ihm, manchmal mit gemischten oder entgegengesetzten Gefühlen, oft auch mit ihren Konflikten, Erwartungen, Ratlosigkeiten und vielem mehr. Der Psycho-Physiognomiker geht auf die Bedürfnisse dieser Menschen ein, spiegelt ihnen liebevoll ihr Wesen, ihre Welt und führt sie zurück zu sich selbst. Er handelt aus seiner inneren heliodischen Quelle.

Der Psycho-Physiognomiker ist im Grunde genommen ein Schweigender. Er spricht erst, wenn er ausdrücklich darum gebeten wurde, und selbst dann fragt er nach, ob die betreffende Person auch wirklich bereit ist, mehr zu erfahren. Er spricht mit jedem dessen eigene Sprache und vergisst nie die Kraft der Worte. Er ist sich bewusst, dass falsche Worte (Falschaussagen) psychische Schwierigkeiten aufwerfen können. Er erzählt die Wahrheit und ist transparent in seinem Vorgehen und geht auf die Bedürfnisse der Menschen ein. Er hört Geheimnisse, Wünsche, Ängste und Beichten, die sonst niemand, außer vielleicht einem Priester, jemals gehört hat. Die ganze „menschliche Seele" wird vor ihm ausgeschüttet. Es ist ihm eine Ehre, aber niemals Grund zur Eitelkeit.

Der Psycho-Physiognomiker fühlt sich dem Schönen, Guten und Wahren zugewandt. Wo er dieses auf Anhieb nicht finden kann, versucht er es zu entdecken. All dies hat mit Schwärmerei nichts zu tun, sondern stellt das Wesen und die Aufgabe eines warmherzigen und gütigen Psycho-Physiognomikers dar.

(Olaf Esseiva, 14.2.2005)

3.2 Ethik des Umgehens mit persönlichkeitstypologischen Betrachtungen

Die beschriebenen ethischen Grundsätze verstehe ich auch als ethische Leitsätze, an welche sich die Psycho-Physiognomiker zu halten haben. Psycho- und patho-physiognomische Feststellungen dürfen nur von Personen erstellt werden, die dazu befähigt sind. Befähigung setzt voraus, dass theoretische Instrumentenkenntnisse und praktische Anwendungserfahrungen nicht nur einmal erworben, sondern beherrscht und laufend weiterentwickelt werden.

Psycho- und patho-physiognomische Profile dürfen nur dann erstellt werden, wenn die zu analysierende Person auch wirklich ihr Okay gegeben hat, also damit einverstanden ist.

Psycho- und patho-physiognomische Analysen dürfen nicht an Dritten erstellt werden.

Eine persönlichkeitstypologische Feststellung stellt keine abgeschlossene Einschätzung dar. Vielmehr handelt es sich um eine strukturierte Beschreibung, die als Grundlage für die weitere Arbeit an der Persönlichkeit dienen kann (in Form von Selbstreflexion, Training oder Coaching).

Es gibt keine richtigen oder falschen, keine guten oder schlechten Profile, sondern allenfalls Profile mit hoher oder geringer Passung zwischen Person und Situation/Aufgabe/Funktion/Rolle. Grundsätzlich kann jede(r) alles – es ist eine Frage des Energieaufwands.

Alle persönlichkeitstypologischen Eigenschaften sind an sich neutral. Erst der Kontext (Situation, Umwelt, Milieu), in dem eine Person sich bewegt/lebt, lässt die psychologischen Eigenschaften als günstig oder ungünstig erscheinen.

Persönlichkeitstypologische Auswertungen haben keinen Ewigkeitswert. Jeder Mensch kann sich weiterentwickeln und damit das Denk-, Fühl- und Verhaltensrepertoire, über das er verfügt, erweitern oder in anderer Weise verändern. Anders ausgedrückt: Nichts ist ewiges Sein, alles ist ein Werden.

Wichtig ist nicht zu urteilen, sondern Neutrales festzustellen.

Die Psycho-Physiognomik dient in erster Linie der Selbsterkenntnis, dann erst folgt die Menschenkenntnis (das Erkennen der anderen).

Die Anwendung bedingt eine Wertschätzung gegenüber allen Wesen (jedes Individuum ist einzigartig). Die sozialen, ethnischen und religiösen Hintergründe der Klienten und Patienten werden vorurteilslos respektiert und berücksichtigt. Die Psycho-Physiognomik ist weltanschaulich, religiös und politisch neutral. Es wird auf die Würde und das Recht auf Selbstbestimmung der Klienten und Patienten geachtet. Gegenüber Kindern, Jugendlichen und anderen nicht mündigen Personen besteht eine besondere Sorgfaltspflicht.

Psycho-Physiognomik bedeutet eine ganzheitliche Betrachtung (vernetztes und systemisches Denken). Alle Ausdruckszonen müssen miteinander vernetzt werden. Man kann und darf nicht einzelne Ausdruckszonen für sich deuten, ohne das Ganze (die anderen Ausdruckszonen) mit einzubeziehen.

Die Psycho-Physiognomik soll nur dort angewendet werden, wo wir diese beherrschen und ihre Folgen abschätzen und verantworten können (nach bestem Wissen, Können und Gewissen). Die gewissenhafte und sorgfältige Anwendung der Psycho-Physiognomik erfordert Selbsterkenntnis, d.h. das Überprüfen eigener Sichtweisen und Haltungen, sowie die Reflexion über eigene Lebensthemen und -muster.

Erstellte Analysen werden verschwiegen (Berufsgeheimnis), und es werden keine Versprechungen gemacht, sondern wir bleiben im vernünftigen Rahmen des eigenen Tätigkeitsgebietes.

Eine zu analysierende Person ist nie von der Konsultation eines Arztes ab- oder fernzuhalten. Es wird von keinem Klienten oder Patienten verlangt, eine aktuelle schulmedizinische Behandlung ohne Rücksprache mit dem Arzt abzubrechen bzw. eine schulmedizinische Behandlung nicht zu beginnen. Ärztliche Diagnosen werden berücksichtigt und in das Behandlungskonzept einbezogen.

Studierende und Klienten sind über die Möglichkeiten und Grenzen der Psycho-Physiognomik aufzuklären. Fragen von Klienten und Patienten werden beantwortet, und sie werden nicht zu einer Behandlung oder Beratung gedrängt.

Berater müssen sich der Abhängigkeit ihrer Patienten und der Gefahr des Missbrauchs, sowohl ihrer beruflichen Stellung als auch des Instrumentes Psycho-Physiognomik, bewusst sein. Sämtliche Formen von Beziehungen, die sich aus dem therapeutischen Abhängigkeitsverhältnis ergeben können, sind zu unterlassen.

Seminare und Fortbildungen in Psycho-Physiognomik distanzieren sich ganz klar von unseriösen Bereichen sowie von Angeboten, die sich nicht an der Psycho-Physiognomik nach Carl Huter orientieren. Als Berater wendet man keine Methoden an, für die man nicht ausgebildet ist oder die man nicht nachweislich beherrscht. Das Gleiche gilt in der Rolle als Dozent zum Unterrichtsthema.

Der Berater informiert den Klienten über die Hauptgebiete der Psycho-Physiognomik und erklärt transparent, mit welchem Hauptgebiet er (aktuell) arbeitet. Wenn andere Methoden, Instrumente oder Wissensgebiete (außer der Psycho-Physiognomik) mit einbezogen werden, wird der Klient oder Patient darüber informiert. Der Berater erklärt dann jeweils, welche Methode wann angewendet wird, sodass eine klare und verständliche Abgrenzung zur Psycho-Physiognomik nach Huter stattfindet.

Berater und Dozenten üben die Beratung und die Lehrstoffvermittlung nach bestem Wissen und Gewissen aus. Das eigene Wissen und Können wird selbstkritisch hinterfragt und durch regelmäßige Fort- und Weiterbildung ergänzt und vertieft.

Oberste Ziele einer psycho-physiognomischen Beratung sind das Wohlergehen und die Gesundheit des Klienten oder Patienten.

Die Anwendung der Psycho-Physiognomik zeichnet sich idealerweise durch folgende Merkmale aus:

- *Anregen und Unterstützen* von selbstverantwortlichem Handeln und Denken sowie zum Aufbau der Selbstheilungskraft.
- *Individuelle Beratung* jedes Menschen unter Berücksichtigung seiner Konstitution, Disposition, gegenwärtigen persönlichen und beruflichen Situation, seiner Wünsche und Ziele und seiner sozialen und kulturellen Umgebung.
- *Förderung der gesunden Lebensweise* auf körperlicher, seelischer und geistiger Ebene im Sinne einer Prävention.

Der Berater und Dozent unterliegt der Schweigepflicht und sorgt dafür, dass sämtliche Daten seiner Patienten vor dem Zugriff Unberechtigter geschützt sind. Es wird eine vollständige Patientendokumentation geführt und dem Klienten und Patienten auf Wunsch Einsicht in diese Unterlagen gewährt. Dieses Einsichtsrecht besteht auch nach Abschluss der Beratung und Behandlung. Dritten wird nur mit ausdrücklicher Zustimmung des Klienten und Patienten Einsicht in die Patientendokumentation gegeben. Falls der Berater durch gesetzliche Bestimmungen zu einer Auskunft verpflichtet ist, informiert er den Patienten vorgängig darüber.

Unbedingt zu vermeiden sind Urteile, Vorurteile, Zeichendeuterei, Schubladisieren, Aufdrängen, Ratschläge, Überheblichsein, mit der Psycho-Physiognomik prahlen, negative Deutung, Betrachtung nur einzelner Organe/Ausdruckszonen unter Ausschluss des Ganzen, Analysen nur aufgrund eines Fotos, Vertrauensmissbrauch, Missbrauch der Schweigepflicht, Klassifizieren, Diagnostizieren etc.

4 Wechselwirkungen: Körper und Psyche, Körper und Umwelt, Individuum und Universum, Innen und Außen

Carl Huter erkannte die naturgesetzliche Tatsache, dass keine gewordene, gewachsene oder lebendige Form sich entwickeln und existieren kann ohne darin wirkende innere Kräfte. Er erkannte aus den äußeren Formen die darin wirkenden inneren Kräfte und konnte damit aus der Form das innere Wesen, die Persönlichkeit, die Psyche, die Seele erkennen.

Er fand somit das Grundprinzip der Wechselwirkungen zwischen Körper und Psyche, Form und Kraft, Leib und Seele, Gestalt und Energie, Individuum und Universum.

Huters Entdeckungen haben uns nicht nur für die Natur, sondern auch für die Menschen völlig neue Gesichtspunkte und eine ganz andere Beobachtungstechnik eröffnet. Wir lernen die Lebewesen nach bestimmten Formtypen zu betrachten, die uns Aufschluss über Neigungen ihres inneren Wesens geben. Da diese Naturelle überall in ganz bestimmten Typen wiederkehren und klar nachweisbar sind, kann die Naturell-Lehre nach Huter als das grundlegende Abc der Psycho-Physiognomik bezeichnet werden. (Huter, 1904–1906)

Aus dem oben Genannten geht klar hervor, dass es eine Wechselwirkung zwischen der Umwelt und dem Menschen, seiner Körperform und dem Inneren, also der Persönlichkeit und Psyche, und schlussendlich eine Wechselwirkung zwischen Individuum und Universum geben muss.

In der äußeren Erscheinung, also in der Gestalt aller beseelten Körper, welche aus der Zelle entstanden sind, offenbart sich die Innenwelt und außerdem auch die Umgebung, also die Außenwelt oder die Umwelt, in welche das Individuum eingebettet ist. Individuum und Umwelt, der Mensch und die ihn umgebende Welt stehen miteinander in einer fortwährenden Wechselwirkung, sodass der Mensch seine Umgebung und die Umgebung den Menschen beeinflusst. Im Folgenden soll dieses Wechselwirkungsprinzip, das in der Psycho-Physiognomik als Axiom bezeichnet werden kann, besprochen werden. In den empirischen Wissenschaften bezeichnet man als Axiome grundlegende Gesetze, die vielfach empirisch bestätigt worden sind. Ein Axiom ist dann eine grundlegende Aussage, die ohne Beweis angenommen wird.

Alles, was lebt, steht in Wechselwirkung mit seiner Umwelt. Die erste grundlegende Aktivität von Lebewesen ist das Aufsaugen von Kräften, Stoffen und Informationen aus der

Umwelt und deren Verarbeitung. Die Entfaltung und Nutzbarmachung dieser Energien ist die zweite Art grundlegender Aktivitäten von Lebewesen. Der erste Vorgang sammelt Kräfte, Stoffe und Informationen, damit das Lebewesen wachsen, sich entfalten und entwickeln, sich fortbewegen und fortpflanzen kann. Die aufgenommenen und mittlerweile verarbeiteten Kräfte, Stoffe und Informationen treten in den Dienst der Lebensaktivität. Diese vollzieht sich von innen nach außen, und das Individuum verwendet die aus den verarbeiteten Kräften, Stoffen und Informationen aufgenommene Energie, um sich nach außen hin lebensaktiv zu gestalten.

Das Individuum bewegt sich in der Umwelt, bewertet und wählt aus. Es sucht seine ihm entsprechende Welt, mit der es in günstiger Wechselwirkung stehen und die es verstehen kann und von der es verstanden wird. Das Individuum nimmt die Umwelt aber nicht nur wahr, sondern gestaltet sie auch nach eigenen Vorstellungen, es schafft sich seine eigene spezifische Welt.

(!) Alles Leben funktioniert aufgrund einer Doppelbewegung, einer von innen nach außen und einer von außen nach innen.
Das Leben der Seele ist ein Wechsel von Nehmen und Geben.

Zusammenfassung: Unter Psyche werden das seelische, geistige und psychische Leben verstanden und jene Prozesse, die vor allem an das Gehirn gebunden sind. Unter Körper wird das physiologische, leibliche und somatische Gebiet verstanden, besonders soweit es mit den Sinnen erkennbar, also sichtbar, auch hörbar und sonst wahrnehmbar ist. Boten zwischen Körper und Psyche – oder Außen und Innen – sind in erster Linie die Nerven. Psychologisch betrachtet könnten wir weiter zwischen Psyche, Geist, Persönlichkeit, Selbst etc. unterscheiden. Wir fassen diese Begriffe hier der Einfachheit und Übersicht halber zusammen als unser „Innenleben".

4.1 Der Zusammenhang der chemischen Eigenschaften mit dem Atombau

Chemie ist eine der Wissenschaften, die sich mit den materiellen Erscheinungen (Elementen) beschäftigt, sie ist für die Psycho-Physiognomik eine gute Grundlage, um den Zusammenhang der (chemischen) Eigenschaften mit dem Atombau zu ergründen. Wir werden also bereits hier das psycho-physiognomische Grundgesetz erkennen.

Die Elemente

Materie ist etwas, das Raum beansprucht und eine Masse besitzt. Materie kann im flüssigen, festen oder gasförmigen Zustand vorkommen. Alle Formen der Materie bestehen aus chemischen Elementen. Diese Elemente können durch gewöhnliche chemische Reaktionen nicht weiter in unterschiedliche Einzelstoffe aufgespalten werden.

Mittlerweile kennt die Chemie 118 Elemente oder Atomsorten (2015). Diese Atomsorten unterscheiden sich durch eine unterschiedliche Anzahl Protonen im Kern und, da jedes Atom nach außen hin elektrisch neutral ist, auch in der unterschiedlichen Gesamtzahl der Elektronen in der Elektronenhülle.

Der Aufbau der Atome

Atome sind die Grundeinheiten der Materie. Jedes Atom besteht aus dem Kern im Zentrum und der Elektronenhülle am Rand (▶ Abb. 10). Der Kern enthält die elektrisch positiv geladenen Protonen und die elektrisch neutralen Neutronen. Elektronen sind negativ geladene Partikel, die den Kern umkreisen und die Elektronenhülle des Atoms bilden. Die Anzahl der Elektronen entspricht der Anzahl der positiv geladenen Protonen, sodass sich ihre Ladungen ausgleichen und das Atom als Ganzes nach außen hin elektrisch neutral ist.

Ausnahmen sind die sogenannten Ionen. Ein Ion ist ein Atom oder Molekül, das eine elektrische Ladung trägt. Wenn Atome oder Moleküle Elektronen abgeben, entstehen positiv geladene Kationen. Wenn Atome oder Moleküle Elektronen aufnehmen, entstehen negativ geladene Anionen.

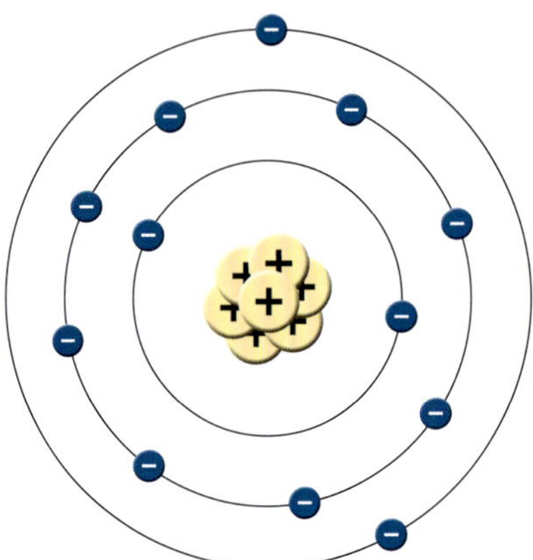

Abb. 10: Ein Atommodell, dessen erste und zweite Schale voll und die dritte zu 2/8 besetzt ist

Die chemischen Eigenschaften ändern sich von einem Element zum andern. So wie jedes Element seinen eigenen Aufbau hat, so hat auch jedes Element eigene Eigenschaften.

Die chemischen Eigenschaften eines Elementes sind von seinem Atombau abhängig.

Die Chemiker stellten fest, dass bestimmte Stoffe ähnlich reagierten. Sie mussten demnach im Atombau auch ähnliche Eigenschaften besitzen. Interessant war auch, dass jedes Element Ähnlichkeit mit dem als 8. nachfolgenden hatte (1./9., 2./10., 3./11.). Also stellten die Chemiker diese Elemente der Liste untereinander und nannten das so entstandene Ordnungssystem Periodensystem (► Abb. 11).

Dabei werden die Elemente wie folgt eingeteilt:

- Waagrecht nach steigender Ordnungszahl in **Perioden.**
- Senkrecht nach chemischer Ähnlichkeit in sogenannte **Hauptgruppen.**
- Zwischen der 2. und 3. Hauptgruppe stehen ferner die sogenannten **Nebengruppenelemente.**

Um die Darlegungen anschaulicher und nachvollziehbarer zu gestalten, wurden in ► Abb. 12 die Nebengruppenelemente aus dem vollständigen Periodensystem (► Abb. 11) entfernt.

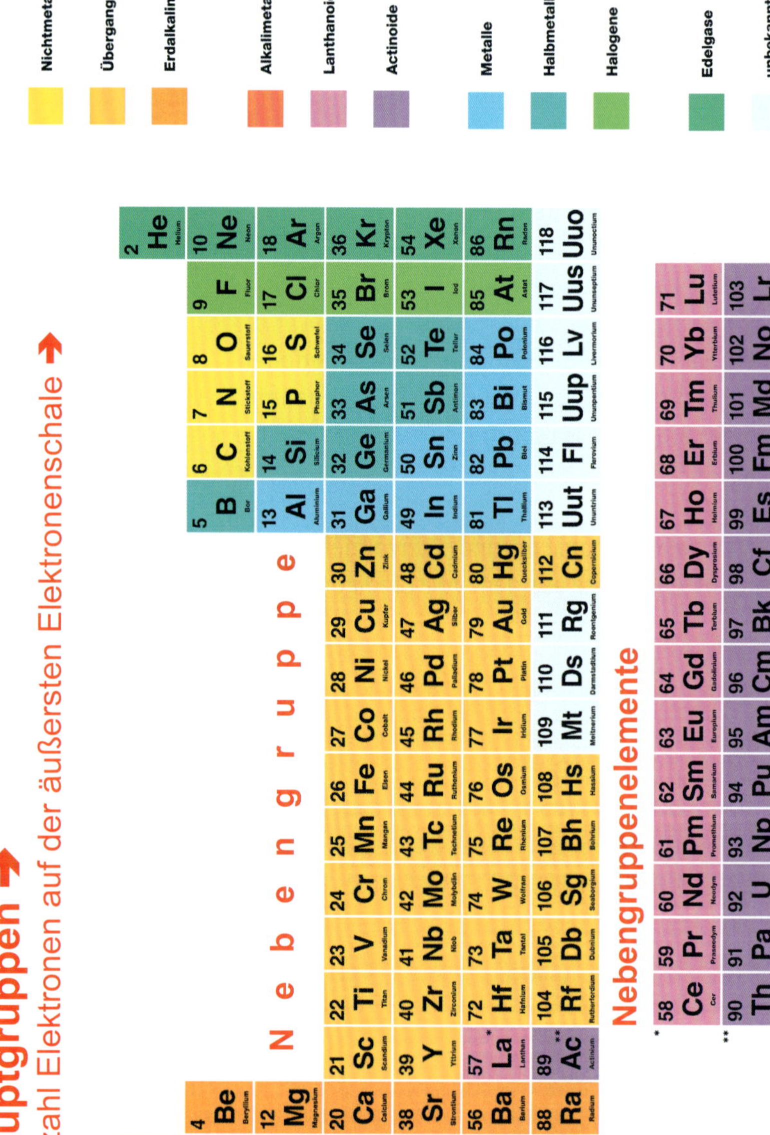

Abb. 11: Das Periodensystem der Elemente

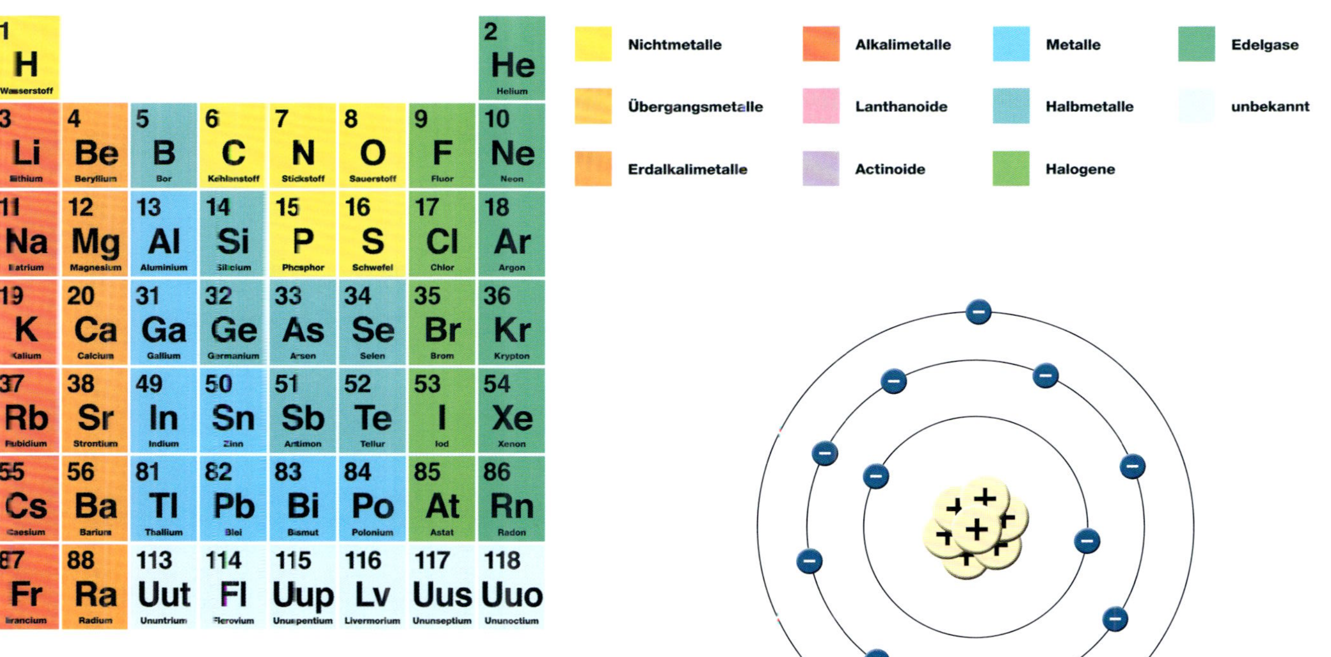

Abb. 12: Das Periodensystem der Elemente (ohne Nebengruppenelemente)

Das Periodensystem der Elemente

Das Schalenmodell der Elektronenhülle

Ein den Atomkern umkreisendes Elektron bewegt sich nicht auf einer einfachen Bahn, sondern nimmt einen größeren Raum ein. Modellhaft stellt man sich diesen Raum als Elektronenschale vor (► Abb. 10). Elektronen mit gleicher Energie bewegen sich in derselben Elektronenschale. Die Energie der Elektronen ist abhängig von ihrer Entfernung zum Atomkern.

Die Elemente der ersten Periode; Wasserstoff (H) und Helium (He), besitzen nur eine Elektronenschale, in der zweiten Periode kommt außen eine zweite und größere Schale hinzu (► Abb. 10). In der dritten Periode schließt sich eine weitere, dritte Schale an usw. Die äußerste Schale darf bei den Elementen der Hauptgruppen immer nur 8 Elektronen enthalten, danach wird eine weitere Schale aufgefüllt. Es besteht jedoch eine Ausnahme: Die erste Schale ist mit 2 Elektronen vollständig besetzt, das dritte Elektron wandert bereits in die zweite Schale.

Alkali- und Erdalkalimetalle

Die erwähnte Ordnung im Periodensystem der Elemente kommt nun daher, dass sich Elemente mit gleicher Elektronenanzahl in der äußersten Elektronenschale stark ähneln.

So stehen in der ersten Hauptgruppe weiche Metalle, die Alkalimetalle. Diese Metalle zeigen, wenn man sie mit einem Messer durchschneidet, an ihrer Schnittfläche den charakteristischen Metallglanz, der jedoch schon nach kurzer Zeit als Ausdruck der Reaktion mit dem Luftsauerstoff von einer grauen Schicht bedeckt wird. Alle Alkalimetalle besitzen auf ihrer äußersten Elektronenschale ein Elektron.

Die Elemente der zweiten Hauptgruppe besitzen auf ihrer äußersten Elektronenschale zwei Elektronen und werden als Erdalkalimetalle bezeichnet. Sie unterscheiden sich von den Alkalimetallen dadurch, dass sie deutlich härter sind.

Halogene und Edelgase

Die Elemente der siebten Hauptgruppe haben 7 Elektronen auf ihrer äußersten Schale. Diese Elemente werden als Halogene oder auch Salzbildner bezeichnet, weil sie sich leicht mit Metallen zu Salzen verbinden.

Die Elemente der achten Hauptgruppe, die Edelgase, besitzen in ihrer äußersten Schale 8 Elektronen. Eine solche mit 8 Elektronen besetzte äußerste Elektronenschale befindet sich in einem extrem stabilen und damit besonders reaktionsträgen Zustand, der sogenannten Edelgaskonfiguration. Dies ist der Grund dafür, dass die Edelgase praktisch keine chemische Verbindung eingehen.

Alle anderen Elemente versuchen diesen stabilen Elektronenzustand der Edelgase (8 Elektronen in der äußersten Schale) zu erreichen, und zwar umso stärker, je näher sie bereits an dieser Edelgaskonfiguration sind. Dies gelingt ihnen dadurch, dass sie von anderen Atomen ein oder mehrere Elektronen aufnehmen oder eigene an sie abgeben, oder auch, indem Elektronen gemeinsam mit anderen Atomen benützt werden.

Die Anzahl der Elektronen auf der äußersten Schale bzw. die Zahl der Elektronen, die zum Erreichen der Edelgaskonfiguration fehlen, hat somit bei allen chemischen Prozessen eine enorme Bedeutung. Elemente wie Fluor (F) oder Sauerstoff (O), die im Periodensystem auf der rechten Seite stehen, sind sehr bestrebt, Elektronen aufzunehmen, d. h., sie sind sehr reaktionsfreudig. Sie üben eine große Anziehungskraft auf fremde Elektronen aus, um sie auf ihre äußerste Elektronenschale hinüberzuziehen. Diese Anziehungskraft bezeichnet man als Elektronegativität.

Chemische Verbindungen

Wie oben erläutert, ist jedes Atom ab der 2. Periode bestrebt, auf seiner äußersten Elektronenschale genau 8 Elektronen zu haben. Dies kann durch drei Arten erreicht werden: erstens durch Elektronenaufnahme, zweitens durch Elektronenabgabe und drittens durch gemeinsames Benützen von Elektronen mit benachbarten Atomen. Alle drei Arten führen zu einer Bindung von Atomen untereinander. Alle Atomsorten einer Hauptgruppe besitzen also in ihrem Aufbau etwas Ähnliches, nämlich gleich viele Elektronen auf der äußersten Elektronenschale und ähnliche Eigenschaften. Es besteht also ein Zusammenhang zwischen dem Atombau und diesen ähnlichen Eigenschaften.

(!) Es besteht ein Zusammenhang zwischen dem Äußeren, dem Atombau, und den Eigenschaften des Elementes.

Wenn nun bereits beim Atom ein Zusammenhang von Atombau und Eigenschaften besteht, so muss auch bei allen Dingen dasselbe gelten, schließlich bestehen alle Formen und Gestalten aus Atomen.

(!) Wie nun die Erkenntnisse der Dinge in der ganzen Natur durch die äußeren Erscheinungen bedingt werden, so ist es auch beim Menschen.

Bis hierher wurde transparent, dass es in der ganzen Natur einen gesetzmäßigen Zusammenhang gibt zwischen dem Wesen und der Form der Dinge. Das Wesen der Dinge kann nur durch das Äußere erkannt werden, wie weiter oben anhand von Beispielen dargelegt wurde.

(!) Die Psycho-Physiognomik ist unentbehrlich, will man hinter den stofflichen Schleier sehen, es ist ein Lesen in den Formen.

Wer diese Formen lesen kann, erkennt die Energien, die Eigenschaften oder die Persönlichkeit, die dahintersteckt.

4.2 Die Wechselwirkung von Körper und Psyche im Sinne einer Doppelbewegung von innen nach außen und von außen nach innen

Unter Innerem wird das seelische und psychische Leben verstanden und jene psychophysiologischen Prozesse, die an das Gehirn gebunden sind.

Im Verhältnis betrachtet ist das Gehirn und seine Tätigkeit aber auch etwas Äußeres gegenüber der Psyche als immaterielles Wesen selbst.

Unter dem Äußeren wird der physiologische Bereich verstanden, der mit den Sinnen erkennbar, sichtbar, hörbar, also wahrnehmbar ist. Gedanken sind für uns allerdings auch reale Tatsachen, obwohl wir sie äußerlich weder sehen noch hören, riechen, schmecken oder ertasten können.

In gewissem Sinne ist alles Physiologische, also alles, was den Körper betrifft, etwas Äußeres, sofern man es mit den Gedanken vergleicht. Boten zwischen Körper und Psyche, Leib und Seele, also Innerem und Äußerem, sind in erster Linie die Nerven. Es ist anzunehmen, dass jeder innere Bewusstseinsvorgang sich im ganzen Organismus auswirkt, besonders auch an der Körperoberfläche, und wenigstens dort am leichtesten erkennbar wird – wenn auch nur ganz subtil. Das Außen, die Peripherie wird somit einmal zum Spiegel der inneren Vorgänge, wirkt aber seinerseits wiederum nach innen, auf die psychischen Prozesse, beeinflussend. (Brodbeck 1893)

Alfred Brodbeck widmete Carl Huter im Jahre 1893 eine Broschüre mit dem Titel „Leib und Seele – Ihr gegenseitiges Verhältnis zurückgeführt auf das psycho-physiognomische Grundgesetz", worin er einiges aus der Lehre Huters wiedergab.

Die psycho-physiologische Wirkung von innen nach außen (von der Psyche zum Körper)

Die psycho-physiologische Wirkung von innen nach außen bezeichnet Brodbeck, im Verhältnis zur Wirkung von außen nach innen, als den überwiegenden Typus. „Überwiegend" verstehe ich hier als einen stärkeren Einfluss.

Brodbeck (1893) versteht unter Körper das Äußere, also die Peripherie des Organismus. Er bezeichnet damit (genau wie Huter) die Wirkung der Psyche auf den sichtbaren Teil des Körpers, z. B. auf das Gesicht.

Wir unterscheiden drei psycho-physiologische Wirkungen von der Psyche auf den Körper (Brodbeck 1893) (▶ Abb. 13):

- **A.1** Psycho-physiologische Wirkungen, die an der Peripherie des Organismus zur Ruhe kommen.
- **A.2** Psycho-physiologische Wirkungen, die aus der Peripherie hinaustreten wollen.
- **A.3** Psycho-physiologische Wirkungen, die in das Gebiet jenseits der Peripherie frei projiziert werden.

A.1. Wirkungen, die an der Peripherie des Organismus zur Ruhe kommen

Innere Impulse, Reize oder Reaktionen kommen an der Peripherie zur Ruhe. Ein Mensch, der innerlich fröhlich ist, bringt dies durch ein lächelndes Gesicht zum Ausdruck. Wenn ein Mensch innerlich traurig ist, so hat das sein natürliches Ende im traurigen Gesichtsausdruck, in entsprechenden Veränderungen in Haltung, Bewegung und sonstigen Äußerungen seines Organismus. Damit ist dieser Vorgang zu Ende.

A.2. Wirkungen, die aus der Peripherie hinaustreten wollen

Innere Impulse, Reize oder Reaktionen streben danach, über die Peripherie hinauszutreten oder ein aktives Verhalten auszulösen. Handlungen und Taten sind die Folge. Wer sehr zornig ist, möchte, wie die Sprache ganz treffend sagt, aus der Haut fahren. „So quellen bei der Wut die Augen mehr als gewöhnlich hervor. Es ist, als ob der innere Trieb zu stark nach außen drängte" (Brodbeck 1893), als platze einem der Kragen.

A.3. Wirkungen, die in das Gebiet jenseits der Peripherie frei projiziert werden

Hier nennt Brodbeck das Sehen als einen solchen projizierenden Vorgang. Die Bilder der Außenwelt werden nicht nur ins Innere geleitet, sie werden auch imaginär dahin, woher sie gekommen sind, wieder zurückprojiziert. Der empfangene Eindruck wird wieder nach außen projiziert, und zwar dahin, wo er hergekommen zu sein scheint. Das Wahrnehmen ist erst dann beendigt, wenn der Weg nach außen, zu der Reizquelle, beendet ist. Sehen ist somit ein Fernsehen, ein Wirken jenseits der Grenzen des Organismus.

Die psycho-physiologische Wirkung von außen nach innen (vom Körper auf die Psyche und von der Umwelt auf den Körper)

Obgleich die psycho-physiologische Wirkung von außen nach innen gemäß Brodbeck ebenso wichtig ist, beschreibt er sie, im Verhältnis zur Wirkung von innen nach außen, als sekundär.

Gemeint ist hier die Tatsache, dass Stellungen und Bewegungen unseres äußeren Organismus auf unser Gehirn und auf unsere Psyche wirken. So bringt eine lächelnde Miene auch von selbst entsprechende „lächelnde" Gedanken in der lächelnden Person hervor. Das lässt sich leicht nachweisen. Die Wirkung der lächelnden Mimik auf die Psyche und schlussendlich auf das innere Erleben wurde mittlerweile wissenschaftlich erforscht und bestätigt. (Storch et al. 2006)

Diese Wirkung von außen nach innen kann als ein Teil des größeren Ganzen betrachtet werden, denn alles Erfassen der Außenwelt ist zunächst ein „Einverleiben", ein „Aufsaugen", von außen nach innen. In gewissem Sinn gehört ja unser Leib, zumal seine Peripherie, aus der Position des Gehirns betrachtet auch zur Außenwelt. Demgegenüber ist das Gehirn für die Psyche auch Außenwelt.

Wir können bei den psycho-physiologischen Vorgängen, die von außen nach innen gehen, zwei verschiedene Formen unterscheiden (Brodbeck 1893) (▶ Abb. 13):

- **B.1** Psycho-physiologische Vorgänge, die von der Umwelt her über die Peripherie ins Innere vordringen.
- **B.2** Psycho-physiologische Vorgänge, die an der Peripherie des Individuums ausgelöst werden und ins Innere dringen.

Im Allgemeinen stimmen das Äußere und Innere ziemlich gut „von Haus aus" überein, als Folge von vielschichtigen und anhaltenden Wechselwirkungen zwischen beiden Polen. Eine völlige, fix und fertige 100%ige Anpassung scheint nicht gegeben, da einmal durch die Lebensprozesse des Individuums, dann aber auch durch die wechselnde Umgebung stets ein Anpassungsprozess zwischen beiden Polen stattfindet.

Die zwei Hauptarten der Wechselwirkungen

Aus den genannten Wirkungen von innen nach außen und von außen nach innen ergeben sich zwei Hauptarten von Wechselwirkungen:

- **Die Wechselwirkung zwischen Individuum und Universum (W.1)**
  Diese Wechselwirkung entsteht einerseits aus den psycho-physiologischen Vorgängen, die von der Außenwelt kommen und ins Innere dringen (B.1), anderseits aber auch von den daraus entstandenen inneren Impulsen, die zur Peripherie dringen (A.1) oder danach streben, über die Peripherie hinauszutreten und aktives Verhalten auszulösen (A.2).

- Auch die Wahrnehmung einer äußeren Reizquelle gehört zu dieser Art Interaktion (W.1). Die Reizquelle (in der Umgebung, Umwelt) wird mit den Sinnen wahrgenommen (B.1), im Inneren verarbeitet (Gehirn, Psyche, Geist) und nach außen, zurück zur Quelle (in der Umwelt) verfolgt und hinausprojiziert (A.3).

- **Die Wechselwirkung zwischen Körper und Psyche (W.2)**
  Diese Wechselwirkung entsteht einerseits aus den psycho-physiologischen Vorgängen, die an der Peripherie des Individuums ausgelöst werden und ins Innere dringen (B.2), anderseits aber auch von den inneren Impulsen, die zur Peripherie dringen (A.1) oder durch das Verhalten darüber hinaustreten (A.2).

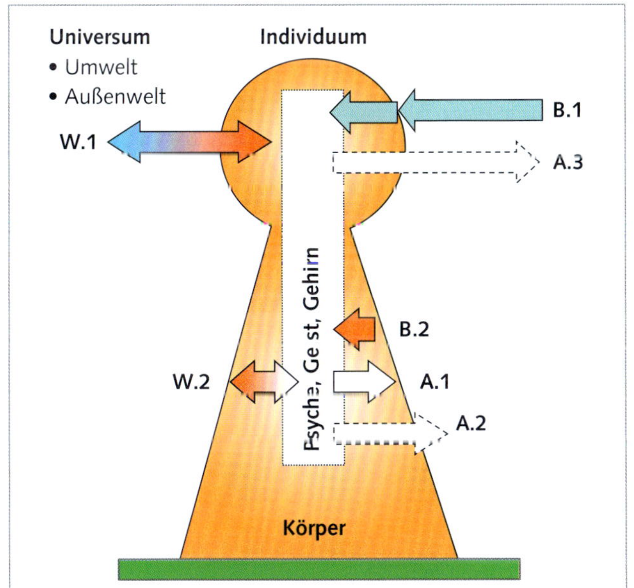

Abb. 13: Die Wechselwirkung von Körper und Psyche, Körper und Umwelt, Individuum und Universum

Mit diesen beiden Hauptwechselwirkungsarten zwischen „Individuum und Umwelt (Universum)" sowie „Körper und Psyche" wollen wir uns nun im Folgenden intensiver beschäftigen und sie genauer betrachten, weil sie die grundlegendsten Prinzipien der Psycho-Physiognomik darstellen.

4.3 Wechselwirkungen zwischen Individuum und Universum

Die wechselseitigen Vorgänge zwischen dem Individuum und seiner Umwelt bestehen einerseits aus den psycho-physiologischen Vorgängen, die von der Außenwelt her kommen und ins Innere dringen. Der Begriff „Umwelt" kann hier von nah bis fern aufgefasst werden; von Familienangehörigen über gesellschaftlichen Einfluss bis hin zum Universum. Aber andererseits auch aus den daraus entstandenen inneren Impulsen, die zur Peripherie dringen oder danach streben, über die Peripherie hinauszutreten, und im Individuum den Impuls auslösen, sich aktiv zu verhalten. So gehört auch die Wahrnehmung einer äußeren Reizquelle zu dieser Art Interaktion. Die Reizquelle (in der Umgebung, Umwelt) wird mit den Sinnen wahrgenommen, im Inneren verarbeitet (Gehirn, Psyche, Geist) und nach außen, zurück zur Quelle (in der Umwelt) verfolgt und hinausprojiziert. Für das innere Erleben ist aber nicht nur der individuelle Zustand einzelner Individuen wichtig, sondern besonders die Beziehungen und Wechselwirkungen zwischen ihnen. Jedes Verhalten jedes Beteiligten ist gleichzeitig Ursache und Wirkung des Verhaltens der anderen Beteiligten (Zirkularität). Inneres Erleben kann nicht erfahrbar sein bzw. überhaupt entstehen, wenn keine Zirkularität besteht. Für das innere Erleben ist eine Beziehung zwischen (mindestens) zwei Individuen nötig, die bewertet und beschrieben und somit erfahr- und innerlich erlebbar gemacht werden kann.

„Alles gewinnt seine Bedeutung, seinen Sinn und seine Wirkung erst in einem Situationszusammenhang, also in seinem (ökosystemischen) Kontext. Das (innere) Erleben eines Menschen, also wie eine Person auf Geschehnisse etc. reagiert, ist auf die Wechselwirkung zwischen ihr (ihrem System etc.) und einer Person (mit einem anderen System) zurückzuführen. Das innere Erleben ergibt sich also erst aus der Bewertung einer Wechselwirkung (und somit einer Beziehung) zwischen dem Individuum und der Umwelt (als Universum). Mit anderen Worten: Das innere Erleben ist abhängig vom Kontext, der von jedem Individuum (unterschiedlich) bewertet wird. So ist es auch wenig sinnvoll, bestimmte ‚Charaktereigenschaften' [Ergänzung des Autors: als gut oder weniger gut] zu definieren und zu sagen, eine Person sei so oder so, sondern ihr ‚Sosein' wird verstanden als Teil eines Wechselwirkungsprozesses, einer Interaktion in ihrem systemischen Sinnzusammenhang." (Schmidt 2005) Ihr Sosein ist nicht Wirkung oder Ursache in der Interaktion, sondern beides. Ihr Sosein ist dann die (unbewusste, unwillkürliche) innere

Entscheidung, entstanden aus der Interpretation einer Situation, oder umgekehrt. Dabei ist der psychische Fokus erheblich beteiligt an der Wahl der Bewertungsart.

Wir wollen uns hier aber nicht den Einflüssen widmen, die von anderen Personen auf ein Individuum ausgehen, denn hierzu gibt es eine beachtliche Zahl von Literatur mit verschiedensten Ansätzen (z. B. dem systemischen Ansatz). Wir werden von der Umwelt ausgehen, in der der einzelne Mensch lebt und die auf ihn mehr oder weniger stark einwirken kann. Diese von außen kommenden Einflüsse oder Reize erreichen die Peripherie, werden an und in ihr in physiologische und elektrochemische Reize umgewandelt und gelangen weiter ins Innere.

Diese äußeren Reize der Umwelt bewirkten im Laufe der Evolution am Äußeren eines Individuums, also an der Körperoberfläche eines Lebewesens, die Bildung eines Aufnahmeapparates. Der Aufnahmeapparat wiederum gestaltete zur Verarbeitung der Reize im Inneren des Individuums das Gehirn. Das Gehirn wird, so betrachtet, zu einem Bewertungs-, Verarbeitungs- und Verständnisapparat (▶ Abb. 14). Reize, für die ein Individuum keinen empfänglichen Aufnahmeapparat hat (▶ Abb. 14: Ra), können, falls überhaupt möglich, mit dem allgemeinen Gefühlssinn wahrgenommen werden. Diese Beschränkung der Wahrnehmung der Außenwelt ist bei allen Individuen mehr oder weniger gegeben. Im Gegensatz zum Menschen können einige Tiere Ultraschall wahrnehmen, wie z. B. die Fledermaus, sehen aber äußerst schlecht. Andere Tiere wiederum, wie gewisse Schmetterlingsarten, können z. B. Duftstoffe über kilometerweite Distanzen wahrnehmen.

Reize, für die ein Individuum einen empfänglichen Aufnahmeapparat hat, werden erfasst und an das Gehirn weitergeleitet. Im Gehirn findet die weitere Verarbeitung statt. Das im Gehirn durch die Verarbeitung entstandene Erleben ist neuronal mit anderem Erleben vernetzt und steht in Wechselwirkung mit diesen und anderen Elementen. Aus dieser neuronalen Vernetzung ist erklärbar, dass jedes Erleben und jede Erfahrung eines Individuums eine eigene persönliche und individuelle Konstruktion sind.

Zwei Menschen in derselben Situation können diese völlig unterschiedlich interpretieren, weil jeder aufgrund der Wahrnehmungen der Situation diese mit seinen bisherigen Erlebnissen verknüpft. Dies führt zu einer Interpretation der Realität, die gefärbt ist von den bisherigen Erlebnissen. Die Realität wird zum „Konstrukt" (▶ Abb. 14: K).

Wir schließen daraus, dass nicht alle Lebewesen die Außenwelt auf die gleiche Art und Weise wahrnehmen können. Ebenso können nicht alle Individuen gleich viel derselben wahrnehmen, je nach bevorzugt entwickeltem Aufnahmeapparat und der weiteren Verarbeitung im Gehirn. Hierzu spielt die Bildung und Funktion der Wahrnehmung eine große

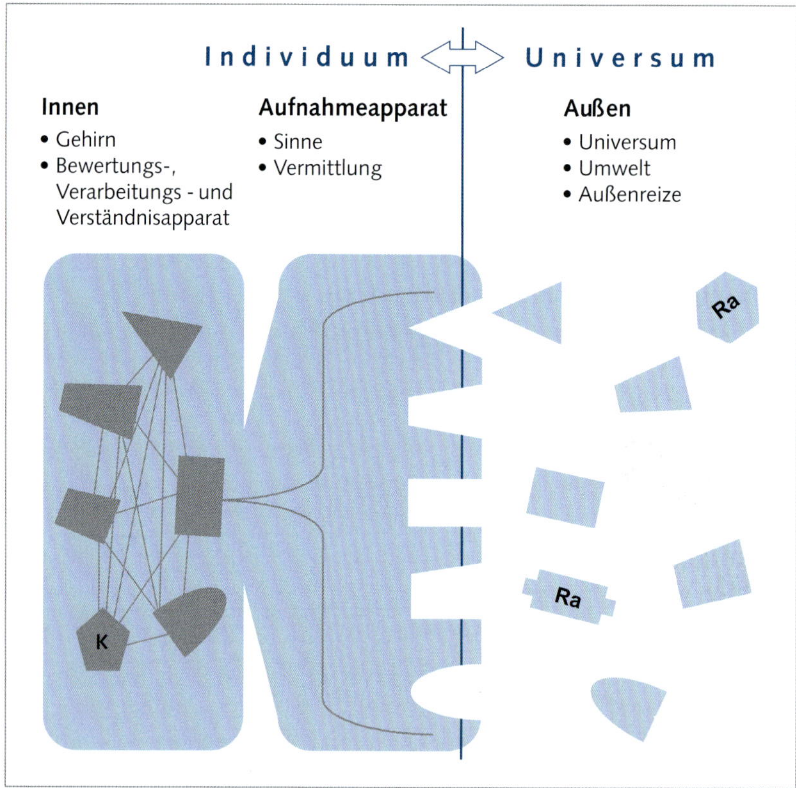

Abb. 14: Die Reize der Außenwelt, der Aufnahme- und Verständnisapparat

Rolle. Unter Wahrnehmung sind hier nicht nur die Sinnesorgane zu verstehen, sondern sämtliche geistigen Funktionen, die an das Gehirn gebunden sind, wie die Aufnahme-, Speicherungs-, Verarbeitungs- und Verständnisfunktion.

(!) Unsere Sinne, als sinnesphysiologische Wahrnehmungsapparate, haben sich aus dem allgemeinen inneren Gefühlssinn herausgebildet, ganz entsprechend dem äußeren evolutionären Entwicklungsgang. Wir erkennen hier die bedingte Entwicklung eines Organes in Abhängigkeit von der Umwelt.

Jedes Sinnesorgan (also der Aufnahmeapparat für bestimmte Reize) hat sich nach der Art der Reize gebildet: das Auge nach dem Licht bzw. nach den Gesetzen der Optik, die Ohren nach den Schallwellen bzw. nach den Gesetzen der Akustik.

Das Sinnesorgan steht im Zusammenhang mit der Art des Reizes und wird diesem entsprechend gebildet.

Die Umwelt wird individuell wahrgenommen und verstanden. Dies je nachdem, wie die Sinne als äußere Aufnahmeapparate gestaltet sind und das Gehirn als der innere Verständnisapparat gebaut, gebildet und leistungsfähig ist.

Jedes individuelle Wesen trägt dadurch etwas von der Außenwelt in und an sich, in der es sich evolutionär bedingt entwickelt hat. Die Fische sind an das Wasser und die Vögel an die Luft angepasst. Die Form und das Verhalten der Vögel passen sich ihrem Element Luft an und bedienen sich der Aerodynamik.

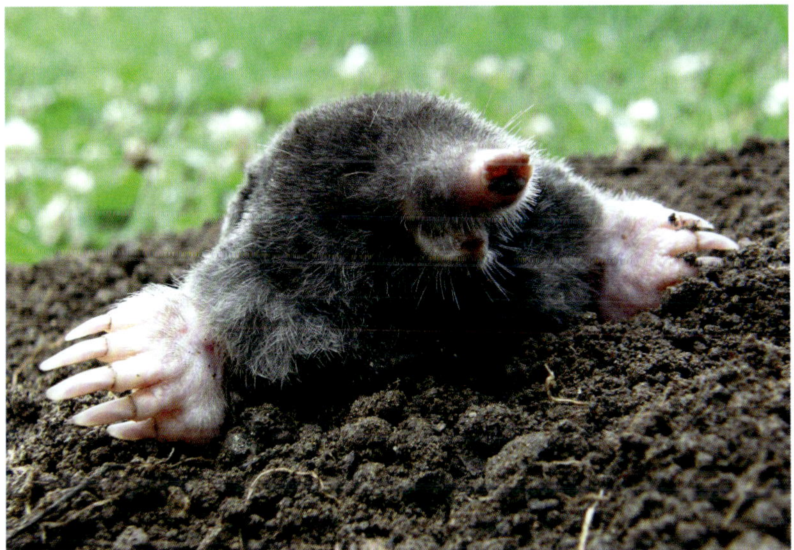

Abb. 15: Der Maulwurf, ganz in „seinem Element"

Ebenso hat sich der Maulwurf seinem Element Erde angepasst (▶ Abb. 15). Er benötigt, um in seinem Element vorwärtszugelangen, große Grabwerkzeuge, seine Grab-„Hände". Er kommt beim Graben (je nach Bodenbeschaffenheit) bis zu 30 cm pro Minute voran! Zudem würde er sich nicht über große Ohren freuen, wie sie z. B. die Fledermaus hat, weil er sie sonst ständig voller Erde hätte. Seine Ohren müssen seiner Umgebung angepasst sein. Sie sind klein und ganz im dichten Pelz geschützt. Trotzdem verfügt er über ein ausgezeichnetes Gehör, auf das er sich wie auch auf seine sehr feine Nase und den guten Tastsinn verlassen kann. Seinem Element entsprechend, ernährt sich der Maulwurf von Regenwürmern, Käfern, Engerlingen, Insektenlarven und Mäusen. Mit seinen im Fell verborgenen kleinen Augen sieht er kaum etwas, gerade so viel, dass er sich, wenn er an die Oberfläche kommt, auch mit dem Sehsinn etwas orientieren kann. Sein Fell ist samtartig und dicht, damit sich keine Erde darin verfängt. Seine keil- und rüsselförmige Schnauze streckt er in die kleinsten Winkel hinein, um selbst dort noch an Nahrung zu kommen.

Wir erkennen somit:

ⓘ Jedes Lebewesen ist an seine natürliche Umwelt angepasst. Der Körperbau, das Verhalten und viele innere Merkmale spiegeln die Umwelt, in der das Individuum lebt, wider.

Schon während der Entwicklung der befruchteten Eizelle (Zygote) bis hin zum erwachsenen Lebewesen findet ein ständiger individueller Anpassungs- oder Modifikationsvorgang statt. Dabei setzt das Gen den Rahmen und schafft die organische Voraussetzung, innerhalb derselben epigenetische Modifikationen möglich sind.

Erfordert die Umwelt Anpassungen, zu denen ein Individuum nicht fähig ist, dann wird es krank oder geht zugrunde. Kleinste Anpassungsanforderungen der Außenwelt können beim Individuum Stress verursachen. Zu starke Reize können schädigen, krank machen, überfordern und bis zum Tod führen. Die Möglichkeiten, sich anzupassen oder die Umwelt zu gestalten, sind bei allen Wesen individuell verschieden.

Werden die eigentlichen Lebensbedürfnisse zugunsten eines angepassten Lebens verdrängt, so folgen daraus in der Regel psychische und physische Schwierigkeiten. Anpassung ist nicht immer vollumfänglich möglich noch immer sinnvoll. Dennoch, Anpassung findet ständig statt. Oft auch nur im subtilen, kaum oder nicht wahrnehmbaren Bereich.

Alle Sinnesorgane haben sich aus dem allgemeinen inneren Gefühlssinn oder aus dem Zentralnervensystem heraus entwickelt. **Sinnesorgane sind die Brücke oder Pforte, die Verbindung zwischen Innen- und Außenwelt** (▶ Abb. 16). Ohne die Außenwelt mit ihren verschiedensten Reizen, die auf das Individuum einwirken, hätten sich nie die Sinnesorgane entwickeln können. Ohne Sinnesorgane wäre kein Gehirn entstanden, und ohne Gehirn wäre kein geistiges Leben, keine Entfaltung und Erfahrung möglich. Erfahrungen zu sammeln kann von höherer Warte aus betrachtet der Sinn unserer Existenz sein, und der Körper ist das Instrument dafür.

Huter lehrte, dass es ein Wahrnehmen und eine Verarbeitung der Wahrnehmung auch bei Lebewesen gibt, die keine differenzierten Sinnesorgane und kein Nervensystem haben, etwa bei Einzellern. Diese reagieren vor allem auf chemische und physikalische Reize wie Säure, Gifte, Licht, Druck oder Wärme.

Die Menge der Sinnes- und Nervenzellen sowie die Informationsdichte sind beim Menschen sehr hoch. Die Sinnesorgane beliefern das Gehirn mit Informationen, das diese Eindrücke dann selektioniert, bewertet, verarbeitet und speichert.

Die Sinnesreize regen die Funktionen des Gehirns und somit das Zentralnervensystem erst an. Ohne diese Anregungen würde das Zentralnervensystem ganz oder teilweise funktionsunfähig bleiben. Individuen sind auf jene Außenreize angewiesen, für die sie mit ihrem Organismus eingerichtet sind. Das Wegfallen der notwendigen Außenreize hat schwere Störungen oder gar den Tod zur Folge.

Alle Informationen, die der Mensch über seine Umwelt erhält, sind psycho-physiologische Vorgänge, die von der Außenwelt über die Peripherie und die Sinne ins Innere vordringen (▶ Abb. 16.1). Im Inneren, also im Gehirn, werden diese Informationen gespeichert (▶ Abb. 16.2), verarbeitet und bewertet (▶ Abb. 16.3). Dieser Interpretation oder Bewertung entsprechend, geschieht die Handlung oder Reaktion (▶ Abb. 16.4). Mit diesen vier Schritten sind die vier hauptsächlichen geistigen Funktionen aus der Sicht der modernen Psychologie kurz umrissen.

1. Input (Aufnahme), 5 Sinne
2. Speichern
3. Verarbeiten (Denken)
4. Output (Re-Aktion)

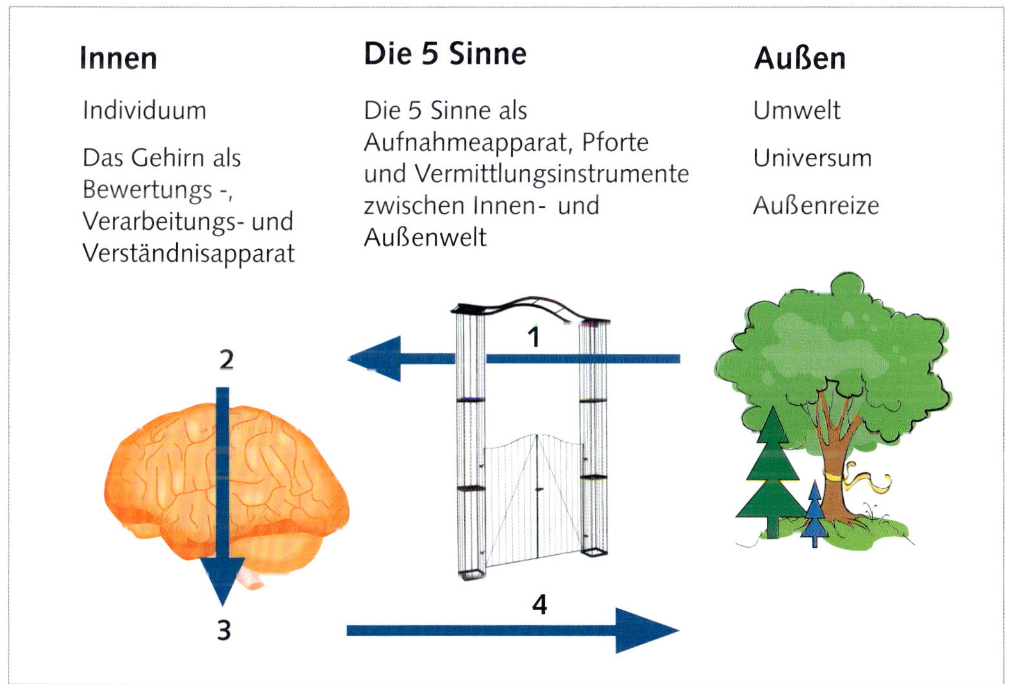

Abb. 16: Die Sinnesorgane als Brücke zwischen Innen- und Außenwelt

(!) Die äußeren Umweltreize bewirken an der Peripherie eines Lebewesens die Bildung eines Sinnesorganes (Aufnahmeapparat) und im Inneren die Bildung eines Speicherungs-, Bewertungs-, Verarbeitungs- und Verständnisapparats, des Gehirns.

Das Gehirn und somit die geistigen Funktionen (das Mentale) konnten sich erst durch die Bildung von Sinnesorganen entwickeln.

Durch die Bauart und Funktion der Sinne sowie des Zentralnervensystems ergeben sich Wahrnehmungs- und Erkenntnisgrenzen. Ausreichend starke äußere Reize, die auf die Peripherie eines Individuums treffen, rufen mit der Zeit Veränderungen hervor. Diese oft oder ständig sich wiederholenden oder vorhandenen äußeren Reize bewirken schlussendlich eine ihnen entsprechende oder angepasste Peripherie beim Individuum.

Die von der Peripherie aufgenommenen und nach innen eindringenden Reize enthalten Energie und Information. Die inneren Organe, insbesondere die Zentralorgane, das Zentralnervensystem und Ernährungssystem, versuchen diese Reize zum eigenen Nutzen zu verwerten und zur Entwicklung eigener Spannkraft zu speichern, um sich durch diese Reize zu beleben.

Damit dies möglichst optimal geschehen kann, bedingt dies eine Anpassung (Adaption) des Individuums an die natürliche Umwelt, in der es lebt. Das Leben passte sich (und passt sich immer noch) während der Evolution der Umwelt an, indem es äußere periphere (oberflächliche) Organe zur Reizaufnahme und innere, zentrale Organe zur Reizverarbeitung entwickelte. Die äußeren Sinnesorgane, das Zentralnervensystem und die Organe bildeten sich somit aus einer inneren Resonanz des Gefühlssinnes mit der Umwelt. Die Augen dienen dem Menschen für die Aufnahme der visuellen Eindrücke, die Ohren für die auditiven Eindrücke, der Geruchssinn in der Nase und der Geschmackssinn im Mund dienen der chemischen Prüfung der Atemluft sowie der flüssigen und festen Nahrung, der Tastsinn in der Haut erfüllt den Zweck der Temperaturwahrnehmung und der Wahrnehmung von Druck und Berührung. Diese Sinne ermöglichen dem Individuum die Wahrnehmung, die Verarbeitung des Wahrgenommenen und das Erkennen- und Verstehenkönnen der Umwelt, in der es lebt.

So betrachtet werden sämtliche von außen kommenden Reize, seien sie physikalischer (wie z. B. elektromagnetische Schwingungen beim Sehen) oder chemischer Natur (in fester und flüssiger Form wie beim Trinken und Essen) durch die Sinnesorgane und auch durch die Gesichtsorgane (Mund, Nase) aufgenommen und verarbeitet. Die daraus entstandene Energie wiederum wird dem Körper und Geist zunutze gemacht.

Obwohl viele der Umweltreize auf das Individuum unterhalb der Bewusstseinsschwelle einwirken, hinterlassen sie dennoch einen Eindruck. Das Individuum passt sich den stets wiederkehrenden oder vorhandenen äußeren Einflüssen (Reizen) einerseits zwar an, wird aber andererseits trotzdem nie der Um- und Außenwelt oder Anteilen davon völlig gleich werden. Inwieweit ein Individuum eine (bewusste) Anpassung zulässt, ist von verschiedenen Faktoren abhängig, wie z. B. von seiner Psyche, der individuellen Gestaltungsfähigkeit, dem Leidensdruck, der Motivation zur Veränderung u.v.m. Jedes Individuum ist bis zu einem bestimmten Grade anpassungs-, entwicklungs-, umbildungs- und veränderungsfähig.

Nicht nur Reize aus der nahen Umgebung erreichen das Individuum, sondern auch Reize von fernen Quellen (wenn auch nur minimal). Das Individuum steht darum auch unter dem Einfluss des Universums, es wird auch durch dieses gebildet und trägt deshalb etwas Kosmisches in sich.

(!) Die Peripherie spiegelt nicht nur das Innenleben, sondern auch die nähere Umwelt sowie das Universum wider, soweit diese mit dem Individuum in Wechselwirkung stehen!

Auch die sogenannten Spiegelneuronen haben u.a. die Funktion der Anpassung. Die Theorie der Spiegelneuronen besagt, dass äußere Situationen, also mit den Sinnen wahrgenommene „objektive" Reize, im Menschen eine Nachahmung zur Folge haben. Die Nachahmung kann sowohl psychologischer als auch mimischer Art sein und ist meistens unwillkürlich. Eine Nachahmung gibt es beim Sehen von Menschen, Tieren, Pflanzen, Kunst und anderen Objekten aus der Umwelt. Die äußere Welt wird sozusagen durch die Sinne ins Innere verlagert, und es entsteht die innere konstruierte Welt. Es entsteht ein „inneres Abbild" der äußeren Welt mit den durch die Nachahmung empfundenen Gefühlen. Manchmal können wir bei der Kommunikation mit anderen Personen beobachten, wie der Empfänger unbewusst die Mimik seines Gegenübers (Sender) nachahmt. Durch diese Nachahmung entstehen Einfühlungsvermögen und Empathie. Dieses innere, aus Nachahmung entstandene Bild und Gefühl wird dann festgehalten. Wahres Mitgefühl ist ohne Nachahmung nicht möglich. Da Gefühl und Gesicht in Wechselwirkung stehen, ist auch der umgekehrte Fall möglich: Bei inneren Vorstellungen zeigt sich eine unwillkürliche Mimik.

Nicht nur bei Kindern, sondern auch bei Erwachsenen ist dies unerlässlich für den Entwicklungs- und Lernprozess sowie das soziale Zusammenleben. Die sich durch die Nachahmung ergebenden Muster bewirken im Gehirn eine entsprechende neuronale Vernetzung. Ein Verändern von Mustern (z. B. Verhaltensmuster) bewirkt seinerseits auch wieder eine Veränderung der neuronalen Vernetzung im Gehirn. Bei Erwachsenen müssen sich die Reize oft längere Zeit wiederholen, bis sie dasselbe bewirken. Wir erkennen hier die Wechselwirkungen der neuronalen Vernetzung z. B. bei Verhaltensmuster. Aber auch Umgekehrtes ist bekannt: Eine Veränderung der neuronalen Vernetzung, z. B. durch einen Unfall oder eine Krankheit, bewirkt gegebenenfalls und je nach Betroffenheit eine Veränderung von Persönlichkeitsmerkmalen und Verhalten.

► Abb. 17 stellt bildlich die Wechselwirkungen von Innen- und Außenwelt, von Individuum und Universum dar, hier einfachheitshalber an einem einzelligen Lebewesen dargestellt. So einfach das psycho-physiognomische Grundgesetz auch ist, es führt zu einer tieferen Welt-, Lebens- und Menschenkenntnis.

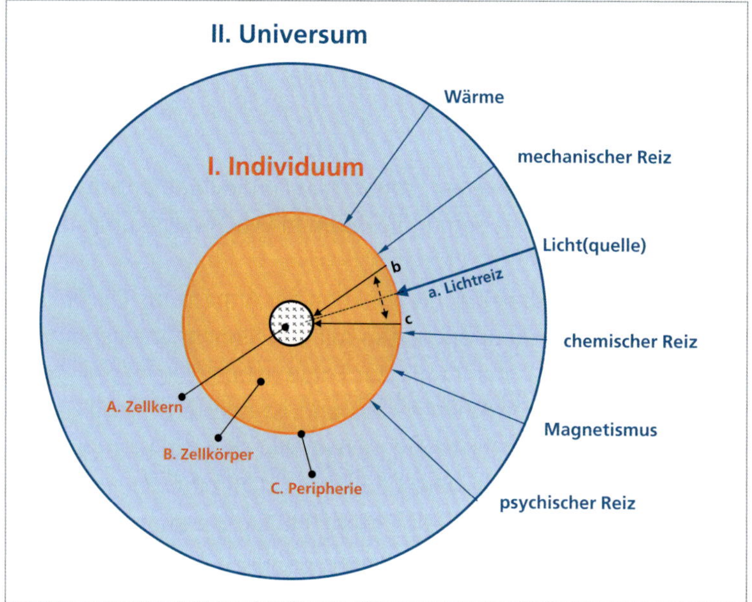

Abb. 17: Die Wechselwirkung zwischen Individuum und Universum

Huter schreibt zur Wechselwirkung (► Abb. 17): „Jeder Reiz, der von der Außenwelt (II) auf ein aus Zellen aufgebautes organisches Lebewesen oder auf ein einzelliges Individuum (I) einwirkt, sei es Licht, Wärme, Druck oder sonst irgendein mechanischer, chemischer oder psychischer Reiz, berührt zunächst das Äußere der Zelle, die Peripherie (C) des Zellkörpers.

Da alle Teile des Körpers – Zellhaut (C), Zellfleisch (B) und Zellkern (A) – durch den empfindenden Seelenleib miteinander verbunden sind und die Zelle ihren konzentrischen Kraftpunkt im Zellkern hat, so wird jeder eindringende Reiz dieser Lebenszentrale, dem Zellkern, übertragen.

Der Zellkern sucht nun aus den aufgenommenen Reizen neue Energien für den ganzen Zellleib zu sammeln. Er speichert also von jedem eindringenden Reiz die Kraft derselben zur eigenen Spannkraft auf, belebt und ernährt, nachdem er diese Reize nicht nur sammelt, sondern auch verdaut, auf strahlenartigem Wege den ganzen Zellkörper, alle Zellfleischteile und auch die Zellhaut. Es findet also eine Rückstrahlung der Kräfte, die von II nach I, über C nach B schließlich bis A gedrungen sind, statt, und zwar von A nach C.

Wenn nun die eindringenden Kräfte meist chemisch-mechanischer Natur sind, so haben die ausstrahlenden Kräfte einen ganz anderen Charakter angenommen. Die Kräfte der Außenwelt, die auf den belebten Körper einwirken, werden am und im Zellkörper physiologischer Natur. Die von der Zellzentrale rückstrahlenden Energien sind jedoch psychisch-chemischer, psychisch-physikalischer und psychisch-physiologischer Art. Die aufgenommenen Stoffe und Kräfte werden in der Zellzentrale psychisch umgewandelt und als Baumaterialien resp. -kräfte dem Zellleib zweckdienlich untergeordnet.

Eisen, Schwefel, Sauerstoff haben im lebendigen beseelten Körper etwas Beseeltes von der Lebensenergie der Zelle mitbekommen. Diese Stoffe haben wohl die chemischen Grundeigenschaften behalten, aber neue Kräfte seelischer Natur noch hinzubekommen. Die Materie in jedem lebendigen Körper ist also mit psychischen Kräften geschwängert, sie ist eigenartig, einzigartig und individuell von der Lebenskraft Seele beeinflusst, bereichert; und dadurch unterscheiden sich die materiellen Substanzen im lebenden Körper von denen, die außerhalb des lebenden Körpers anzutreffen sind. Der Regel nach findet nun eine Rückstrahlung von den Stoffen und Kräften vom Zellkern aus zur Peripherie am lebhaftesten dort statt, wo ein starker Reiz von außen her auf dieselbe einwirkte.

Nehmen wir an, von II wirkt ein Lichtreiz (a) auf I. Dieser trifft zunächst C und pflanzt sich von dort auf B und schließlich auf A fort mit wellenförmiger Linie in gerader Richtung. Dieser Lichtstrahl vermag in seiner nächsten Nähe eine Molekularbewegung der Stoffe des Zellkörpers hervorzurufen; von a aus, wo der Lichtreiz zuerst auftritt, werden die weiter entfernt liegenden Zellleibteile zunächst in der Breite (b–c) stark in Vibration versetzt. Der Lichtstrahl wirkt am stärksten auf Ia, seine Wirkung wird, je tiefer er eindringt, nach der Breite zu immer schwächer, steigert sich dafür aber konzentrisch, intensiv im letzten Berührungspunkt, im Zellkern (A), dem Spannungsbehälter der Zelle.

Der Zellkern nimmt auch die Begleiterscheinungen, welche dem Lichtstrahl beiderseits im eigenen Zellleib folgen, als Erfahrungsresultat auf; im Zellkern selbst erwacht dann das Bewusstsein über den empfangenen Lichtreiz, und dieses Bewusstsein spürt der Herkunft des Reizes nach, zunächst bis zum Einfallspunkt desselben an der Peripherie und von hier aus über die Peripherie hinaus zurück bis nach II5, dem Ausgangspunkt des Lichtreizes, und sucht diesen nach seiner Ursache zu erkennen." (Kupfer 1962)

Immer und immer wieder muss geistige Erkenntnis durch äußere Reize, welche die Körperperipherie und ihre Organe berühren, gesammelt werden. Ein Reiz, der von der Außenwelt kommt, bewegt sich weiter ins Innere. Von a aus (▶ Abb. 17), wo der Lichtreiz zuerst auftritt, werden die weiter entfernt liegenden Zellleibteile in der Breite (b–c) stark in Vibration versetzt.

„Kein Bewusstseinsvorgang ist denkbar ohne Teilnahme der Peripherie, und daher liegt jede geistige Entwicklung, ja jeder Sinnesvorgang in der Peripherie, also in der Physiognomie."
(Kupfer 1962)

Nur zu gut verstehen wir jetzt den Lehrsatz von Carl Huter:

„In den Formen lebt der Geist, und in der Physiognomie offenbart sich der Geist."

„Nie ist ein Empfindungs-, Bewusstseins-, Willens- und Tatvorgang der Seele möglich ohne mitwirkende Tätigkeit der Peripherieorgane, ohne Bewegungsvorgänge in der Physiognomie."
(Kupfer 1962)

Zu Recht können wir also sagen:

(!) Ohne materielle Körperform – sei sie noch so feinstofflich – ist keine geistige Entwicklung denkbar.

Das psycho-physiognomische Grundgesetz (also das Prinzip der Wechselwirkungen) ist das Naturgesetz jeder geistigen Entwicklung.

Betrachten wir doch das oben Genannte differenzierter, im Sinne Carl Huters, und bauen wir der Vollständigkeit halber die Wechselwirkung von Körper und Psyche mit ein. Dabei kann uns die ▶ Abb. 18 helfen: Wenn durch den aufgenommenen Lichtreiz im Zellkern (A) eine Spannkraft (S) entwickelt wird, pflanzt sich diese Spannkraft, mechanisch und elektrisch vibrierend, auf alle Moleküle und Atome des ganzen Zellkörpers fort (B). Die Atome und Moleküle des Zellleibes reagieren auf den vom Zellkern erhaltenen Anstoß aufgrund der Spannkraft der Haut des Zellleibes zurück auf den Zellkern (D). Dieser nimmt die innerseelischen Reaktionen des Lichtreizes in sich als subjektive Anschauung und Erfahrung auf und strahlt nun diese subjektiven Erfahrungsprodukte auch an den Einfallspunkt des Lichtreizes an der Peripherie zurück (E).

Die inneren Organe sammeln, verdauen und verarbeiten die Reize aus der Umwelt und aus dem eigenen Äußeren und verwerten deren Energie und Information zugunsten des ganzen Individuums. Die inneren Organe senden einmal eine Wirkung zurück zur Peripherie, dann aber auch zu allen anderen inneren Organen und zum Gehirn.

Die von außen kommenden Reize werden an der Peripherie durch chemische und physikalische Prozesse in physiologische Vorgänge umgewandelt und nach innen vermittelt. Im Zellgedächtnis, im Zellkern, bzw. im Gehirn werden die Außenreize umgewandelt und mit gespeicherten Erfahrungen verknüpft. Die im Inneren ausgelösten und zurückwirkenden Vorgänge tragen daher etwas Subjektives und Psychisches in sich. Nur die wenigsten Eindrücke werden dabei dem Individuum bewusst. Die durch die Zentralorgane veranlassten Vorgänge von innen zurück nach außen nehmen dabei einen anderen Charakter an. Die Charakteristik der von innen nach außen rückstrahlenden physiologischen Vorgänge ist nicht nur abhängig von der Art der Außenreize, sondern auch von der individuellen Funktionsweise der Aufnahmeorgane und des Gehirns. Die Zurückwirkung zum Einfallstor des ursprünglichen Reizes ist dabei am stärksten.

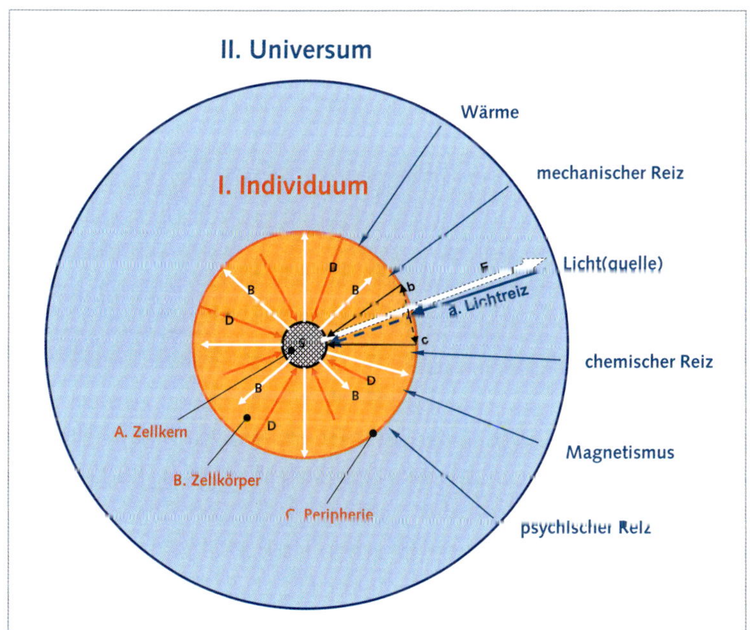

Abb. 18: Die Wechselwirkung zwischen Individuum und Universum (am Beispiel der Zelle)

Was sich im Kleinen, in der Zelle, abspielt, spielt sich auch im Großen, in Individuen und im Menschen, ab.

Durch das Gehirn kann der Mensch Informationen über die Außenwelt sammeln, darüber nachdenken und diese verstehen. Die Sinnesorgane dienen dabei als Eingangspforten, um Reize, Informationen aus der Umwelt (Universum), ins Innere (Psyche) des Individuums eindringen zu lassen.

Ein Individuum kann nur das wahrnehmen, wofür seine Aufnahme- und Verarbeitungsorgane sowie der Verständnisapparat (das Gehirn) gebaut und geeignet sind. Daraus gestalten sich die Wahrnehmungsfähigkeit und die Reizschwelle. Reize, die das Individuum nicht bewusst wahrnehmen kann, wirken sich aber dennoch aus, indem sie sich wie jeder andere Reiz auch ins Innere fortpflanzen und dort einen Eindruck hinterlassen.

Je nach Art, Beständigkeit und Stärke des Reizes wird das Innere des Individuums versuchen, sich diesen Reizen anzupassen. Diese Anpassung erfolgt unterhalb der Bewusstseinsschwelle und wird deshalb vom Individuum nicht wahrgenommen. Aus dieser Art von Wechselwirkungen zwischen Individuum und Umwelt erklärt sich Huter die Entwicklung und Vielfalt der Lebewesen sowie ihre Anpassung an ihre Umwelt bzw. an das Element, in dem diese Individuen leben.

Betrachten wir zum Prinzip der Wechselwirkungen noch einmal die ▶ Abb. 13: Die Sinnesorgane dienen dem Individuum (hier im Beispiel dem Menschen) als Tor, durch welches die äußeren Reize (B.1) ins Innere vordringen können und dessen Impulse beim Einzeller zum Zellkern und beim Menschen zum Zentralnervensystem weitergeleitet werden. Das zentrale Nervensystem nimmt also z. B. den einfallenden Lichtreiz auf. Im Gehirn des Individuums, das mit der Psyche und demzufolge mit dem inneren Erleben desselben in Wechselwirkung steht, wird der Reiz bewertet. Entsprechend den Assoziationen, die ausgelöst werden, entstehen Empfindungen und Gefühle, die ihrerseits wiederum auf die Peripherie, die Organe und Zellen einwirken und sich bis hin zu den Genen fortpflanzen.

Die Organe und Zellen ihrerseits reagieren wiederum auf den erhaltenen Anstoß über die Nervenverbindungen zum Gehirn zurück. Das Gehirn nimmt diese innerseelischen Reaktionen, ausgelöst durch den Lichtreiz, in sich als zusätzliche Erfahrung auf, reagiert danach über den Sehsinn zurück zum Einfallsort des Lichtreizes (A.3), also bis zur Quelle des Reizes, zur Lichtquelle. Dies kann durch ein entsprechendes Verhalten begleitet sein (▶ Abb. 13/A.2), je nach Reiz oder Motivation zur Veränderung.

Ein Reiz kann auch von der eigenen Peripherie oder dem organischen Inneren verursacht sein. Der Vorgang ist dabei grundsätzlich stets derselbe. Auch dieser Reiz pflanzt sich zum zentralen Nervensystem fort (B.2). Dessen Erfahrungen verteilen sich auf das ganze Individuum, bis zu den Organen und Zellen, die ihrerseits wieder auf den erhaltenen Anstoß zurückreagieren und im Gehirn bewertet werden. Die Art und Weise, wie ein solcher Reiz bewertet oder interpretiert wurde, geschieht zum größten Teil unbewusst und drückt sich auf verschiedenen Ebenen aus, z. B. durch die Körpersprache, Mimik, Gestik, Wortwahl, Träume, das inneres Erleben etc.

Aufgrund der bisherigen Erläuterungen dürfte mittlerweile klar sein: Die Peripherie spiegelt

1. die Außenwelt mit ihren spezifischen Reizen und
2. die Innenwelt, d. h. das innere organische, seelische und geistige Leben des Individuums, wider.

„**Die Peripherie ist immer der Kreuzungspunkt aller Reize,** welche von außen eindringen, und diese Reize hinterlassen ihre Merkzeichen in Form und Farbe. So wie sich auf diesem beschriebenen Wege jeder geistige Vorgang und jede geistige Entwicklung abspielt, so kommt auch jeder Lebensvorgang zustande." (Kupfer 1962)

Das organische Leben kann sich ohne Wechselwirkung zwischen Individuum und Universum nicht bilden und entwickeln. Dadurch erklärt sich für Huter auch der besondere Formentypus der verschiedenen Pflanzen, Tiere und Menschen in den verschiedenen Zonen der Erde.

Bei allen Lebewesen, bei Einzellern, Pflanzen, Tieren und Menschen, müssen alle Umwelteinflüsse zuerst die Peripherie berühren und verändern, bevor sie ins Körperinnere zu den Zentral- und Verarbeitungsorgane vordringen können. Entsprechend findet sich in der äußeren Erscheinung eines Individuums bis zu einem gewissen Grad auch die Außenwelt.

„**Alles organische Leben basiert auf polaren Reizvorgängen:**

1. zwischen Universum und Individuum
2. zwischen Peripherie- und Zentralorganen des Individuums
3. zwischen Zentralorganen und inneren Körperorganen des Individuums
4. zwischen inneren Körperorganen und Zentralorganen des Individuums
5. zwischen Zentralorganen und Peripherieorganen des Individuums
6. zwischen Peripherieorganen und näherer oder weiterer Außenwelt
7. zwischen der Summe aufgespeicherter Innenenergie und der Summe der Energie der Außenwelt" (Kupfer 1962)

Die oben genannten Beispiele von polaren Reizvorgängen können noch ergänzt werden; von Mikrokosmos bis Makrokosmos. Wir wissen jetzt: Wenn die Zellen ständig auf die gleichen Reize reagieren müssen, passen sie sich diesen an und nehmen eine bestimmte Form oder ein bestimmtes Verhalten an, das die Peripherie, also die äußere Form, prägt, welche wiederum auf das innere Wesen (unsere Persönlichkeit und Psyche) einwirkt. Die Umwelt drückt uns sozusagen bis zu einem gewissen Grad einen physiognomischen Stempel auf, da sich unser Körper nicht nur anhand der Innenwelt ausdrückt, sondern auch der Umwelt anpasst und diese widerspiegelt.

(!) Das Individuum nimmt jene Kräfte, Stoffe und Informationen aus seiner Umwelt auf, für die es mit seinem Sinnesapparat ausgerüstet ist, und verarbeitet diese seinem Verständnisapparat entsprechend. Dabei bildet es sich diesen entsprechend aus, jedoch ohne den individuellen Charakter dabei aufzugeben.

Das Individuum versteht seine Umwelt entsprechend seinem Entwicklungsstand und wirkt auf diese zurück. Der ausgehende Reiz trägt den Charakter des Individuums.

Das bisher Gesagte trifft lediglich auf organisches Leben zu. Niemals ist bei toten Gegenständen, z. B. „aus dem Äußeren eines verschlossenen Holzkastens der Inhalt desselben physiognomisch erkennbar. Alle anorganischen und toten Gegenstände spiegeln äußerlich ganz allein die äußeren Einflüsse wider, niemals das Verborgene, das sie in sich schließen". (Huter, 1957)

Natürlich spiegeln anorganische Gegenstände oder Stoffe, wenn sie in ihrer Natürlichkeit belassen wurden, ihre Eigenart farbig wider. So haben z. B. Eisen, Gold, Zinn immer ihre besonderen Farben, aber die Form wird hauptsächlich nicht von Lebenskräften, sondern von Strukturkräften geprägt. Anders ist es beim organischen Leben, d. h. bei aus Zellen bestehenden Individuen. Hier offenbaren sich die Form, die Erscheinung, der Ausdruck und das Verhalten aufgrund von seelischen, geistigen, psychischen und lebendigen Kräften.

Was können wir unter diesen verschiedenen äußeren Reizen verstehen?

Aus der heutigen Sicht der Biologie ist ein Reiz ein Umwelteinfluss, der geeignet ist, in spezialisierten Sinneszellen Veränderungen hervorzurufen, die beim Lebewesen eine Reaktion bewirken. Schall ist also ein Reiz, weil für ihn ein Sinnesorgan, das Ohr, zur Verfügung steht. Gerüche sind Reize, weil sie mit der Nase wahrgenommen werden können, usw. Obwohl gewisse Strahlen im menschlichen Körper Veränderungen hervorrufen können, werden sie von einigen modernen Wissenschaften nicht zu den Reizen gezählt, da der Mensch für sie kein Sinnesorgan besitzt.

Die Psycho-Physiognomik hingegen zählt sämtliche von außen kommenden Einflüsse zu den Reizen, denn ob diese uns bewusst oder unbewusst sind, spielt keine Rolle, was zählt, ist, dass sie – wenn vielleicht auch nur gering und je nach Art wahrscheinlich auch kaum nachweisbar – Veränderungen im Körper hervorrufen und somit auch unser Inneres (mehr oder weniger) beeinflussen können. Somit werden wir sowohl die bewussten wie auch die kaum oder nicht bewusst wahrnehmbaren Reize, Strahlungen und Schwingungen zu den Reizen zählen. Zu diesen gehören z. B.:

- Luft
- Lärm
- Magnetismus
- Temperatur
- Farben
- Nahrung
- Klima
- Sonneneinstrahlung
- Luftfeuchtigkeit
- die weitere Lebensumgebung
- UV-Licht
- kosmische Strahlen (Gamma- und Röntgenstrahlen etc.)
- Gespräche

Auch Farben sind eigentlich nichts anderes als Schwingungen, welche von Farbe zu Farbe verschieden sind. Diese unterschiedlichen Schwingungen nehmen wir als verschiedene Farben wahr. Die Schwingungen berühren unseren Körper und beeinflussen so unsere Peripherie, wenn auch nur in einem ganz kleinen Maß. Die Farben beeinflussen jedoch auch unser Gemüt; gemäß der Farbtherapie wirkt Blau beruhigend, Rot anregend, Grün ausgleichend usw. Das Gemüt wiederum, also unser Inneres, beeinflusst, wie wir mittlerweile wissen, unsere äußere Erscheinung, das Auftreten etc. So wirken auch unsere Gedanken, Imaginationen u.a. als psychische Reize auf uns selber zurück. Mögen die folgenden Beispiele die Wechselwirkungen von Innen und Außen darlegen:

Bestrahlt man Salatsamen nur kurze Zeit mit hellrotem Licht, so beginnen sie zu keimen. Die Blätter von Pflanzen richten sich nach dem Licht aus, um mehr Licht auffangen zu können. Berührt man die feinen Blättchen einer Mimose, so falten sich diese sehr schnell zusammen. Wenn wir uns am Nordpol oder im heißen Afrika befinden, wirken die Temperaturen auf uns ein. In der Kälte frieren wir, in der Hitze schwitzen wir – Frieren und Schwitzen sind physiologische Reaktionen des Körpers, um mit den Umweltbedingungen klarzukommen. Schwitzen dient dem Abkühlen, und die Prozesse beim Frieren sollen wärmend wirken.

Kein Lebewesen kann sich von den Einflüssen der Außenwelt freimachen, genauso wenig wie es sich den Vererbungsgesetzen entziehen kann. Daher ist es ungerecht, einen Menschen seiner Ethnie wegen zu verfolgen, zu diskriminieren oder zu beleidigen, es ist ähnlich aussichtslos, als wollte ein Autofahrer, dem das Benzin ausgegangen ist, auf sein Auto einschlagen und dieses verfluchen, weil es aufgrund seiner von ihm geforderten Tätigkeit das Benzin verbrannt und aufgebraucht hat.

Dass die Umwelt eine formbildende Wirkung auf uns hat und uns einen physiognomischen Stempel aufprägt, lässt sich gerade am Beispiel der verschiedenen Ethnien hervorragend erklären.

Für das, was die Umwelt in einem Lebewesen bewirkt hat oder was durch viele Generationen hindurch aufgebaut und vererbt wurde, trägt kein Individuum eine Schuld. Das ethische Gefühl fordert daher, dass kein Mensch wegen derartiger Wirkungen und Folgen der Außenwelt verantwortlich gemacht wird. Auch für das, was ihm biologisch oder sozial vererbt wird, kann einem Individuum kein Vorwurf gemacht werden.

Es wird jedem bekannt sein, dass sich die Ethnien nicht nur in der Hautfarbe, sondern auch in der ganzen Körperkonstitution wie Schädel-, Knochen- und Gesichtsbau unterscheiden. Diese Unterschiede wurden durch die verschiedenen Reize aus der Umwelt wie durch besondere Lebensverhältnisse, Temperatur, Klima, Wetter, Bodenverhältnisse, Sonneneinstrahlung, Magnetismus usw. der verschiedenen Erdteile geschaffen.

(!) Nie sollten Menschen ihrer Ethnie wegen verfolgt, diskriminiert oder verachtet werden, alle sind Kinder dieser Erde und spiegeln in ihrem Äußeren den Teil der Erde wider, aus dem sie stammen.

Nirgends lässt sich diese wundervolle Wechselwirkung von Mensch und Umwelt besser erklären als in den verschiedenen Naturerscheinungen des Menschen, wir sehen also die Abhängigkeit der äußeren Erscheinung des Menschen von seiner Umwelt in den verschiedenen Ethnien bestätigt.

Durch das gleiche Prinzip lässt sich auch die Vielfalt im Tier- und Pflanzenreich erklären. Aus dem psycho-physiognomischen Grundgesetz ergibt sich, dass die Art der äußeren Organe (Körper-, Kopf- und Gesichtsformen) wie auch die den Menschen umgebende Umwelt die Art des inneren Lebens bedingt und dass die Art des inneren Lebens die Form und den Ausdruck der äußeren Organe bedingt. Manchmal sind die Formzeichen dieser Sprache der Natur zart und nur mit scharfem Auge und geübtem Sehen zu erkennen, und oft sind sie deutlich, klar und ohne Schwierigkeiten zu lesen.

(!) Die Abhängigkeit der Körperform und ihres Ausdrucks von der Umwelt besteht nicht nur zwischen Mensch und Kontinent, sondern auch zwischen Mensch und Erde und zwischen Mensch und Planetensystem.

Bei Letzterem spricht man von der Astrologie. Auch bei der Astrologie schließt man durch das Äußere, den jeweiligen Planeten und die Planetenstellungen, auf das Innere. Wir erkennen also auch hier wiederum die Wechselwirkung zwischen Psyche und Körper (in diesem Fall verstehen wir unter Körper die Planeten. Körper will hier auf das Materielle hinweisen). Dieser Zusammenhang ließe sich noch endlos weiterverfolgen, bis schlussendlich zur **Wechselwirkung von Individuum und Universum**. Wie in der Astrologie nicht jeder Planet für sich gedeutet wird, sondern im Verhältnis und in der Konstellation zu anderen Himmelskörpern, so ist es auch in der Psycho-Physiognomik: Keine Ausdruckszone kann für sich alleine interpretiert werden, stets hängt alles zusammen.

Aus meiner Sicht besteht schlussendlich ein Zusammenhang zwischen Mensch und dem Göttlichen. Manch einer versteht jetzt folgenden Spruch vielleicht etwas besser: „Der Mensch ist ein Abbild Gottes."

Zurück zu den Reizen. Es gibt keine äußeren Reize, die das Äußere eines Individuums treffen und dort keine Veränderungen hervorrufen. Wir können bei diesen Reizen auch von geistiger Nahrung sprechen, da die Energien und Informationen der Reize in der Zelle zum eigenen Nutzen verwertet werden. Die Zelle sucht sich durch diese zu beleben. Diese in den Zellen neu entstehende Energie wird von den inneren Organen gesammelt und verarbeitet und dem ganzen Individuum nutzbar gemacht.

Weiter können wir gemäß dem Wechselwirkungsprinzip, diesmal jedoch auf andere Menschen bezogen, sagen, dass Familie, Eltern, Erzieher, Lehrer, Geschwister und Freunde, alle eine wesentliche Rolle zur Persönlichkeitsentwicklung und -bildung des Kindes beitragen. Sie alle gehören zur Umwelt.

4.4 Klimaregeln – Warum es Eisbären gibt, aber keine Eismäuse

Das Klima spielt eine wichtige Rolle als Umweltfaktor, wenn es um den Zusammenhang von Körpergröße und Klimazone geht. Die Temperatur ist ein wesentlicher Teil davon. Als Extreme finden wir dazu den Südpol (Antarktis) und Nordpol (Arktis) mit sehr kalten Temperaturen gegenüber dem Äquator mit sehr heißen Temperaturen.

Der Wärme- und damit Energieverlust von Tieren hängt neben der Dichte des Felles oder Gefieders und der Fettschicht auch von den Faktoren Körperoberfläche und Körpervolumen ab. Tiere mit einem kleinen Körpervolumen und verhältnismäßig großer Körperoberfläche geben mehr Wärme und damit Energie ab, was in warmen Regionen überlebenswichtig ist, jedoch in kalten Regionen tödlich enden kann.

	100 ml	250 ml	1000 ml
Temperatur	73 °C	76 °C	77 °C
nach 5 Min.	70 °C	73 °C	75 °C
nach 10 Min.	67 °C	69 °C	73 °C
nach 15 Min.	57 °C	66 °C	71 °C
nach 20 Min.	54 °C	64 °C	68 °C
nach 25 Min.	51 °C	61 °C	67 °C

Tabelle 2: Das Rundkolbenexperiment

Diese Regel ist leicht überprüfbar. Man nimmt Rundkolben verschiedener Volumen, füllt diese mit erwärmtem Wasser und beobachtet, um wie viel Grad die Temperatur nach einer vorgegebenen Zeit sinkt (▶ Tabelle 2). Dabei werden Sie zur oben genannten Erkenntnis gelangen, dass der Energieverlust vom Körpervolumen abhängig ist. Bei einem kleinen Körpervolumen (100 ml) ist der Energieverlust am größten. Aus dieser Feststellung lässt sich die Bergmann'sche Regel herleiten.

Die Bergmann'sche Regel

Die Bergmann'sche Regel stammt vom Zoologen Carl Bergmann (deutscher Arzt, 1814–1865). Er entdeckte den Zusammenhang zwischen Klimazone und Körpergröße:

- Vögel und Säugetiere, die in kälteren Regionen leben, sind tendenziell größer (und somit auch kompakter und schwerer) als ihre nah verwandten Artgenossen in wärmeren Regionen.
- Tiere einer Art haben im kälteren Klima eine durchschnittlich größere Körperhöhe als in wärmeren Gebieten.

Die Bergmann'sche Regel bezieht sich nur auf gleichwarme Tiere, also auf Säugetiere und Vögel. Ein Größenvergleich verschiedener Pinguinarten (▶ Abb. 19) zeigt z. B.:

- Die kleinsten Arten leben am Äquator, die größten in der Antarktis.

- Je kälter das Klima ist, umso größer ist die jeweilige Pinguinart.
- Der in der Antarktis lebende Kaiser-Pinguin ist ca. 115 cm groß und kann bis zu 30 kg wiegen. Der nahe am Äquator lebende Galapagos-Pinguin bringt es bei rund 50 cm Größe auf lediglich ca. 2,2 kg. Aufgrund des größeren Körpervolumens speichern Pinguine in der Antarktis mehr Wärme als Pinguine, die in Äquatornähe beheimatet sind.

Wir erkennen einen Zusammenhang zwischen Körpergröße und der entsprechenden Klimazone. So können wir auch das nahe Zusammenrücken der Pinguine bei Kälte besser verstehen. Die Oberfläche verringert sich um die Fläche der Berührungen, und es entsteht ein großer „Gruppenkörper", dessen Energieverlust nochmals vermindert wird.

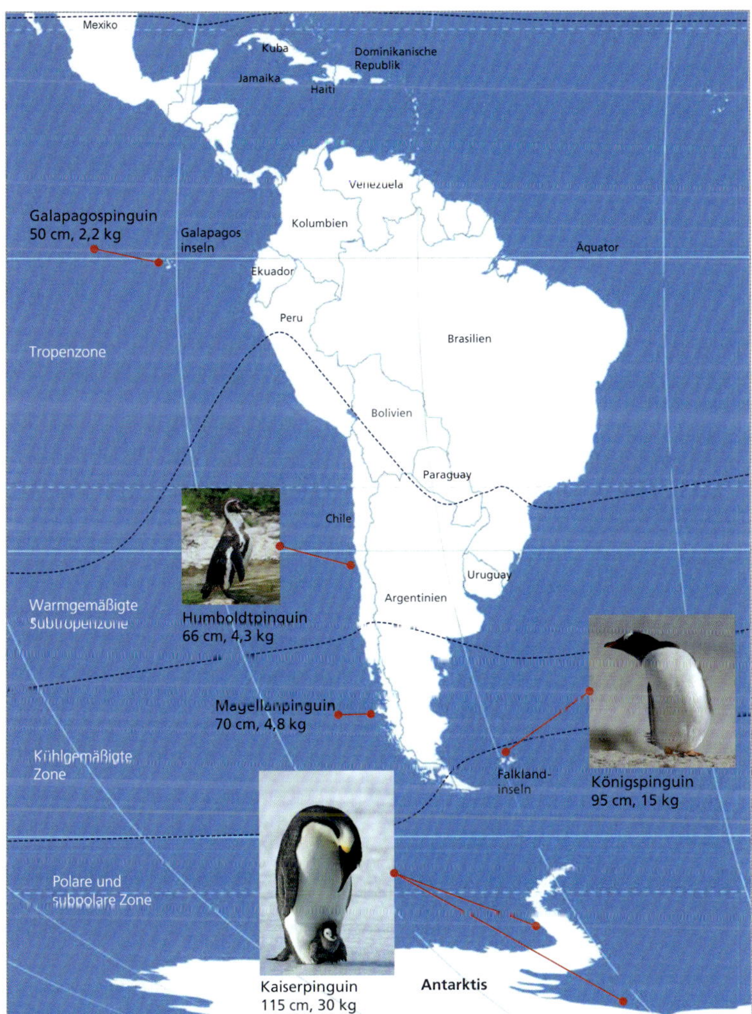

Abb. 19: Die Pinguine und ihre Anpassung an ihre natürliche Umwelt im Sinne der Mikroevolution

Allen'sche Temperaturregel

Zeig mir deine Ohren, und ich sage dir, wo du lebst.

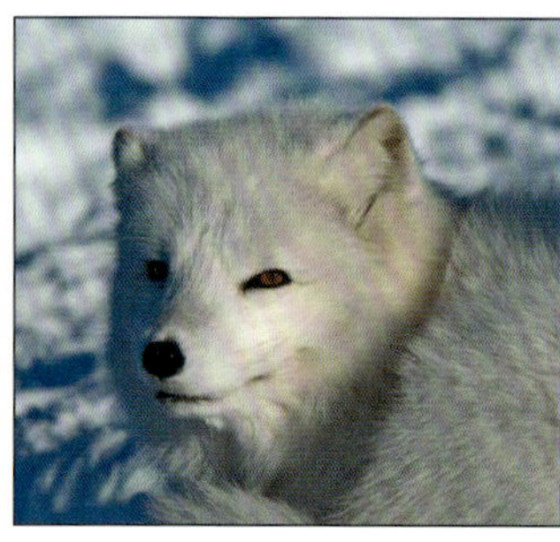

Abb. 20: Polarfuchs

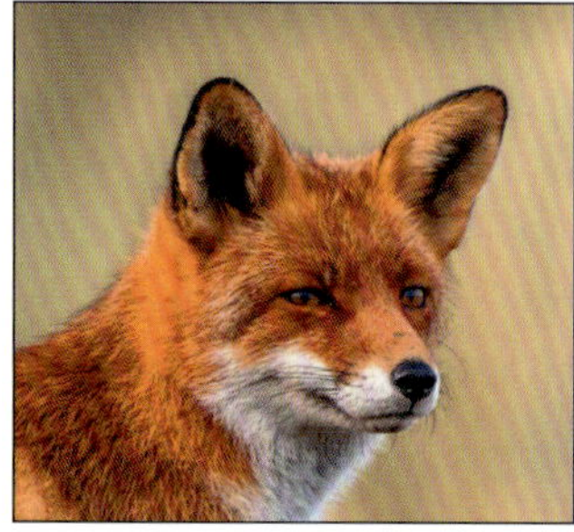

Abb. 21: Rotfuchs

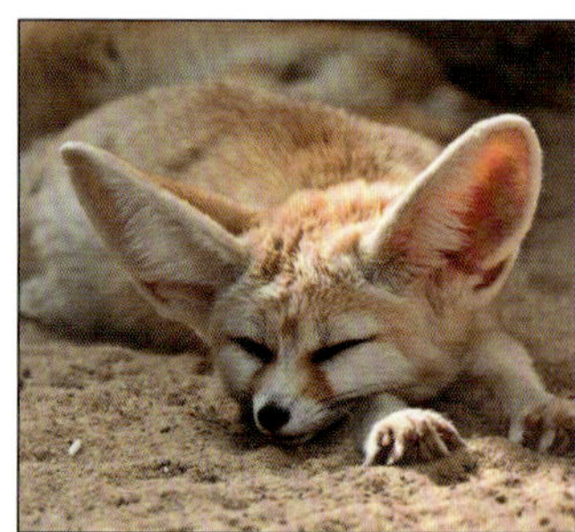

Abb. 22: Wüstenfuchs

Die Allen'sche Temperaturregel ist benannt nach Joel Allen (amerikanischer Ornithologe, 1838–1921) und besagt, dass die Größe der Körperanhänge (Ohrmuscheln, Beine, Arme, Schwanz etc.) bei gleichwarmen Tieren (Säugetiere, Vögel) in kälteren Regionen abnimmt.

Grundsatz
Es gibt einen Zusammenhang zwischen Körperoberfläche und Klimazone: Je kälter die Region, desto weniger Körperoberfläche.

Die Allen'sche Regel besagt, dass eine Verkleinerung der Körperoberfläche zu einer geringeren Wärmeabgabe und somit zu weniger Wärme- und Energieverlust führt. Es geht um das Verhältnis von Volumen und Körperoberfläche und erinnert an die Bergmannregel und das Rundkolbenexperiment. So ist die Größe der Ohren beim Polarfuchs, beim Rotfuchs und beim Wüstenfuchs unterschiedlich (▶ Abb. 20–22). Der Wüstenfuchs, der im heißen Klima der Sahara beheimatet ist, hat die größten Ohren. Dadurch ist der Körper in der Lage, vermehrt Wärme abzugeben. Der Polarfuchs – im kälteren Klima – besitzt die kleinsten Ohren. Dadurch geht möglichst wenig Wärme verloren. Würde der Polarfuchs dem Wüstenfuchs einen Besuch abstatten, so würde er den Hitzetod erleiden. Umgekehrt würde der Wüstenfuchs in der Heimat des Polarfuchses zu einer Eisstatue erfrieren. Dasselbe gilt auch beim Luchs (▶ Abb. 23 und 24) und dem Hasen (▶ Abb. 25 und 26).

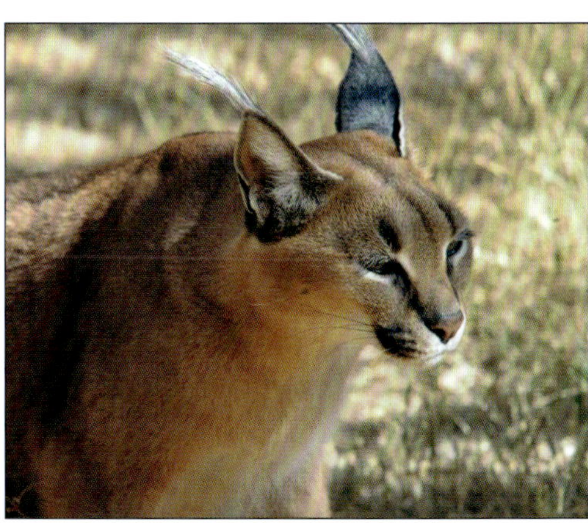

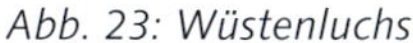
Abb. 23: Wüstenluchs

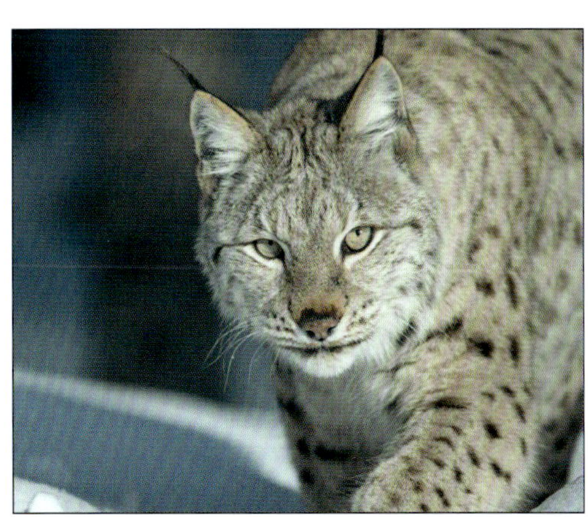

Abb. 24: Luchs der Tundra

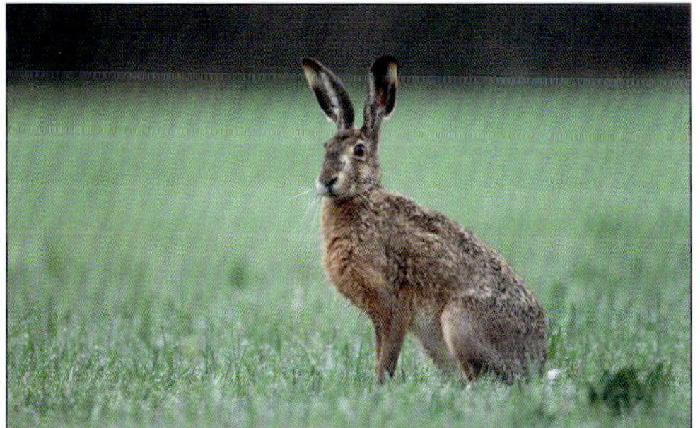

Abb. 25: Feldhase

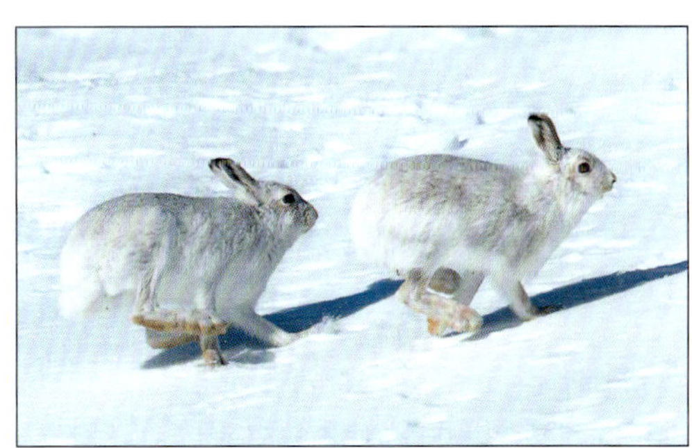

Abb. 26: Schneehase

Weitere Klima- bzw. ökogeografische Regeln

Pflanzengeografische Regel (Blattgrößenregel) von Werner

Die pflanzengeografische Regel nach Klaus Werner (Botaniker, 1928–2013) besagt, dass Pflanzen in feuchtwarmen Regionen, wie z. B. im Regenwald, größere Blätter bilden als in kalt-trockenen Gebieten (z. B. Bergwald, Polargebiete). Dies deshalb, weil über die großflächigen Blätter mehr Wasser verdunstet als bei kleinflächigen.

Herzgewichtsregel von Richard Hesse

Gemäß der Herzgewichtsregel von Richard Hesse (Zoologe, 1868–1944) haben (gleichwarme) Tiere (Vögel, Säuger) in kälteren Klimazonen ein größeres Herzgewicht und -volumen entwickelt als Artgenossen in wärmeren Regionen. Ursache hierfür ist eine gesteigerte Stoffwechselleistung zur Aufrechterhaltung der Körpertemperatur als Anpassung an eine kalte Umwelt.

Färbungsregel von Gloger

Die Färbungsregel von Constantin Wilhelm Gloger (Zoologe und Ornithologie, 1803–1863) geht davon aus, dass (gleichwarme) Arten, welche in Gebieten mit höherer Luftfeuchtigkeit leben, eine stärkere Pigmentierung besitzen. Eine mögliche Begründung für Glogers Beobachtung ist die höhere Widerstandsfähigkeit von stark pigmentierten Haaren und Federn gegen zersetzende Bakterien. Bakterien sind in feuchten Gegenden im Wachstum begünstigt, demgegenüber sind dunklere Federn ein Vorteil, weil sie bakteriell weniger leicht abbaubar sind.

Haarregel von Rensch

Die Haarregeln von Bernhard Rensch (Evolutionsbiologe, Zoologe, Verhaltensforscher, Neurophysiologe und Philosoph, 1900–1990) besagt, dass bei Säugetieren in kälteren Klimazonen die Grannenhaare (Oberhaare) länger und die Wollhaare deutlich zahlreicher sind als bei verwandten Arten in wärmeren Gebieten.

Kolibri-Arten und ihre Anpassung an die sie umgebenden Umweltbedingungen

Kolibris können mit einer hohen Frequenz von bis zu 80 Flügelschlägen pro Sekunde fliegen. Dadurch sind sie in der Lage, auch rückwärts oder seitwärts zu fliegen oder in der Luft stehen zu bleiben, wodurch die Nahrungsaufnahme vereinfacht wird. Ihr Herz kann unglaubliche 400- bis 500-mal pro Minute schlagen, und die Atemfrequenz liegt bei bis zu 250 Zügen pro Minute. Der Energieverbrauch ist im Verhältnis zum Körpergewicht sehr groß. Sie ernähren sich hauptsächlich von energiereichem Blütennektar. Aber auch die Pollen, das Fruchtfleisch und die in den Blüten sitzenden Insekten werden gefressen.

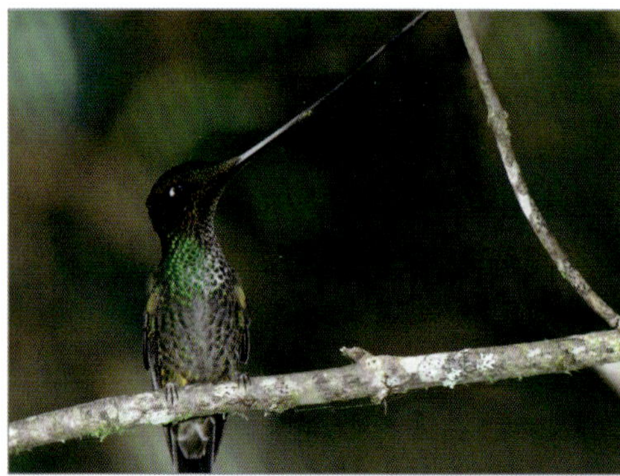

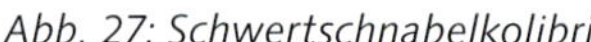

Abb. 27: Schwertschnabelkolibri

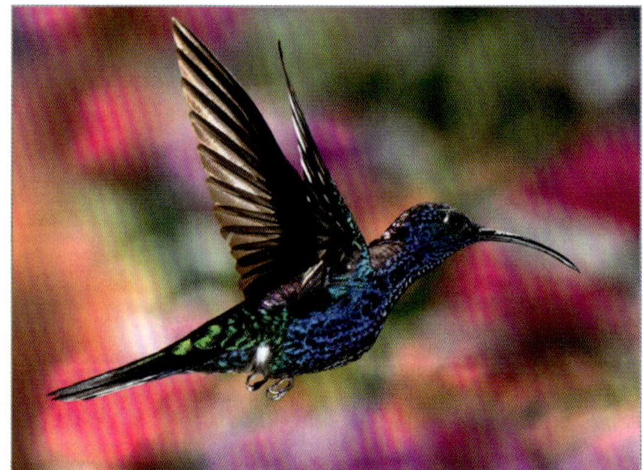

Abb. 28: Violettdegenflügel

Der Schwertschnabelkolibri (▶ Abb. 27) erreicht eine Länge von 17 bis 22,8 Zentimetern, davon entfallen 9 bis 11 Zentimeter auf den Schnabel. Das Gewicht beträgt 12 bis 15 Gramm. Der Violettdegenflügel (▶Abb. 28) besitzt einen leicht nach unten gebogenen Schnabel, wogegen der Fuchskolibri (▶ Abb. 29) wiederum einen kürzeren und geraden Schnabel hat. Jeder Schnabel ist auf einen anderen Blütentyp abgestimmt, sodass jede Art ihre eigene ökologische Nische besetzt und damit dem Konkurrenzkampf mit anderen Arten entgeht. Ihre Zunge ist lang, kann weit hervorgestreckt werden und ist an der Spitze gespalten und strohhalmförmig, sodass der Nektar gut aus den Blüten getrunken werden kann.

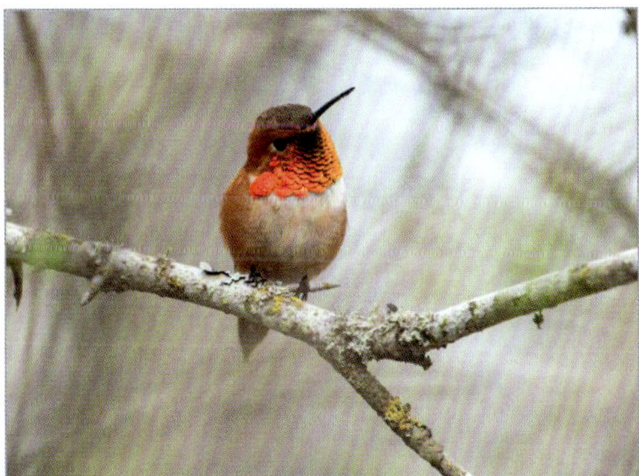

Abb. 29: Fuchskolibri

Folgende Faktoren sprechen für eine Anpassung des Individuums „Kolibri" an seine natürliche Umwelt/Umgebung:

- Als Flugkünstler können Kolibris in der Luft absolut stillstehen, was ihnen die Nahrungsaufnahme besonders erleichtert. Sie haben ihr fliegerisches Können dem Nahrungsangebot angepasst.
- Während des Schlafes senken viele Kolibris, um Energie zu sparen, ihre Herzfrequenz stark ab. Hier passt sich die Körperfunktion dem energieverzehrenden Stoffwechsel an.
- Jeder Schnabel der oben genannten Kolibris ist auf einen anderen Blütentyp abgestimmt.
- Die lange und weit nach vorn ausstreckbare und besonders geformte Zunge ist perfekt an das flüssige Nahrungsangebot „Nektar" angepasst.

Der sehr energiereiche Blütennektar macht den kraftraubenden Flugstil erst möglich. Gäbe es keinen energiereichen Nektar, so hätten vermutlich die Kolibris ihren Flugstil ändern müssen, und auch die Entwicklung ihrer Schnäbel wäre wahrscheinlich anders verlaufen.

Die Evolution der Hautfarben – Im Spiel der Wechselwirkungen

Dass dunkelhäutige Menschengruppen in Äquatornähe leben und hellhäutige in höheren Breiten, führen Anthropologen seit Langem auf die Sonneneinstrahlung zurück. Allerdings nahmen sie bislang meistens an, die stark pigmentierte Haut sei zum Schutz vor Hautkrebs entstanden.

Besonders der kurzwellige Anteil der Strahlung kann ungeschützte Hautpartien verbrennen, die Schweißdrüsen zerstören und tiefer liegenden Zellen schwer zusetzen. Dabei entstehen DNA-Schäden, welche die Zellen zwar meist reparieren können, die unter Umständen aber zu Hautkrebs führen können. Unter UV-Strahlung erzeugen bestimmte Zellen in der Haut, die Melanozyten, dunkle Pigmente, die Melanine – große Moleküle, die zwei Schutzfunktionen erfüllen:

1. Sie fangen die schädigenden UV-Strahlen ab und
2. neutralisieren die giftigen freien Radikale, die bei Schäden durch solche Strahlung entstehen.

Die gelb- oder rotbraunen bis schwarzen Melanine sind ein natürliches Sonnenschutzmittel. Hierfür gibt es viele Anhaltspunkte. So sind hellhäutige Menschen, die in Regionen mit starker Sonneneinstrahlung leben – etwa Mitteleuropäer, die in Australien leben –, besonders hautkrebsgefährdet.

Nina G. Jablonski und George Chaplin haben noch eine andere Erklärung gefunden (Jablonski und Chaplin 2003). Vieles deutet darauf hin, dass der Grad der Pigmentierung wesentlich auf einer in der menschlichen Evolution immer wieder stattfindenden Balance zweier Vitamine beruht. Das eine wird durch UV-Strahlung zerstört, das andere aufgebaut. Beide sind aber wichtig, um einerseits gesunde Kinder zur Welt zu bringen und andererseits einen starken Knochenaufbau zu gewährleisten.

Zufällig stieß Nina G. Jablonski 1991 auf eine Publikation von Richard F. Branda und John W. Eaton aus dem Jahr 1978. Die beiden Forscher entdeckten, dass hellhäutige Personen ungewöhnlich niedrige Konzentrationen an Folat (Folsäure-aktive Stoffe) im Blut aufwiesen, nachdem sie starkem künstlichen Sonnenlicht ausgesetzt waren, das bei ungeschützter Haut bis in die feinen oberflächennahen Blutgefäße eindringt. Wie Branda und Eaton außerdem nachwiesen, sinkt der Gehalt dieses lebenswichtigen B-Vitamins im menschlichen Blutserum binnen einer Stunde um die Hälfte, wenn man das Serum mit künstlichem Sonnenlicht bestrahlt.

Was das für die Fortpflanzung bedeuten kann – und in der menschlichen Evolution bedeutet haben mag –, wurde beiden plötzlich klar, als sie von einer Studie von Fiona J. Stanley und Carol Bower an der University of Western Australia in Nedlands aus den späten 1980er-Jahren erfuhren. Die beiden Wissenschaftlerinnen untersuchten die Ursachen für angeborene Fehlbildungen im Bereich des Rückenmarks, etwa für den sogenannten offenen Rücken (Wirbelspalt, Spina bifida). Kinder mit dieser schweren Missbildung, bei der Abschnitte des Rückenmarks frei liegen oder zumindest nicht von Wirbeln rundum geschützt sind, haben oft schwere Körperbehinderungen und leiden vielfach auch an einem Wasserkopf.

Stanley und Bower erkannten, dass bei Folsäuremangel in der Schwangerschaft das Risiko für solche Fehlentwicklungen steigt. Viele Studien weltweit haben den Zusammenhang inzwischen bestätigt. Auf Folsäuremangel insbesondere in der frühen Schwangerschaft sollen etwa auch Lippen-Kiefer-Gaumen-Spalten zurückgehen. Schwangeren und Frauen mit Kinderwunsch wird daher heute empfohlen, Folsäure-Präparate einzunehmen.

Jablonski und Chaplin stießen bald auf weitere Hinweise, dass Folsäure auch in vielen anderen Fällen eine wichtige Rolle spielt. Zum Beispiel benötigen Zellen die Substanz bei der Teilung zur Synthese neuer DNA. Wo immer Zellen sich schnell vermehren, ist darum Folsäure unabdingbar, so auch bei der Bildung von Spermien. Dies wurde bei Ratten und Mäusen nachgewiesen. Wenn man durch einen chemischen Wirkstoff bei männlichen Nagern einen Folsäuremangel erzeugt, ist ihre Spermienproduktion gestört, und die Tiere werden unfruchtbar. Vergleichbare Studien am Menschen gibt es zwar nicht, aber Wai Yee Wong und seine Kollegen vom Universitätsklinikum in Nijmegen in den Niederlanden berichteten, dass sich die Spermienzahl von Männern mit verminderter Zeugungsfähigkeit unter Umständen steigern lässt, wenn sie Folsäure erhalten.

Sonne vernichtet Folsäure

Jablonski und Chaplin vermuten, dass in der menschlichen Evolution dunkle Haut schon deswegen entstand, um die Folsäurereserven des Körpers vor UV-Strahlung zu schützen.

Als der Homo sapiens vor einigen Hunderttausend Jahren in Afrika entstand, muss er dunkelhäutig gewesen sein, denn sicherlich trugen die Menschen damals längst kein Fell mehr. So hatten sie sich an das heiße Klima und die starke UV-Strahlung in Äquatornähe angepasst. Auch der sogenannte moderne Mensch, der dort vor 120.000 bis 100.000 Jahren auftrat, muss demnach dunkle Haut gehabt haben. Doch bald zogen moderne Menschen vom afrikanischen Kontinent fort und besiedelten auch Regionen, wo die UV-Strahlung über das Jahr gesehen und besonders in den Wintermonaten deutlich geringer ist. Dort wurde der dicke Sonnenschutz durch viele dunkle Pigmente nicht nur überflüssig, sondern er dürfte sich sogar als nachteilig erwiesen haben. Dunkle Haut enthält in den äußeren Schichten so viel Melanin, dass in gemäßigten Breiten nur noch sehr wenig UV-Strahlung tief eindringt. Vor allem UV-B, das kurzwelliger ist als UV-A, wird größtenteils abgefangen. (Jablonski & Chaplin 2003)

Warum Haut hell wird

Nun hat UV-B zwar überwiegend gefährliche, unerwünschte Wirkungen, doch diese Strahlung erfüllt auch eine unverzichtbare Aufgabe: Sie setzt in der Haut die Synthese von Vitamin D in Gang, das beim Kalzium- und Phosphat-Stoffwechsel und damit insbesondere beim Knochenaufbau mitwirkt. In der Haut entsteht zunächst eine Vorstufe des Vitamins, die in den Nieren zu Vitamin D umgebaut wird. Unter der starken Sonneneinstrahlung der Tropen nehmen dunkelhäutige Menschen immer noch genügend UV-B zur Vitamin-D-Synthese auf. Doch in höheren Breiten wäre die Dosis bei dunkler Haut die meiste Zeit des Jahres zu gering. Zum Ausgleich, quasi als Anpassung an diese Umweltbedingungen, wurde die Hautfarbe heller. Die These, dass die Pigmentierung wegen des Vitamins D zurückging, brachte 1967 W. Farnsworth Loomis von der Brandeis-Universität in Waltham, Massachusetts, auf. Er erkannte einen Zusammenhang mit der Fortpflanzung und den Immunfunktionen. Vitamin D ist zur Kalziumaufnahme aus dem Darm nötig. Ohne diesen Mechanismus kann sich das Skelett nicht normal entwickeln, da Knochensubstanz großteils aus diesem Mineral besteht. Für sehr viele grundlegende physiologische Prozesse ist Kalzium unabdingbar. Auch das Immunsystem ist auf ausreichend Kalzium angewiesen.

Diese Zusammenhänge haben Michael Hollick von der Universität Boston, Massachusetts, und seine Kollegen durch ihre medizinischen Studien weiter untermauert. Sie zeigten auch, dass das Sonnenlicht in höheren Breiten im Winter für die Vitamin-D-Synthese selbst für hellhäutige Menschen zu wenig UV-B-Strahlung enthält. In der Stadt Boston an der amerikanischen Ostküste kann helle Haut offenbar erst ab Mitte März Nachschub bilden. Boston liegt am 42. nördlichen Breitengrad, etwa auf der Höhe Roms und Nordspaniens. Diese Tatsache dürfte auch ein Grund sein, wieso Menschen des hohen Nordens und auch schon des nördlichen Mitteleuropas oft gar nicht braun werden: Ihre Haut sollte stets so viel Sonne wie möglich einfangen können. Die Bevölkerungen mittlerer Breiten haben dagegen im Winter regelmäßig einen fahleren Teint als im Sommer. Ihre Haut passt sich den Jahreszeiten an: Im Winter nutzt sie das wenige Sonnenlicht, im Sommer schützt sie sich vor zu viel UV-Strahlung.

Nicht alle Bevölkerungsgruppen passen in dieses Schema. So sind in manchen arktischen Gebieten auch Menschengruppen ansässig, deren Teint für diese Breiten nach diesem

Modell eigentlich zu dunkel ist. Dazu gehören die Inuit (Eskimo) Alaskas und Nordkanadas. Ihre relativ dunkle Haut könnte sich zum einen daher erklären, dass sie erst vor kaum 5000 Jahren aus Asien nach Nordamerika einwanderten. Zum anderen bestand für sie offenbar kein sehr großer Zwang, hellhäutig zu werden. Die Inuit essen traditionell sehr viel Fisch und andere Meerestiere, eine besonders Vitamin-D-reiche Kost.

4.5 Die Wechselwirkungen zwischen Körper und Psyche

Den Begriff „Psyche" verwenden wir im Jung'schen Sinn. C. G. Jung versteht unter Psyche „die Gesamtheit aller psychischen Vorgänge, der bewussten so wie der unbewussten". Unsere Gefühle, Instinkte, Gedankenprozesse, Stimmungen und die Seele gehören ebenso zur Psyche wie z. B. das persönliche und kollektive Unterbewusste u.a. Alle diese genannten Elemente werden zusammenfassend als „Psyche" oder das „Innere" des Menschen bezeichnet. Die genannten Elemente sind entscheidend bei der Entstehung des inneren Erlebens. Wie wir noch erkennen werden, ist es aber auch umgekehrt möglich, dass das innere Erleben die genannten Elemente zu beeinflussen vermag.

Der Begriff „Körper" erscheint uns, da (be)greifbar, viel vertrauter als die unfassbare Psyche. Unter Körper verstehen wir das physiologische/somatische/organische Gebiet, aber auch das Auftreten, Erscheinen, Verhalten und, wie wir noch später sehen werden, die Körper-, Kopf- und Gesichtsausdrucksformen.

Gefühl und Psyche hängen eng mit Körper und Körperausdruck zusammen. Unsere Erfahrungen lassen es einleuchtend erscheinen, dass Gefühle, Emotionen und geistige Verfassung den Körperausdruck bestimmen. Schon die Sprache legt das nahe: Körperausdruck. Ein Mensch, der innerlich heiter ist, zeigt dies durch ein heiteres Gesicht. Wenn ein Mensch innerlich traurig ist, so äußert sich dies im traurigen Gesichtsausdruck, in entsprechenden Veränderungen in Haltung, Bewegung und anderen Äußerungen seines Organismus. Aber auch innere Impulse oder Reizreaktionen streben danach, über die Peripherie hinauszutreten oder ein aktives Verhalten auszulösen. Entsprechende Handlungen und Taten sind die Folge.

„Der Körper ist der Spiegel der Seele." Dies entspricht direkt der Alltagspsychologie, das heißt der Auffassung, die mit unserer tagtäglichen Selbstbeobachtung weitgehend übereinstimmt. Man denkt, fühlt, plant, verarbeitet Informationen oder will etwas; dies alles wird sodann in körperliches Verhalten, Mimik und Kommunikation umgesetzt, womit wir auch auf unsere Welt Einfluss ausüben. Klingt doch logisch, oder? Denn früher wie heute noch gehen viele von einer kausalen, also einseitigen Wirkung der Psyche auf den Körper aus. Dabei soll sich z. B. das innere emotionale Befinden, d. h. die Psyche, als Ursache im Körpergeschehen und -ausdruck als Wirkung manifestieren.

Heute jedoch weisen viele Untersuchungen auch auf das Gegenteil hin: Der Körperausdruck, die Körperhaltung bestimmt umgekehrt unser inneres Erleben! „Die Seele als Spiegel des Körpers“? Dieser Gedanke erscheint auf den ersten Blick vielleicht befremdlich. Es gibt aber bereits eine Reihe empirischer Belege dafür.

Stellungen und Bewegungen unseres äußeren Organismus wirken auf unser Gehirn und unsere Psyche ein. So bringt z. B. eine lächelnde Miene auch von selbst entsprechende „lächelnde“ Gedanken beim Lächelnden hervor. Sie können das leicht an sich selber erfahren. Diese Wirkung des Äußeren, z. B. des lächelnden Gesichts, auf die Psyche und auf das innere Erleben steht unzweifelhaft fest. Diese Wechselwirkung entsteht aus den psychophysiologischen Vorgängen, die an der Peripherie des Individuums ausgelöst werden und ins Innere dringen.

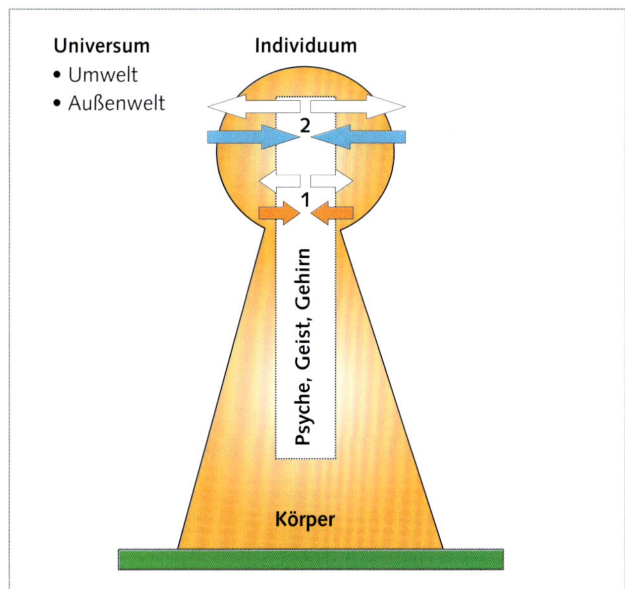

Abb. 30: Die Wechselwirkungen zwischen Körper und Psyche sowie zwischen Individuum und Universum

Die Psyche steht mit dem Körper in Wechselwirkung (▶ Abb. 30, Punkt 1). Das Gehirn und der Körper, ja das ganze Individuum, sind wiederum eingebettet in die Umwelt und ihre Einflüsse (▶ Abb. 30 Punkt 2). Ohne diese zweifache Einbettung kann der Geist (und sein Instrument, das Gehirn) nicht intelligent arbeiten. Entwicklung, geschweige denn Bewusstsein, wäre nicht möglich. Zwischen der Wechselwirkung von Umwelt und Körper steht als drittes Glied die Psyche, welche den Umweltreizen eine Bedeutung beimisst. Die

Wertung dieser Bedeutung (Interpretation) ist dabei entscheidend für die Psyche, was sich durch inneres Erleben im betreffenden Menschen äußert. Die Zusammenhänge zwischen Körper und Psyche sind nicht ein-, sondern wechselseitig und somit zirkulär kausal. D. h., Körper wie auch Psyche können sowohl Ursache als auch Wirkung sein.

Konkret heißt das: Änderung ist möglich! Dazu müssen wir aber unseren Körper wieder entdecken. Wenn wir also die Seele als „Spiegel des Körpers" betrachten, bedeutet das, dass wir über Gesten, Veränderungen von Haltung, Spannungsmustern der willkürlichen und unwillkürlichen Muskulatur, der Gesichtsmuskeln, Gelenke, aber auch durch Massagetechniken, durch Veränderungen des Ganges und der Atmung die emotionale Befindlichkeit, das innere Erleben, kurz die Psyche, prägen und in die gewünschte Richtung hin verändern können. Auch die körperlichen Stellungen und Bewegungen oder die physiologischen Zustände der Verdauung und des Kreislaufes wirken auf das Zentralnervensystem und damit auf die Psyche des Menschen.

„Wenn es gelingt, die alten Signalmuster vom autonomen Nervensystem, von den Propriorezeptoren, die Rückmeldung über Gelenkstellung und Haltung liefern, und von den Enterorezeptoren, die Rückmeldung über die Funktion der inneren Organe bereitstellen, von den verschiedenen Rezeptoren der Muskeln und der anderen Sinnesorgane zu verändern, verändern sich automatisch auch die Gefühle. Und mit den veränderten Gefühlen verändert sich auch das Denken." (Storch et al. 2006)

Enterorezeptoren liefern Rückmeldungen über die Funktion innerer Organe ans Gehirn. Die Rückmeldungen laufen meist ohne bewusste Empfindung ab. Propriorezeptoren liefern Rückmeldungen von Haltung und Gelenkstellung durch Rezeptoren im Innenohr (Gleichgewichtsorgan) und im Bewegungsapparat in den Muskeln und Sehnen. Die Rezeptoren reagieren auf Änderungen des Dehnungszustandes. Sie leiten über Nervenbahnen Impulse zum Gehirn weiter, wenn Muskeln kontrahiert oder gedehnt werden, wenn Gelenke gebeugt oder gestreckt werden. Erst durch diese Rückmeldungen über jede Veränderung der bisherigen Körperhaltung sind wir in der Lage, bestimmte Körperhaltungen zu korrigieren und gezielte Bewegungen auszuführen. Besonders viele solcher Messfühler befinden sich in der Gesichtshaut, den Fußsohlen und den Fingerspitzen. Nimmt man beispielsweise etwas in die Hand, liefern sie die Information über die Form und die räumliche Anordnung des angefassten Gegenstandes. Gleichzeitig informieren die Rezeptoren in Muskeln, Sehnen und Gelenken das Gehirn über Stellung sowie Bewegung von Arm und Hand.

Ein Lächeln, eine traurige Miene, eine entschlossene Haltung wecken entsprechende innere Vorstellungen, Gedanken und Impulse. Eine aufgesetzte Mimik löst im Innern die entsprechenden Gefühle aus, die dann ihrerseits die aufgesetzte Mimik zu einer echten werden lassen. Die Mimik erregt und verstärkt das Gefühl, und das Gefühl wiederum unterhält die Mimik.

Aber nicht nur die Körperhaltung, die Stellung und Bewegung oder die aufgesetzte Mimik wirken auf das Innere, auch die ständig gegebene Physiognomie weckt ihr entsprechende innere Empfindungen. Sie wirkt, im Unterschied zu den mimischen Regungen, meist in völlig unbewusster Art und entspricht quasi unserer „Gewohnheitswirklichkeit". (Dieses Wort benutzte Schmidt 2005)

Wir schließen daraus, dass Psyche und Geist über körperorientierte Techniken und Methoden, also auch über den somatischen Weg, erreicht werden können. Aber auch umgekehrt gilt: Der Körper (mit psychosomatischen Beschwerden) kann über den Geist und die Psyche beeinflusst werden.

4.6 Der Zusammenhang von Körper, Kopf und Gesicht aus physiognomisch-psychologischer Sichtweise

Das Gesicht hat nebst dem knöchernen Teil eine besonders differenzierte Muskulatur (▶ Abb. 31), die einerseits feinste mimische Regungen ermöglicht, aber auch erheblich zum physiognomischen Erscheinungsbild beiträgt. Die Sinnesorgane sind, wie wir mittlerweile wissen, hochdifferenzierte Organe, die die Umweltreize in physiologische Vorgänge umwandeln und zum Gehirn weiterleiten. Die Art ihres Baues zeigt sowohl die Art der Auffassungsweise wie auch die Art der inneren Verarbeitung.

Paul Ekman, Professor für Psychologie in San Francisco, Pionier der Mimikforschung, beschäftigt sich seit über 30 Jahren mit der Mimik. Er entdeckte mehr als 10.000 unterschiedliche Gesichtsausdrücke, hervorgerufen von 43 Gesichtsmuskeln. Auf dieser Basis entwickelte er das „Facial Action Coding System" (FACS), mit dem selbst feinste Muskelbewegungen im Gesicht erfasst werden. Mit diesem System konnten die Forscher Gesichtsveränderungen identifizieren, die weniger als eine Fünftelsekunde in Anspruch nehmen.

Das Gesicht steht über das Nervensystem und die Gefäße (Blut, Drüsen usw.) in Wechselwirkung mit dem psychophysiologischen Innenleben. ▶ Abbildung 32 zeigt uns die 12 Hirnnerven, wovon der V. und VII. Hirnnerv hauptsächlich an diesen Prozessen beteiligt sind. Die Gehirnvorgänge wiederum spiegeln sich in den Sinnesorganen und im ganzen Gesicht. Es besteht also über die (Gehirn-)Nerven eine intensive Beziehung und Wechselwirkung zwischen Gehirn und Gesicht.

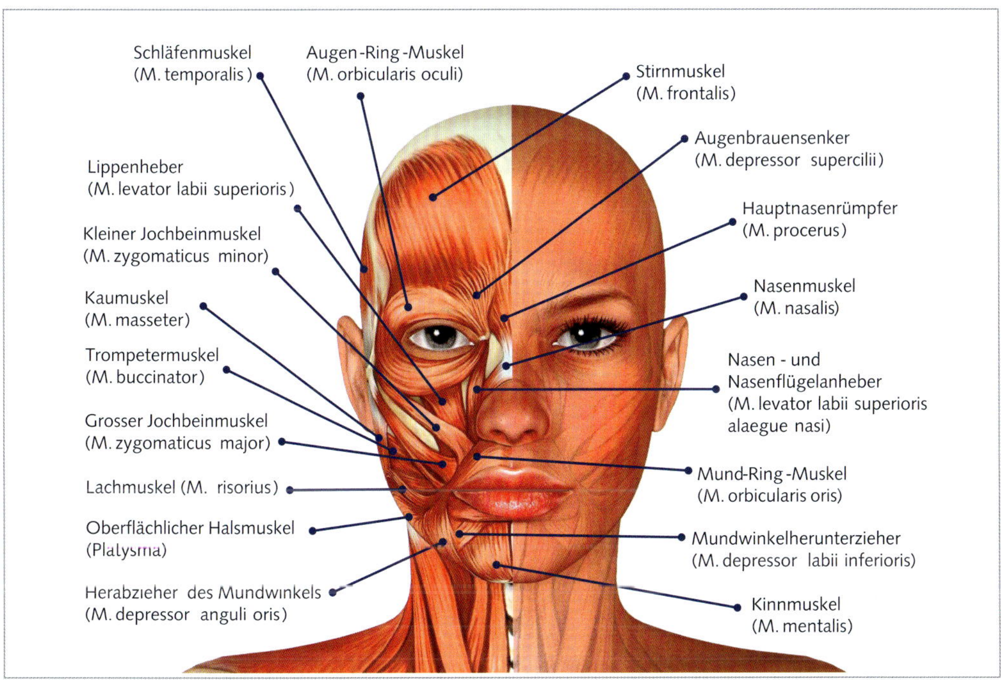

Abb. 31: Die Muskulatur des menschlichen Gesichtes ist sehr vielgliedrig und ermöglicht den Ausdruck feinster innerer Regungen und Stimmungen.

Das Gesicht wird von vielen verschiedenen Drüsen, Nerven, Blut und anderen Geweben gebildet. Es prägt zusammen mit dem knöchernen und muskulösen Teil das physiognomische Erscheinungsbild. Mehrheitlich unabhängig von den Gehirnvorgängen bringen Blut- und Lymphgefäße die Stoffe des Körpers zum Gesicht und hinterlassen dort entsprechende Spuren.

„Da im Gehirn sich einmal rein subjektive innere Nervenreize sammeln, die aus allen inneren Körperprovinzen stammen, und ferner objektive Nervenreize, die von der Außenwelt her dem Gehirn vermittelt werden, beides aber im Gesicht zum Ausdruck kommt, so zeigt das Gesicht:

1. das Unbewusst-Innen-Körperliche, durch sympathische Nerven, durch Gefäße und Säfte vermittelt,
2. das Bewusst-Körperliche, durch das Gehirn auf die Augen und die Gesichtsmuskeln wirkend und durch Leitungsnerven vermittelt, und
3. das Bewusst-Außen-Körperliche, objektiv Weltliche – durch die Hirnbewusstseinszentren dem Gesicht und den Augen durch Leitungsnerven vermittelt." (Huter 1957)

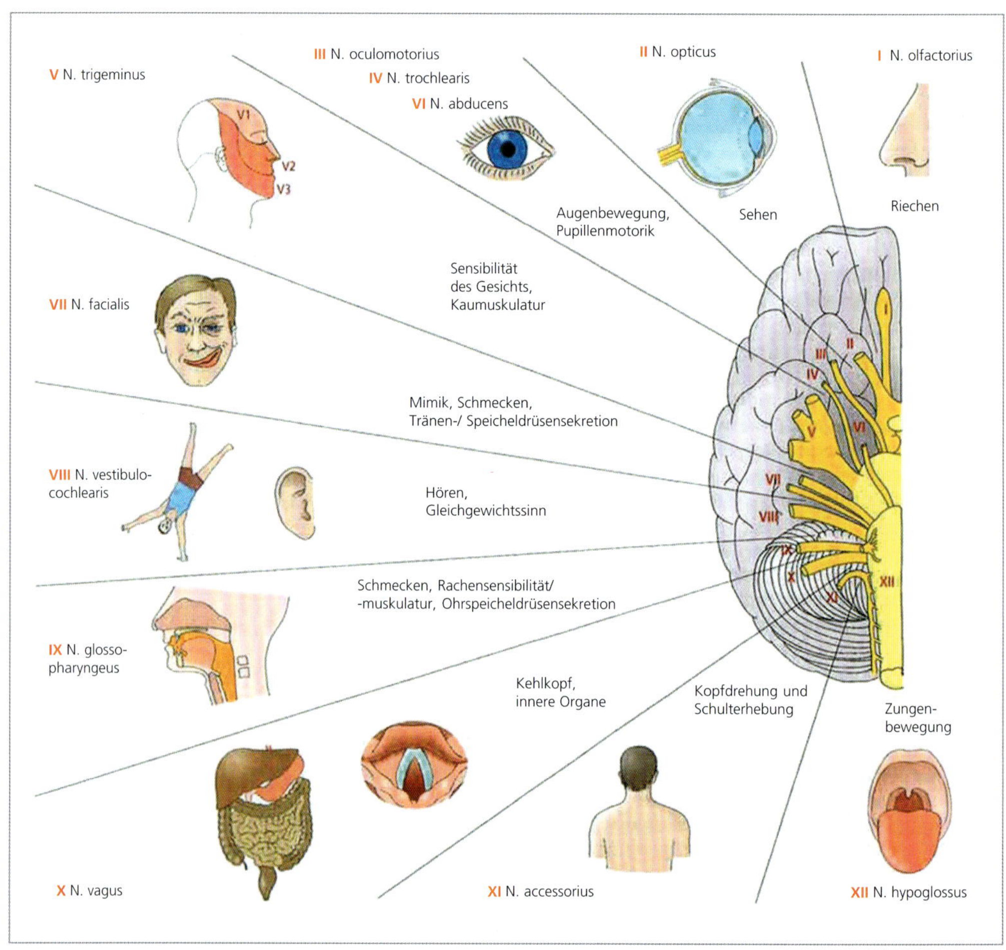

Abb. 32: Übersicht über die 12 Hirnnerven und ihre Funktionen.

4.7 Der Zusammenhang von Psyche und Lebenskraft

Nun kommen wir zur Hauptkraft des Menschen, der Lebenskraft in uns, die erst unser Leben und Sein ausmacht. Es ist die von Carl Huter entdeckte und nachgewiesene Helioda.

Die Helioda ist das innere geistige Kraftprinzip der Entwicklung, das pulsierende Element und die subjektiv treibende Energie. Erst durch die mitwirkende Kraft der Helioda kann die Anpassung an die Außenwelt erfolgen.

Die Lebenskraft Helioda unterscheidet sich wesentlich von allen anderen Kräften, denn sie ist eine geistige Kraft. Sie unterscheidet sich allein schon dadurch, dass sie Empfinden hat, dass sie, wenn sie sich sammelt und stark konzentriert ist, zum bewussten Leben erwacht. Es ist die geistige Schöpferkraft, welche organisiert und von innen heraus die Form bildet, die den Stoff in uns erst belebt und die anderen Kräfte in ihren Dienst spannt, beherrscht, leitet und organisierend waltet.

Die Helioda ist die oberste Herrscherkraft in unserem Körper. Es ist die göttliche Naturkraft, die einzig und allein nicht nur jetzt, sondern auch noch über den Tod hinaus unser Leben weiter trägt. Sie wirkt bis in alle Ewigkeit und geht über in die höchste Glückseligkeit. Die Helioda ist die reine Glücks-, Liebes- und Empfindungskraft und Kraft der Freude, sie ist geistig, schöpferisch, entwicklungs- und bildungsfähig bis zu ganz unermesslichen und unvorstellbaren Höhen. Die Helioda hat das Bestreben, sich zu sammeln, zu organisieren und aus sich heraus weiterzuentwickeln, dem Höheren zuzustreben. Es ist die treibende Kraft im Menschen, auf dem Weg zu sich selber. Das psychische Geschehen des Menschen ist eine Reihe von Heliodastrahlvorgängen, die von physiologischen Vorgängen begleitet werden.

Huter schrieb hierzu: „Wenn wir nun gesehen haben, dass die Heliodakräfte sich sammeln können und dass sie auch strahlen können, dass ferner alle Ausstrahlungen der Zellen durch die Nerven zu den Ganglien geleitet werden, dass von da aus verstärkte Strahlungen bis zum limbischen, Klein- und Großhirn gelangen und dass die Heliodakraft von hier aus, abermals gesammelt und verstärkt, zunächst in alle Körperorgane zurückgestrahlt werden kann, so ergibt sich daraus, dass unser Bewusstsein [Anm. des Autors: oder unsere Psyche] eine Kette von inneren Lebenskraftstrahlungen, Sammlungen und wiederum Strahlungen bedeutet.

Diese Heliodastrahlung (...) und ihre wirtschaftliche Sammlung und Verwertung ist eben das, was ich als Leben, Seele, Geist erkannt habe. Dass nun das Gesicht den Gipfelpunkt der strahlenden Helioda-, Lebens- und Nervenkräfte bildet, ist natürlich. Hier liegen die

Aufnahmeorgane für die Ernährung und für die direkten geistigen Vorgänge, die Sinnesorgane, beisammen.

(!) Das menschliche Gesicht ist somit die Blume des gesamten körperlichen und seelischen Lebens.

Ist der Mensch das höchste Lebewesen, so ist das menschliche Gesicht das höchste Studienobjekt am Menschen, das uns zur höchsten Menschenkenntnis und Geisteslehre und zur Lebens- und Weltweisheit führt." (Huter 1957)

Der Zusammenhang der Gesichtsentwicklung mit der Gehirn-, Schädel- und Körperbildung

Das Erscheinungsbild des Gesichtes bzw. sein physiognomischer Ausdruck wird wesentlich beeinflusst von der Gehirn-, Schädel- und Körperbildung.

So muss z. B. ein langschädeliger Mensch mit kurzem Querschädelmaß darunter ein schmales Gesicht aufweisen, ein kurz- und zugleich breitschädeliger Mensch ein breites Gesicht haben. Jochbeine, Nasenwurzelknochen, Stirnwulst, Ober- und Unterkiefer (inklusive Zahnstellung) stehen mit der Schädelentwicklung und dadurch mit der Gehirnbildung im engsten Zusammenhang und in Wechselwirkung. Der Gesichtsknochenbau steht mit dem Knochenbau des Schädels in Zusammenhang sowie mit der Spannkraft, die das Gehirn entwickelt. ▶ Abb. 33 zeigt vereinfacht, wie sich die Form und Spannkraft des unteren Hinterhauptes bzw. des Kleinhirns auf den Unter- und Oberkiefer, das obere Hinterhauptbein, die Jochbeine und die untere Stirn auswirken.

„Bedenkt man, dass durch die Bewegungen des Unterkiefers auf das Keilbein sowie auf alle Gesichtsknochen und weiterhin seitlich auf das Schläfenbein, von da auf das Hinterhauptbein Reize und Kräfte übertragen werden (▶ Abb. 35) und dass sich diese auf die betreffenden Gehirnregionen fortpflanzen, so wird man verstehen, dass die Gesichtsbildung und Gesichtsmimik von rückwirkendem Einfluss auf das Gehirn ist." (Huter 1957)

Die Spannkraft des Kleinhirns wirkt auf das Hinterhaupt- und Schläfenbein ein. „Der Reiz pflanzt sich von diesen Organen nach zwei Richtungen fort, einmal auf das obere Gesicht, und zwar auf die Jochbeine, und zweitens auf das untere Gesicht, zunächst auf den Unterkiefer, von da auf Kinn, Unterlippen und Mundwinkel. (...) Der Unterkiefer, die Jochbeine und das Kinn können also gar nicht von den Lebensvorgängen des Kleinhirns und der Körperorgane und besonders der Glieder ausgeschaltet werden." (Huter 1957)

„Dabei bilden das hintere Oberhaupt- (Scheitelbein) und das Hinterhauptbein, die Jochbeine, der Nasenhöcker, das Kinn und die untere Stirnregion (Stirnwulst) die natürlichen Endausläufer dieser Spannkraft. Sie sind somit ein Spiegel der Spannkräfte. Die stärkste Spannkraft hat das Bewegungsnaturell, weshalb es ganz natürlich in den genannten Regionen, als Endausläufer der mechanischen Kräfte, betont ist und auch die entsprechenden Charakterzüge aufweist." (Huter 1957)

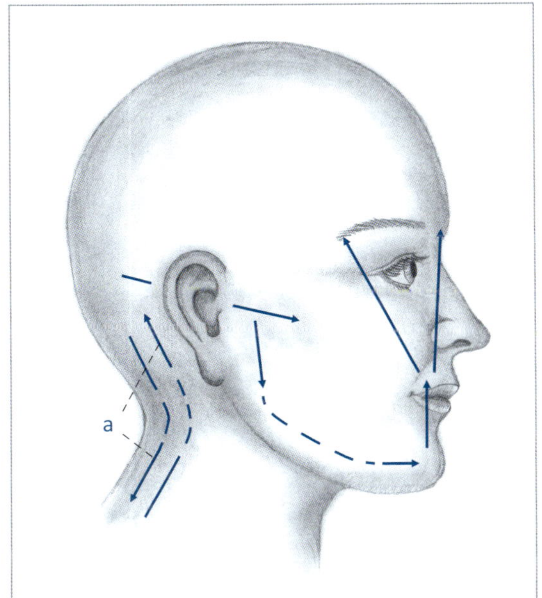

Abb. 33: Die Wirkung der Spannkraft des unteren Hinterhauptes auf den Kiefer, das Kinn und die Jochbeine und umgekehrt.

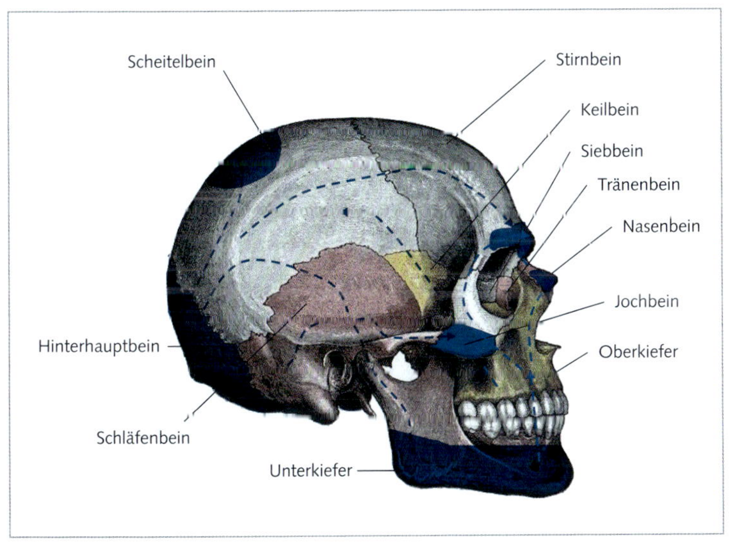

Abb. 34: Die mechanischen Kräfte am Schädel. Mechanische Spannungen und physiologische Wechselwirkungen zwischen Kleinhirn und Gesicht. Das Kleinhirn wird durch das Hinterhauptbein geschützt.

„Andernteils wirkt die Spannung des Kleinhirns auch auf das Rückenmark (▶ Abb. 33a), dieses pflanzt den Reiz auf die Glieder, Arme und Beine, selbst auf die inneren Organe fort." (Huter, 1957) Aber auch umgekehrt wirken die Spannkräfte der Glieder, Arme, Beine und inneren Organe über das Rückenmark zurück auf das Kleinhirn und von da aus weiter zum Gesicht (▶ Abb. 34 und Abb. 35). „Somit besteht ein ganz naturgemäßer Zusammenhang zwischen Kleinhirn und Körperbewegung oder Anspannung und Kleinhirn und Gesichtsbewegung und Anspannung." (Huter 1957)

Die motorischen Spannkräfte des Körpers, wie sie besonders durch das Bewegungsprinzip ausgedrückt werden, wie die Haltung, das Handeln, das Verhalten und das Sprechen, stehen in Wechselwirkung mit dem Gesicht, welches wiederum in Wechselwirkung mit dem Gehirn steht. Die körperlichen Stellungen und Bewegungen sowie die physiologischen Prozesse der Organe werden durch das Nervensystem an das zentrale Nervensystem (Gehirn) weitergeleitet, was sich wiederum auf die Psyche auswirken kann.

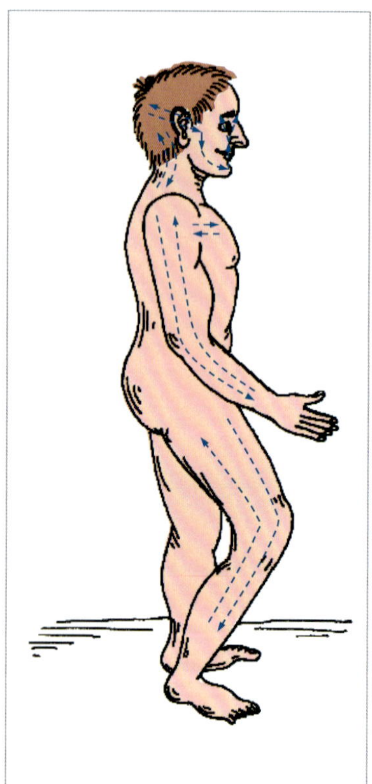

Abb. 35: Die Wechselwirkung von Haltung, Spannkraft, Gehirn und Psyche

Anhand dieser Darlegungen wird klar, dass die Peripherie mit der Umwelt, besonders aber mit der Innenwelt in reger Beziehung steht.

Die Frage, ob es in einem Menschen Psychisches gibt, das nicht wahrnehmbar ist, können wir aus physiognomischer Sicht folgendermaßen beantworten: Alles, was existiert, äußert seine Charakteristik durch Form, Farbe, Bewegung, Verhalten, Spannung und Strahlung sowie durch alle anderen Arten der Lebensäußerungen und unterliegt der Wechselwirkung mit der Umgebung. Was sich nicht manifestiert, hat keine Bedeutung und bewirkt nichts. Es hat daher auch kein bemerkbares Dasein und ist theoretisch nur in absoluter und ewig andauernder Energielosigkeit und Latenz vorstellbar. Dies wiederum ist gleichbedeutend mit einem ewigen Nichts. Wir haben jedoch zu bedenken: Psychisches kann sich bei Menschen auf eine so zarte Art manifestieren, dass es mit unseren Sinnen kaum wahrnehmbar ist. Auch feinstoffliche Energien offenbaren sich auf irgendeine Weise, und obwohl der Mensch hierfür (noch) nicht die nötigen Wahrnehmungsinstrumente besitzt, kommen sie auf irgendeine Art und Weise in feinstofflicher Ebene zum Ausdruck.

4.8 Wie die Wechselwirkung von Körper und Psyche in der Psychologie erforscht wurde

Wenn Menschen denken, fühlen und handeln, tun sie dies nicht wie ein masseloser Geist. Der Körper ist immer mit beteiligt. Diese Ansicht teilt auch die moderne Wissenschaft immer mehr.

Wie schon erklärt, stellt man sich das Prinzip der Wechselwirkung vor zwischen allem, was als Körpergeschehen aufgefasst werden kann, wie z. B. Aktionen, Bewegungsabläufen bis hin zu ganzen Verhaltenssequenzen und dem psychischen System. Das eine wirkt auf das andere ein und umgekehrt. In der psychologischen Fachsprache heißt dieser Vorgang Body-Feedback. Unter Body-Feedback versteht man die Rückmeldeprozesse, die das psychische System aus dem Körper bekommt. Body-Feedback entfaltet aufgrund der Wechselwirkung zwischen Körpergeschehen und psychischem System oft eine massive Wirkung. Der Fluss der Rückmeldungen kann unter der Perspektive der gesamten Körperhaltung betrachtet werden, er zeitigt seine Wirkung aber auch bereits aufgrund der Rückmeldungen aus der Gesichtsmuskulatur. In diesem Fall spricht man von Facial Feedback.

Mit dem mimischen Ausdruck der Gefühle beschäftigte sich schon Charles Darwin. So war ihm z. B. aufgefallen, dass sich das Gefühl von Stolz sichtbar in einer ganz bestimmten Körperhaltung zeigt: „Ein stolzer Mann drückt sein Gefühl von Überlegenheit über die anderen aus, indem er seinen Kopf und seinen Körper aufrecht hält. Er ist hoch aufgereckt und macht sich selbst so groß wie möglich, sodass man sinnbildlich davon sprechen kann, dass er wie angeschwollen oder aufgeblasen von Stolz ist."

In der Annahme, dass Gesichtsausdrücke universal sind, verschickte er im Jahre 1867 Fragebögen an Missionare in der ganzen Welt mit der Bitte, Informationen über die Mimik der Kulturen zu sammeln. Den Missionaren wurden insgesamt 16 Fragen gestellt, in der Art. „Wird Erstaunen ausgedrückt, indem Augen und Mund weit aufgerissen und dabei die Augenbrauen hochgezogen werden?" etc. Von 100 verschickten Fragebogen kamen lediglich sechs zurück. Wahrscheinlich enttäuscht und doch vollkommen von seiner Theorie überzeugt, veröffentlichte er dennoch sein Werk im Jahre 1872 mit dem Titel „Der Ausdruck der Gemütsbewegungen bei Mensch und Tier". Er kam zum Schluss, dass Gefühle auf der ganzen Welt einheitlich ausgedrückt werden.

Die Erkenntnisse von Darwin wurden von den Reiz-Reaktions-Theorien abgelöst, die besagen, dass das Individuum dem „Resultat" der Einflüsse, denen es ausgesetzt war, entspricht. Lernen oder – um beim Thema zu bleiben – Mimik und Verhalten seien nicht vererbt, sondern aus Beobachtungen (als Reiz von außen) internalisiert (verinnerlicht) worden, demnach seien sie aufgrund von Reaktionen auf das Beobachtbare entstanden.

Zu Beginn seiner Arbeit Mitte der 60er-Jahre ging der junge Anthropologe und Psychologe Paul Ekman ebenfalls davon aus, dass Mimik und Gestik erlernt seien. Zwar hatte Darwin behauptet, die Gesichtsausdrücke der Emotionen seien überall auf der Erde nahezu gleich, doch diese Meinung war bei Ekman und seinen Kollegen verpönt. Ekman hatte sich zum Ziel gesetzt, diese Theorie Darwins ein für allemal zu widerlegen.

In verschiedenen Kulturen der Welt sammelte er Fotos und Filmmaterial und bestimmte die Muskeln, die sich bei Freude, Trauer, Ärger, Angst, Neugier, Ekel oder Überraschung im Gesicht bewegen. Entgegen seiner eigenen Annahme stellte er fest, dass der Ausdruck dieser grundlegenden Emotionen weltweit mit denselben Signalen erfolgt. In der Gefühlsmimik gibt es eine einheitliche Menschensprache.

Bei Trauer zum Beispiel gehen die Augenbrauen innen nach oben, bei Zorn gehen sie nach unten und ziehen sich zusammen, bei Angst sind die oberen Augenlider angehoben, die unteren angespannt. An Muskelbewegungen lässt sich erkennen, ob jemand echt oder unecht lächelt. Unechtes Lächeln wird mit dem Mund erzeugt, beim echten sind immer viele Muskeln aktiv, die das Auge umschließen und die sich nur schwer willkürlich bewegen lassen.

Jede Emotion sendet ihre eigenen charakteristischen Signale. Am stärksten offenbart sie sich durch die Stimme und in den Gesichtszügen. Nach Ekman gibt es mindestens sechs Emotionen, die alle sehr klar im Gesicht zu erkennen sind – Wut, Freude, Überraschung, Trauer, Ekel und Angst. Man erkenne also an der Mimik ein Gefühl, aber niemals dessen Beweggrund, schreibt Ekman. Daher warnt er davor, Gesichtsausdrücke anderer Menschen zu interpretieren, also Beobachtungen so zu bewerten, dass sie unsere Sichtweisen bestätigen – ohne dass uns das bewusst ist. Ich möchte das, was Ekman für die Mimik und seine Interpretation schreibt, überhaupt für das ganze Verhaltensrepertoire anwenden.

Nach Ekman gehören die Emotionen zum Erbe der Evolution. Sie helfen wahrzunehmen, ob etwas geschieht, das für unser Wohlbefinden bedeutsam ist. Sie bewerten komplexe Informationen zum Beispiel über eine drohende Gefahr binnen Millisekunden. Sie steuern, was wir tun, z. B. dass wir wegrennen, bevor wir nachdenken können. Sie signalisieren über die Mimik anderen Menschen in weniger als einer Fünftelsekunde, was wir empfinden. All das, ob wir es wollen oder nicht.

Dass die Grund-Mimik unserer Emotionen nicht angelernt, sondern angeboren ist, zeigte der Verhaltensforscher Eibl-Eibesfeldt, der einem blinden Mädchen ein Kompliment machte. Es errötete, wendete ihm kurz das Gesicht zu und senkte die Augen. Dieser Verlegenheitsausdruck kann nicht durch Nachahmung gelernt sein, da das Mädchen ja von Geburt her blind war.

Wissenschaftliche Untersuchungen zur Wechselwirkung von Körper und Psyche

Maja Storch, Benita Cantieni, Gerald Hüther und Wolfgang Tschacher beschäftigen sich in ihrem Buch „Embodiment“ (2006) mit der Wechselwirkung von Körper und Psyche und illustrieren dies mit spannenden Untersuchungen, die ich hier nachfolgend verkürzt und sinngemäß wiedergeben will.

Untersuchung 1 – Gesichtsmuskulatur und Emotion
Stellen Sie sich vor, Sie nehmen als Versuchsperson an einer Untersuchung teil, und Sie finden vor sich auf dem Tisch einen Stift, ein mit Alkohol getränktes Läppchen und ein Papiertaschentuch. Folgende Geschichte wird Ihnen aufgetischt:

„Die Studie, an der Sie teilnehmen, hat mit psychomotorischer Koordination zu tun. Wir sind an der Fähigkeit von Menschen interessiert, verschiedene Aufgaben mit Körperteilen auszuführen. Sie haben zum Beispiel sicher schon körperlich behinderte Menschen gesehen, die, statt den Stift in die Hand zu nehmen, ihren Mund zum Schreiben benutzen. Ihre Lebensqualität hängt wesentlich davon ab, ob sie bestimmte alltägliche Aufgaben selbst ausführen können. Die folgende Aufgabe ist Teil einer Pilotstudie für ein kompliziertes Experiment, das wir nächstes Semester durchführen wollen, um die Vorgänge zu untersuchen, die ablaufen, wenn die Funktion eines Körperteils durch einen anderen ersetzt wird. Diese Aufgaben sind nur ein kleiner Teil einer großen Gesamtmenge an Aufgaben, die völlig verschiedene Aspekte psychologischer Funktionsweisen beinhaltet. Einige dieser Aufgaben beziehen sich auf physische Fähigkeiten, wie z. B. Linien zu zeichnen, andere beziehen sich eher auf ‚normale‘ mentale Aktivitäten, die körperbehinderte Menschen im Alltag ausführen, wie z. B. Zeitungslesen.“

Natürlich würden Sie wahrscheinlich nie die wahre Absicht dieses Experimentes erraten, denn diese musste verdeckt bleiben, um zu gewährleisten, dass das Endergebnis von Ihnen, der Versuchsperson, nicht beeinflusst werden kann. Solche verkappten Geschichten, also „die Lüge im Dienste der Wissenschaft“, nennt man „Cover-Story“.

Fritz Strack, Leonard Martin und Sabine Stepper (1988) wollten den Zusammenhang zwischen Aktivität der Gesichtsmuskulatur und Emotion untersuchen. Sie wollten klären, ob es nötig ist, dass ein Mensch sich dessen bewusst ist, dass er gerade einen bestimmten emotionalen Gesichtsausdruck erzeugt, um die entsprechende Emotion entstehen zu lassen. Und ob die Gesichtsmuskulatur einen direkten Einfluss auf die Emotionsentstehung haben kann ohne Zuschalten des Bewusstseins. Die oben genannte Erklärung durfte also die Aufmerksamkeit der Versuchspersonen auf gar keinen Fall auf die Aktivität ihrer Gesichtsmuskulatur lenken. Sie sollten auf keinen Fall auf irgendeinen Zusammenhang zwischen Gesichtsausdruck und emotionaler Reaktion schließen können.

Im Experiment wurden die Versuchspersonen u.a. gebeten, einen Stift mit den Lippen, mit den Zähnen oder mit der nicht dominanten Hand zu halten. Wenn man den Stift mit den Lippen hält, wird dadurch der Mundschließmuskel (Ringmuskel des Mundes – M. orbicularis oris) aktiviert (siehe auch ▶ Abb. 31). Diese Aktivierung verhindert die Aktivierung eines anderen Muskels, der für das Lächeln sehr wichtig ist, des großen Jochbeinmuskels (M. zygomaticus major). Durch das „Lippenbeißen" wird das Lächeln also verhindert, mit dem „Zähnebeißen" jedoch wird der große Jochbeinmuskel (M. zygomaticus major) aktiviert, so, als ob man lächeln würde. Jemand, der den Stift einfach nur in der Hand hält, erzeugt natürlich keine Aktivität der Gesichtsmuskeln. Diese Funktion wird in der Sprache der Wissenschaft Kontrollbedingung genannt.

Den Versuchspersonen wurde dann weiterhin erklärt, dass in der Versuchsreihe, der sie zugeteilt sind, Ersatzmöglichkeiten für die Fähigkeit, einen Stift mit dominanter Hand zu halten, untersucht würden. Hierzu würden drei Varianten genauer analysiert: einen Stift mit der nicht dominanten Hand halten (Gruppe 1), einen Stift mit den Lippen halten (Gruppe 2 – sie sollten den Stift fest mit ihren Lippen umspannen und dabei darauf achten, ihn nicht mit den Zähnen zu berühren) und einen Stift mit den Zähnen halten (Gruppe 3 – sie sollten den Stift mit den Zähnen halten, aber eher zart, ohne ihn mit den Lippen zu berühren). Die Gruppenzuteilung erfolgte nach dem Zufallsverfahren. Alle Versuchspersonen mussten zu Beginn der Versuchsreihe ihren Versuchsstift mit dem Alkoholläppchen auf ihrem Tisch desinfizieren. Den Versuchspersonen wurde dann von der Versuchsleitung genau gezeigt, wie sie den Stift mit den Lippen halten mussten.

Die Aufgaben für die Versuchspersonen bestanden aus vier Teilen, wovon die ersten drei lediglich Teil der Cover-Story waren, um glaubhaft zu machen, es werde das Anwendungsgeschick getestet. Dazu mussten die Gruppen mit ihren Stift-Halte-Techniken verschiedene Linien ziehen, Punkte verbinden und Buchstaben unterstreichen. Dies erlaubte auch eine zeitlich ausreichende Aktivierung der beiden Gesichtsmuskeln, großer Jochbeinmuskel (M. zygomaticus major) und Mundschließmuskel (M. orbicularis oris).

Das Forschungsteam interessierte sich jedoch für den vierten Teil der Aufgabe. Die Versuchspersonen bekamen vier Cartoons von Gary Larson zu sehen, aus einem Cartoon-

Band der Reihe „The Far Side". Die vier Cartoons waren in einer Voruntersuchung von anderen Studierenden auf einer Skala von 0 (gar nicht lustig) bis 9 (sehr lustig) als ungefähr mittellustig eingestuft worden.

Die Versuchspersonen schauten sich also diese vier Gary-Larson-Cartoons an und kreuzten für jeden Cartoon den Lustigkeitsfaktor auf besagter Skala von 0 bis 9 an. Natürlich mussten sie dies entweder mit der nicht dominanten Hand, dem Lippenbeißen oder Zähnebeißen tun. Die Forschungsgruppe interessierte sich nun dafür, ob die „Zähnebeißer", die sozusagen rein muskulär in Lachbereitschaft versetzt worden waren, einen höheren Lustigkeitsfaktor in den Cartoons vorfinden würden als die Versuchspersonen in den beiden anderen Gruppen.

Dies war auch tatsächlich der Fall. Die Gruppe 3 bewertete die Cartoons durchschnittlich mit einem Lustigkeitsfaktor von 5,14, während die durch „Lippenmimik" „unlustige" Gruppe 2 sich nur 4,32 Lustigkeitspunkte abringen konnte. Die Kontrollgruppe mit dem Stift in der nicht dominanten Hand befand sich in der Mitte und schätzte die Lustigkeit der Cartoons auf 4,77.

Strack, Martin und Stepper haben mit ihrem Experiment nachgewiesen, dass die Gesichtsmuskulatur direkten Einfluss auf die Stimmung nehmen kann und dass hierzu keine vermittelnden kognitiven Prozesse notwendig sind.

Untersuchung 2 – Körperhaltung und Emotion

Es gibt verschiedene Möglichkeiten, wie man den Zusammenhang von Body-Feedback und der Entstehung von Emotionen erklären kann. Um diesen Zusammenhang experimentell zu untersuchen, dachten sich John Riskind und Carolyn Gotay ein trickreiches Arrangement aus. Den Versuchspersonen wurde mitgeteilt, dass sie an einer Untersuchung zum räumlichen Denken teilnehmen würden. Sie mussten dazu einen Fragebogen allein und nur in Anwesenheit eines Versuchsleiters ausfüllen. Als die Versuchspersonen auf das Testergebnis warteten, wurden sie von einem zweiten Versuchsleiter gefragt, ob sie während der Wartezeit für eine kleine andere Untersuchung einspringen könnten. Diese Untersuchung bezöge sich auf den Zusammenhang zwischen Muskelreaktion und Hautleitfähigkeit.

Wer sich damit einverstanden erklärte, fand sich bald in einem anderen Untersuchungsraum wieder, und das in sitzender Haltung, im Nacken und in den Handgelenken mit Elektroden verkabelt. Versuchsleiter B erklärte nun, man benötige äußerst exakte Messungen über die Muskelaktivität. Dazu brachte man die sitzenden Versuchspersonen in eine ganz bestimmte Körperhaltung, woraufhin die Versuchspersonen in der zugewiesenen Körperhaltung unter Aufsicht 8 Minuten lang verharren mussten, ohne sich zu bewegen. Dabei wurden zwei Körperhaltungen von Versuchsleiter B vorgegeben:

Bei Gruppe 1 drückte Versuchsleiter B den Oberkörper der Versuchspersonen nach vorne-unten, sodass der Rücken gebeugt und gekrümmt wurde und der Kopf nach unten hing.

Bei den Versuchspersonen der Gruppe 2 richtete Versuchsleiter B die Wirbelsäule auf, sodass sich daraus eine aufrechte Körperhaltung ergab. Die Schultern wurden leicht angehoben und dann nach hinten-unten geführt, sodass das Brustbein sich hob und der Brustkorb in eine raumeinnehmende Position gebracht wurde. Der Kopf wurde am Kinn ein wenig angehoben, sodass die Versuchsperson nach vorne und leicht nach oben schaute.

Die nächsten 8 Minuten verharrten die Versuchspersonen der beiden Gruppen unter Aufsicht des Versuchsleiters in dieser Position und waren voll davon überzeugt, dass die Apparate in dieser Zeit ihre Muskelaktivität und ihre Hautleitfähigkeit maßen. Versuchsleiter B spielte mit und tat so, als würde er interessiert auf den Monitor des Apparates schauen, und korrigierte die Körperhaltung, wenn es nötig war. Nach 8 Minuten bedankte sich Versuchsleiter B und schickte die Versuchspersonen wieder in den ersten Raum zurück, wo Versuchsleiter A sie schon erwartete, um den nächsten „Test" zum räumlichen Denken durchzuführen.

Dieser bestand diesmal aus unlösbaren geometrischen dreidimensionalen Puzzles, was die Versuchspersonen selbstverständlich nicht wissen konnten. Natürlich wurden keinerlei Anweisungen über die Körperhaltung gegeben. Außerdem wusste Versuchsleiter A auch nicht, ob er es mit einer Versuchsperson der vorher gekrümmten Gruppe 1 oder der aufrechten Gruppe 2 zu tun hatte. Jetzt erst wurde das gemessen, was Riskind und Gotay eigentlich interessierte, nämlich das Durchhaltevermögen bei einer frustrierenden Aufgabe im Anschluss an das Einnehmen einer bestimmten Körperhaltung. Gemessen wurde, wie viele Puzzleteilchen die Versuchspersonen von einem Stapel nahmen, bis sie frustriert waren und die Aufgabe beendeten und zum nächsten (unlösbaren) Puzzle übergingen.

Das Ergebnis war frappant: Die gekrümmte Gruppe 1 bearbeitete im Schnitt ca. 10 Teilchen vor dem Wechsel zum nächsten Stapel und die aufrechte Gruppe 2 im Schnitt ca. 17, also deutlich mehr.

Der Effekt trat also auf, als die Versuchspersonen die experimentell vorgegebene Körperhaltung bereits wieder verlassen hatten und obwohl sie „nur" 8 Minuten in der entsprechenden Haltung verharrt hatten. Riskind und Gotay interpretieren dieses Ergebnis so, dass die Gekrümmtheit die Versuchspersonen der Gruppe 1 gewissermaßen „voreingestellt" hat, um in der Puzzle-Situation Hilflosigkeits- und Versagensgefühle zu entwickeln, und im psychischen System Themen wie Aufgeben und Mutlosigkeit aktiviert hat.

Untersuchung 3 – Kopfbewegung und Meinung

Ein weiterer eindrucksvoller Versuch, dass die Wirkung von Body-Feedback Auswirkungen auf unsere Psyche hat, in diesem Fall auf unsere Meinung, wurde durch Richard Petty und Gary Wells (1980) bewiesen. Sie zeigten, wie bereits durch einfache Handlungen, durch Kopfbewegungen, die Meinung beeinflusst wird.

Probanden wurde die „Cover-Story" verkauft, sie sollten Kopfhörer beim Joggen oder Fahrradfahren testen. Um die Bewegungen des Radfahrens zu imitieren, mussten sie den Kopf schütteln, das Joggen hingegen wurde durch Kopfnicken simuliert. Die Kontrollgruppe hingegen hielt den Kopf bewegungslos.

Im „Radio" hörte man währenddessen 60 Sekunden Musik, dann folgte eine 1½ Minuten dauernde Informationssendung zum Thema Studiengebühren von der Universität, an der alle Versuchspersonen dieser Untersuchung studierten. In diesem Beitrag wurde eine Erhöhung der Studiengebühren von 587 auf 750 Dollar gefordert. Wells und Petty wussten, dass allen Studierenden die Erhöhung der Studiengebühr äußerst gegen den Strich ging. Die „Radioaufzeichnung" endete mit einem Musikstück. Die ganze Aufzeichnung und somit der „Kopfhörertest" dauerte 6 Minuten. Danach füllten die Versuchspersonen Fragebogen zu ihrem Hörerlebnis und zum Tragekomfort der Kopfhörer aus. Zum Schluss erklärte der Versuchsleiter, dass die Beurteilung der Kopfhörer möglicherweise durch die persönliche Meinung über die gehörte Musik oder die Meinung zum Redebeitrag beeinflusst worden sein könnte. Darum wurden den Versuchspersonen noch ein paar Fragen zur Musik und zum Redebeitrag gestellt. Auf dem zweiten Fragebogen war die Frage zu finden, um die es Wells und Petty eigentlich ging: „Welche Summe in Dollar halten Sie für eine angemessene Studiengebühr?"

Die Kontrollgruppe, die den Kopf ruhig gehalten hatte, schrieb im Schnitt einen Betrag von 582,36 Dollar auf. Ihrer Meinung nach sollte alles beim Alten bleiben. Die beiden anderen Gruppen standen unter dem Einfluss eines Body-Feedbacks. Je nachdem, ob sie zur „bejahenden" Nickgruppe 1 oder zur „verneinenden" Schüttelgruppe 2 gehörten, sollten sie gemäß Wells und Petty eine Studiengebührenerhöhung entweder etwas mehr unterstützen oder ablehnen bzw. sogar für eine Verminderung der bisherigen Gebühren sein. Sie sollten recht behalten. Die Gruppe 2 wollte im Schnitt die aktuellen Studiengebühren von 587 sogar auf 467,77 Dollar senken, während die Gruppe 1 im Schnitt einen Betrag von 646,21 Dollar für angemessen hielt, also einer Gebührenerhöhung zustimmte, obwohl sie vor dem Test auch dagegen war.

Diese Beispiele zeigen, dass Körperhaltungen und -koordinationen Emotionen erzeugen können. Durch gezielten Einsatz unserer Skelettmuskulatur, die der willentlichen Kontrolle gut zugänglich ist, können wir unsere Emotionen, welche der willentlichen Kontrolle normalerweise nur bedingt zugänglich sind, beeinflussen. Die Arbeit mit dem Körper ist demgegenüber ein direkter und verhältnismäßig leicht zu erlernender Weg der Emotionsregulation.

4.9 Die Wechselwirkungen zwischen unterschiedlichen Systemen

Wenn wir von unterschiedlichen Systemen sprechen, meinen wir jene Aspekte, in die das Individuum eingebettet ist bzw. woraus es selber besteht. Es sind die Systeme im Individuum wie auch außerhalb desselben (Umwelt, Universum, Umfeld).

Individuum und Universum stehen in fortwährendem Kräfte- und Stoffaustausch, d. h., die Lebewesen beeinflussen ihre Umwelt und werden von dieser beeinflusst.

Gregory Bateson (1985) unterscheidet zwischen Systemen unterschiedlicher Ebenen (▶ Abb. 36); eines davon ist das menschliche Individuum. Aber auch die Gesellschaft, in der dieses Individuum lebt, ist ein System von derselben allgemeinen Art. Alle Systeme stehen, so Bateson, in drei unterschiedlichen Positionen zueinander in Beziehung: Entweder befinden sie sich im Status der Gleichrangigkeit, der Unterordnung oder der Dominanz.

Systeme unterschiedlicher Ordnungsebenen sind so ineinander verschachtelt wie eine Matroschka. Nach Bateson (1985) herrschen idealtypisch folgende Gesetzmäßigkeiten in der Systemordnung: „Die Gesamtheit der unmittelbar untergeordneten Systeme bildet das übergeordnete System. Systeme befinden sich dann in der Ordnung, wenn sie sich gemäß den Regeln des übergeordneten Systems verhalten, sich ihm also unterordnen. Zudem haben wir es bei Systemen nicht mit einem objektiv gegebenen Ding an sich zu tun, denn Systeme – das möchte ich hier nochmals festhalten – sind immer notwendig von einem Beobachter konstruiert."

Bateson unterscheidet die folgenden Systeme (▶ Abb. 36), wobei er allerdings keinen Wert auf Vollständigkeit gelegt hat und dieses Schema noch weiter differenziert werden kann:

System 1. Ordnung:	Kosmos, Natur, ökologische Umwelt
System 2. Ordnung:	Menschheit, UNO
System 3. Ordnung:	Kultur, Gesellschaft, Land, Nation
System 4. Ordnung:	soziale Gemeinschaft (Bekannte, Kollegen, Dorf- oder Hausgemeinschaft etc.)
System 5. Ordnung:	aktuelle und Herkunftsfamilie (Hier ändert sich die Hierarchie zwischen dem aktuellen und dem Herkunftsfamiliensystem im Laufe der Entwicklung: Während zunächst die Herkunftsfamilie die Vorherrschaft vor der Gegenwartsfamilie beansprucht, kehrt sich dieses Verhältnis schließlich um, und die Gegenwartsfamilie gewinnt den Vorrang.)
System 6. Ordnung:	individueller Mensch mit seinen realen und konstruierten, organischen und psychischen (An-)Teilen
System 7. Ordnung:	Organe und physiologische Strukturen
System 8. Ordnung:	Zellen
System 9. Ordnung:	zellulare Strukturen

„Die Summe des Ganzen ist mehr als die Summe aller Einzelteile" – ein Satz, so finde ich, der auch oder gerade bei dieser Ordnung der unterschiedlichen Systeme passt. Viele Einzelpersonen (System 6. Ordnung) ergeben eine Familie (5. Ordnung), viele Familien eine soziale Gemeinschaft (System 4. Ordnung), viele soziale Gemeinschaften ergeben eine Gesellschaft (System 3. Ordnung) etc. Die jeweils untergeordneten Systeme prägen einerseits das obere, und umgekehrt wirkt sich das obere prägend oder beeinflussend auf das untere aus. Grafisch lässt sich diese Hierarchie zwischen den unterschiedlichen Systemebenen wie folgt darstellen.

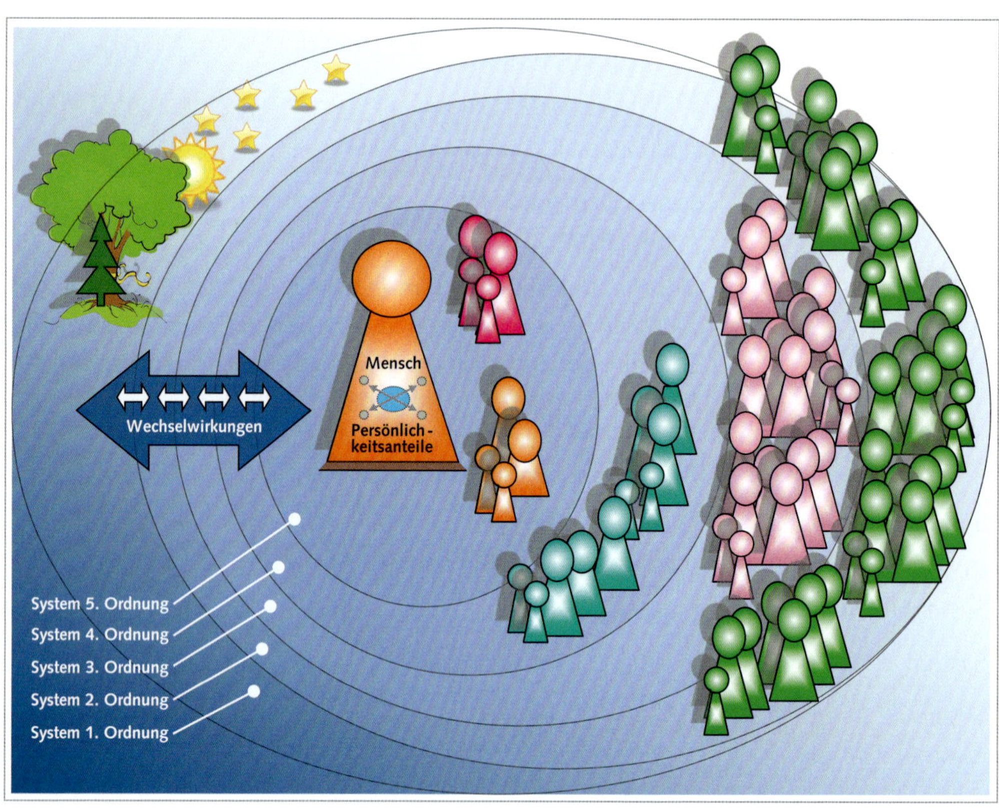

Abb. 36: Ordnung und Hierarchie zwischen unterschiedlichen Ebenen

Ob ein untergeordnetes System überleben kann, hängt unmittelbar davon ab, ob es sich in dem vorgegebenen Rahmen bewegt, den ihm die übergeordneten Systeme vorschreiben. Verliert ein Mensch seinen Stamm oder seine Familie bzw. lehnt ihn seine Familie oder sein Stamm ab und findet er keine andere Organisationsform, die ihn aufnimmt, so kann er vielleicht materiell überleben, psychisch und sozial aber leidet er. Achtet und respektiert die Menschheit die Grenzen nicht, die ihr das übergeordnete Ökosystem der Natur setzt, wird sie nicht überleben. Verstoßen Gesellschaften oder Staaten gegen die Regeln, die das Zusammenleben der Völker regulieren, so gefährden sie ihre Zugehörigkeit zur Staatengemeinschaft, machen sich somit schuldig in Bezug auf die gesamte Menschheit durch Verbrechen gegen die Menschlichkeit. Ob wir uns im Einklang mit dem übergeordneten System befinden oder nicht, ist oft nicht unmittelbar erfahrbar.

4.10 Die Wechselwirkung von Anatomie, Physiologie und Psychologie

Wie wir mittlerweile erkannt haben, weist der menschliche Organismus ein Dreiteilungsprinzip auf, das wir mit „Kraft, Stoff und Empfinden" bezeichnen können. Im Ernährungssystem erkennen wir das stoffliche Prinzip, das der Stoff- oder Materialansammlung, Verarbeitung, Verwertung und Ausscheidung dient. Im Bewegungssystem erkennen wir das physikalische Prinzip für die Kraftentwicklung und Äußerung. Im Empfindungssystem erkennen wir das geistige, fühlende und seelische Prinzip wieder.

Diese drei Organsysteme bilden sich nicht immer auf eine integrative, gleichgewichtige und ausgewogene Art und Weise aus. Die Keimblätter können – je nach gespeicherter (Erb-)Information und anderen Einflüssen – mal das eine, mal das andere oder auch mal zwei Organsysteme auf Kosten des dritten bevorzugt entwickeln. Die Keimblätter können Anweisungen zu integrativer oder desintegrativer Entwicklung innerhalb und zwischen den Organsystemen haben. Sie tragen Erbinformationen in sich, die zu unterschiedlicher Entfaltung in der Entwicklung des Organismus führen können.

Der Körperbautypus – auch als Naturell bezeichnet – ergibt sich aus den Erbinformationen der männlichen Spermiumzelle und der weiblichen Eizelle. Dazu kommt die Art der Keimblattdifferenzierung und der Embryonalentwicklung. Schlussendlich ergeben sich daraus die physischen Merkmale des entwickelten Organismus: der Körperbautypus. Die verschiedensten Naturelle und schlussendlich das ganze Huter'sche Naturellsystem beruhen auf den unterschiedlichen Möglichkeiten der Keimblattdifferenzierung.

Egal welches Naturell wir vor uns haben, der menschliche Körper besteht aus lebenden Zellen. Viele Zellen zusammen bilden ein lebendes Gewebe. Gewebe bilden Organe, und mehrere Organe zusammen bilden ein Organsystem. Allein schon aus dieser einfachen Tatsache heraus, die in jedem medizinischen Fachbuch näher erklärt wird, sind der Zusammenhang und die Wechselwirkung der einzelnen Organe untereinander nachvollziehbar. Kein Organ und schlussendlich keine Zelle kann alleine für sich überleben, wenn keine Verbindung zu anderen Zellen oder Organen besteht. Leben bedeutet, in Wechselwirkung zu stehen. Wechselwirkung wiederum bedeutet, in Beziehung, Verbindung, Austausch, Interaktion und Kommunikation zu stehen (um zu bestehen).

Anatomie beschreibt den Bau der Organe, aber auch der Gewebe und Systeme. Physiologie ist die Lehre der Organfunktionen, insbesondere der gesunden Tätigkeit der einzelnen Organe des lebenden Organismus. Dem gegenüber steht die Pathologie, die Krankheitslehre, welche die von der Gesundheit und Normalität abweichende Organtätigkeit beschreibt.

Gemäß dem Prinzip der Wechselwirkungen, so schlussfolgerte Huter, verlangt eine bestimmte Organfunktion eine bestimmte Bauart und Form der Organe und Organsysteme. Ebenso gilt der Umkehrschluss: Bau und Form der Organe und Organsysteme bedingen deren Funktion. Wird z. B. durch Erkrankung die Funktion eines Organes verändert, dann ändern sich auch die Form und der Bau. Aufgrund dieser Änderung gibt es eine pathologische Anatomie. Huter teilte die Physiologie in sechs Hauptgebiete ein, von denen jedes wieder in Unterabteilungen zerfällt. Er unterschied folgende Hauptgebiete:

1. Die Organlehre als Lehre der Funktionsweise der einzelnen Organe und Organsysteme.
2. Die Lebensmittellehre als Lehre der Bedürfnisse der einzelnen Organe und Organsysteme.
3. Die Lehre vom Verhältnis der Tätigkeit der einzelnen Organe und Organsysteme zur Gesamtheit aller anderen Organe.
4. Die Lehre vom Verhältnis der Tätigkeit der Gesamtheit aller Organe zu den einzelnen Organen.
5. Die Physiologie und ihre Beziehung zur Psychologie.
6. Die Beziehung der Physiologie zur Mystik und zu parapsychologischen Phänomenen.

1. Die Organlehre als Lehre der Funktionsweise der einzelnen Organe und Organsysteme

Darunter versteht Huter die Physiologie der Einzelorgane. Um die Funktion (Physiologie) eines Organes verstehen zu können, ist vorerst deren Bau (Anatomie) zu studieren.

2. Die Lebensmittellehre als Lehre der Bedürfnisse der einzelnen Organe und Organsysteme

Das Ernährungssystem

Aufgabe des Ernährungssystems ist es, uns mit allen seinen Organen und Organfunktionen richtig und gesund zu ernähren. Deshalb, so Huter, müssen wir die Lebensmittel selbst mit in Betracht ziehen. Hier erkennen wir, dass sich die Physiologie wesentlich von der Anatomie unterscheidet, da sie sich mit um die Lebensmittel zu kümmern hat. Die Anatomie hingegen hat es ausschließlich nur mit den Organen zu tun.

Schon Huter erkannte, dass Lebensmittel einen Einfluss auf Lebensorgane haben, sodass „unlebendige" Lebensmittel – die hier eher als Nahrungs- statt Lebensmittel bezeichnet werden müssen – die Organe zur Krankheit und Degeneration führen können. „Betrachten wir den Bau unserer Organe, so lehren sie uns, wie wir leben sollen. Wir haben die Lippen zum Saugen, die Zähne zum Kauen, den Gaumen zum Durchspeicheln, die Rachenorgane zum Schlucken. Betrachten wir nun den Bau des Verdauungskanals, so ist der Magen so eingerichtet, dass er Festes und Flüssiges aufnimmt und im gesunden Zustande derart scharfe Säuren entwickelt, dass schädliche Bakterien im Magen vernichtet werden. In den Zwölffingerdarm, der unter dem Magen liegt, wird die Galle und die Flüssigkeit der Bauchspeicheldrüse eingeführt.

Wer also einen gesunden Magen, eine gesunde Leber und Bauchspeicheldrüse hat, ist gefeit gegen schädliche Bakterien und Stoffe, die Leben und Gesundheit bedrohen. Im Magen wird vorverdaut, im Zwölffingerdarm desgleichen und im Dünn- und Grimmdarm spielt sich die Hauptverdauung ab, besonders der flüssigen, der eiweißhaltigen Nahrung, ferner der leichten Fette und Kohlehydrate. Die schweren Fette und die Stärke werden besonders im Dickdarm gründlich nachverdaut. Wenn jemand sich nun einseitig ernährt, so werden gewisse Darmteile mit Arbeit überladen, andere zu wenig beschäftigt. Die Folge davon sind Unpässlichkeit, Blähungen, Verstopfungen oder Durchfall, kurz Verdauungsstörungen und im Weiteren allerlei Krankheitserscheinungen. Es ist daher wichtig, sich die Nahrung der Konstitution entsprechend ausgewogen zuzuführen." (Huter 1904–1906)

Das Bewegungssystem
Arme, Hände, Beine und Füße sind dazu da, um sie zu gebrauchen, d. h., um den Menschen zu bewegen und handlungsfähig zu machen. Das entspricht im Wesentlichen der Wechselwirkung zwischen Form, Funktion und Aufgabe der Extremitäten.

„Was die Natur geschaffen hat, soll zu dem Zwecke, wozu es geschaffen ist, auch gebraucht werden. (…) Aber jeder anstrengenden Tätigkeit muss eine Ausspannungs- oder Ruhepause folgen. Dieses wird am geeignetsten in freier Natur möglich sein. Demnach ist Garten-, Feld- und Waldarbeit die gesundeste, und an diese Tätigkeit sollten sich Fußreisen und Bewegungsspiele anschließen. Nur so können die Bewegungsorgane zur vollen Entwicklung gelangen, und nur so kann der Körper gesund bleiben. Ohne genügende Bewegung entwickelt sich Herzschwäche, Krankheiten und körperlicher Verfall." (Huter 1904–1906)

Das Empfindungs- und Gefühlsleben
Das innere Gefühl reguliert den Lebensprozess. Wenn das Körpergefühl undifferenziert oder krank ist, dann sind auch die Ernährungs-, Bewegungs- und Ruhevorgänge nicht im Gleichgewicht. Bei einem gesunden Körpergefühl oder inneren Empfinden stellt sich, so Huter, täglich die Bewegungs- und Arbeitslust ein und nach getaner Arbeit das Ruhe- und Schlafbedürfnis. Gesunderweise lösen sich das Bewegungs- und Ruhebedürfnis gegen-

seitig ab. Spannung und Entspannung sind zwei wesentliche Faktoren für die Gesundheit des Menschen, darauf haben Stressforscher schon oft hingewiesen. Auf physiologischer Ebene gesehen ist dieses Phänomen mit dem Sympathikus und Parasympathikus in Zusammenhang zu bringen.

Ist das Körpergefühl aus seiner Mitte, dann werden die Bewegungen zu schnell, zu nervös oder zu langsam, der Schlaf stellt sich nicht oder kaum ein oder ist zu lang ausgedehnt oder zu kurz. Die Arbeitslust stellt sich nicht ein, der Bewegungstrieb ist kaum vorhanden. Die Ernährung ist übermäßig einseitig, oder die Person hat Abneigung dagegen. Der Mensch handelt unvernünftig und ungesund.

3. Die Lehre vom Verhältnis der Tätigkeit der einzelnen Organe und Organsysteme zur Gesamtheit aller anderen Organe

Bei der Betrachtung des Organlebens aus psycho-physiologischer Sicht wird klar, dass sich das Individualleben eines Menschen aus den Bedürfnissen bzw. Trieben des Organlebens zusammensetzt. Alle Organe und Organsysteme haben ein gewisses Verhältnis und eine Beziehung zum Gesamtorganismus und ergänzen sich gegenseitig. Dabei ist jedes Organ und Organsystem auf alle anderen angewiesen. Kein Organ oder Organsystem ist ohne die anderen überlebensfähig.

Ohne körperliche Bewegung verkümmert nicht nur das Ernährungsleben, auch das Herz, die Blutgefäße und der Kreislauf sowie das psychische Befinden und das Nervensystem entwickeln sich in eine ungünstige oder krankhafte Richtung. Und ohne eine gesunde und richtige Ernährung kommen das Bewegungssystem und das Empfindungsleben zu Schaden.

4. Die Lehre vom Verhältnis der Tätigkeit der Gesamtheit aller Organe zu den einzelnen Organen

„Die gesamte Individualität eines Menschen kann von einzelnen Organen derart in ihrer ganzen Lebensneigung bestimmt werden, dass diese zum herrschenden Persönlichkeitsmerkmal wird. Die Persönlichkeitsanlage eines Menschen wächst also aus seinen physiologischen Anlagen hervor.

Daher werden Menschen mit angeborenen, betonten Ernährungsorganen, aber schwach entwickelten Beinen wenig Neigung zum Gehen und zur Ortsveränderung haben, sich in sitzender Beschäftigung und bei guter Ernährung wohlfühlen und danach ihr Leben einzurichten suchen. Menschen mit starken langen Beinen und mäßigen Ernährungstrieben werden große Reiselust zeigen, gern den Ort verändern. Die Beinträgen sind sesshafte, die Beinenergischen wanderlustige Menschen.

Ist sein Empfindungsvermögen stark, so kann der Mensch sich zum Künstler und Gelehrten durch eigene Neigung und Kraft entwickeln. Sind die Hände fein organisiert, so wird er sich in Kunstarbeit mit Händen gern betätigen; sind die Hände roh und klobig gebaut, so hat er Abneigung gegen feine Handarbeit.

Hieraus erkennt man, dass Neigung und Persönlichkeit in der ganzen Körperkonstitution und Entwicklung der verschiedenen Gliedmaßen, Kopf-, Brust-, Rumpf- und Unterleibsbildung schon erkannt werden können. Man sieht ferner hieran, dass alles Seelische und Geistige im Körperlichen, im Physiologischen, im Materiellen wurzelt. Weil der Löwe Krallen hat zum Zerreißen, Zähne, die nicht zum Obstkauen, sondern zum Fleischfressen geschaffen sind, darum ist er ein fleischfressendes Raubtier. Also zeigen bestimmt ausgeprägte Einzelorgane stets den Charakter der Individualität an. Die Gesamtheit ordnet sich bestimmten vorherrschenden Einzelorganen unter.

Somit bekommt das Individuum als Einheit eine Gedanken-, Willens- und Lebensrichtung, die wiederum bestimmend auf die Fortzeugung der bevorzugten Organe bedacht ist, folglich wählt sich ein Individuum auch solche Liebes- und Geschlechtsverhältnisse, bei denen es Verständnis und Liebe für seine bevorzugten Anlagen antrifft. Von diesen physiologischen Grundgesetzen aus erklärt sich die verschiedenartige Entwicklung in der Tierwelt und auch bei den Menschen. Ein Individuum ist die Zusammensetzung aller Einzelorgane zum Ganzen, und das Leben des Individuums besteht aus teils dauernder (z. B. Herz, Atmung), teils abwechselnder Tätigkeit der einzelnen Organe." (Huter 1904–1906)

Ausgeprägte Einzelorgane und Körperteile weisen stets auf eine ausgeprägte Persönlichkeitsneigung hin, die dem betonten Einzelorgan oder Körperteil entspricht. Die Gesamtheit ordnet sich bestimmten vorherrschenden Einzelorganen unter, aber die Einzelorgane ordnen sich auch gleichzeitig der Gesamtheit unter.

Aus der Körperkonstitution und Entwicklung der verschiedenen Körperteile und Organe ergibt sich die psycho-physiologische Neigung. Das Seelische und Geistige bildet sich abhängig von der Anatomie und Physiologie aus und umgekehrt. Das Individuum wiederum steht in Wechselwirkung mit der Umwelt und deren Reizen.

5. Die Physiologie und ihre Beziehung zur Psychologie

Nach Huter ergibt sich weiter, dass, wenn das Organleben des Körpers in Wechselwirkung mit der Psyche steht, ohne Anatomie, Physiologie und Physiognomik gar keine naturwissenschaftliche Psychologie möglich ist. Diese Wissenszweige müssen daher Grundlagen in jeder naturwissenschaftlich fundierten Psychologie werden.

„Ebenso wie für das Bewegungsleben die Glieder und für das Ernährungsleben die Rumpforgane da sind, so müssen auch für das Empfindungs- und Gefühlsleben als Steuerinstanz ganz besonders ausgeprägte Organe vorhanden sein. Diese finden wir in der Tat im Haupte eines jeden Menschen. Auch im Haupte eines jeden Tieres offenbaren sich so ähnlich wie in der Blume und Frucht jeder Pflanze die Kraft und der Geist.

Kurz, es zeigt sich der Charakter eines Lebewesens, das physische und geistige Leben im Gehirn- und Schädelbau, im Gesicht und seinen einzelnen Sinnesorganen noch klarer, feiner und schärfer als in den sonstigen Körperteilen.

Daher hat man die Wissenschaft, welche sich insbesondere mit einer derartigen psychologischen Untersuchungsmethode des Gesichts beschäftigt, Physiognomik genannt, d. h. die natürliche Gesichtszeichen- oder Ausdruckskunde. Der Teil aber, der sich insbesondere mit dem Gehirn- und Schädelbau beschäftigt, wird Schädelausdruckskunde genannt. Körperformkunde, Kopf-, Schädel- und Gesichtskunde sind daher für eine wissenschaftliche Psychologie die notwendigsten Grundbestandteile. Ohne diese Bestandteile kann man von einer wissenschaftlichen Psychologie gar nicht reden." (Huter 1904–1906).

6. Die Beziehung der Physiologie zu den unerklärlichen Vorgängen des Seelenlebens und zu den sinnlichen und übersinnlichen Dingen

Erst wenn Anatomie, Physiologie und Pathologie eingeführt sind, kann man an die Bearbeitung der unerklärlichen Vorgänge des Seelenlebens und an die sinnlichen und übersinnlichen Dinge herantreten.

Dann können wir das innerste Wesen der Dinge näher verstehen lernen und gelangen zum vertieften Verständnis der Wechselwirkungen in der Natur, wie sie in den Beziehungen von Mensch zu Mensch, von Organ zu Organ, von Gedanke zu Gedanke geschehen. Dass solche scheinbar „magischen" Beziehungen existieren, hat Huter öfters festgestellt. Hier geht es um die Wirkungen der verschiedenen Energien und Kräfte der Seele (Kraft-Richtungs-Ordnung), wie z. B. Konzentrationsenergie, Attraktionsenergie, Magnetismus, Lebenselektrizität, Medioma, Helioda etc.

Hier lassen wir uns auf Dinge ein, die unser materiell geprägtes Verständnis erweitern. Wir nähern uns dem Bereich der Philosophie und damit den grundlegenden Fragen unseres Daseins: Wie ist die Welt entstanden, was ist der Sinn des Lebens?

Um die Energien der Seele zu beschreiben und mitteilungsfähig zu machen, haben sich schon viele Mythologien bemüht. Wollen Heilkundige, Naturärzte, Mediziner etc. in der ganzheitlichen Betrachtungs- und Forschungsweise ebenso stark sein wie in der analytischen, so haben sie diese Bereiche zu berücksichtigen. Damit können sie sowohl die einzelnen Organe und Organsysteme wie auch den Gesamtorganismus ganzheitlich erfassen.

4.11 Die Wechselwirkungen in der TZI (themenzentrierte Interaktion)

Das dem TZI zugrunde liegende Fundament ist wiederum das Prinzip der Wechselwirkungen. Denn die themenzentrierte Interaktion (TZI) nach Ruth Cohn (1912–2010) beschreibt (als Gruppenkonzept) Lernen als einen vielfältigen Prozess, der durch vier Faktoren bestimmt ist, die miteinander in Wechselwirkung stehen und welche R. Cohn im TZI-Dreieck aufzeigt (► Abb. 37).

Diese Punkte sind:

- die Person, die sich selbst, den anderen und dem Thema zuwendet (= ICH)
- die Gruppenmitglieder, die durch die Zuwendung zum Thema und ihre Interaktionen zur Gruppe werden (= WIR)
- das Thema, die von der Gruppe behandelte Aufgabe (= ES)
- das Umfeld, das die Gruppe beeinflusst und von ihr beeinflusst wird – also die Umgebung im nächsten und weitesten Sinn (= Globe)

Grundsätzlich also besteht die TZI aus

1. dem ICH, der Persönlichkeit,
2. dem WIR, der Gruppe,
3. dem ES, dem Thema,
4. dem Globe, dem Umfeld.

Ein Team besteht immer aus Individuen.

Im Sinne der TZI können wir auch sagen: Ein „Wir" besteht immer aus mehreren „Ich". Meist wird viel zu wenig beachtet, dass es sich bei einem Team immer um eine Gruppe von einzelnen Menschen handelt, die mit ihren ganz persönlichen Eigenschaften, Bedürfnissen und Verhaltensweisen aufeinandertreffen. Ein Team besteht immer aus verschiedenen Individuen, die alle ihre Geschichte, ihre Stärken und Schwächen – oder einfacher gesagt: ihre ganze Persönlichkeit – mitbringen.

Wichtig ist auch, dass der äußere Rahmen mitbedacht wird: der Globe. Es ist eben nicht egal, wie die Gesprächsumgebung gestaltet ist, wie zeitliche Bedingungen liegen und sonstige Faktoren wirken.

Das TZI-Dreieck

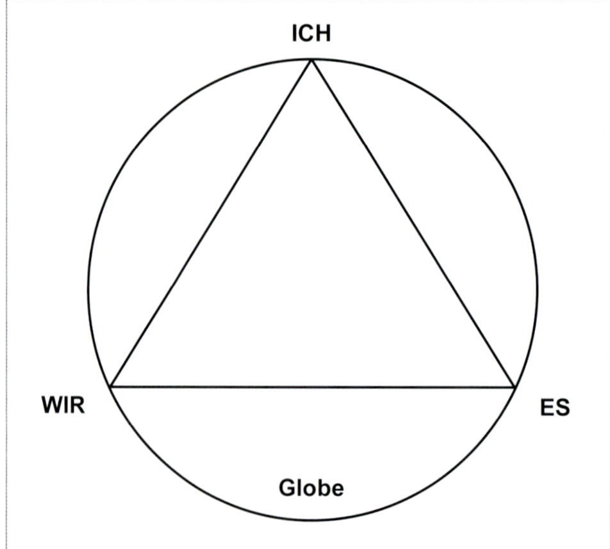

Abb. 37: Das TZI-Dreieck nach Ruth Cohn

Diese vier Faktoren (ICH – ES – WIR – Globe) sind miteinander verbunden und werden als gleich wichtig gesehen. Sie finden im TZI-Symbol, einem gleichseitigen Dreieck, das von einem Kreis umschlossen wird, ihren Ausdruck. Diese Gleichgewichtigkeit von ICH, WIR, ES und Globe ist nicht als Zustand, sondern als ein interaktiver Prozess zu verstehen. Das heißt, dass stets einige Punkte auf Kosten der anderen mehr Gewicht erlangen und alle miteinander in Wechselwirkung stehen.

Die drei Axiome der TZI nach Ruth Cohn

Cohn hat ihrem System der **themenzentrierten Interaktion** drei Axiome zugrunde gelegt (zitiert nach R. Cohn 1994), die, so finde ich, das psycho-physiognomische Grundgesetz der Wechselwirkungen wie auch die ethischen Grundsätze wertvoll ergänzt.

1. „Der Mensch ist eine psycho-biologische Einheit. Er ist auch Teil des Universums. Er ist darum autonom und interdependent. Autonomie (Eigenständigkeit) wächst mit dem Bewusstsein der Interdependenz (Allverbundenheit). Menschliche Erfahrung, Verhalten und Kommunikation unterliegen interaktionellen und universellen Gesetzen. Geschehnisse sind keine isolierten Begebenheiten, sondern bedingen einander in Vergangenheit, Gegenwart und Zukunft.

2. Ehrfurcht gebührt allem Lebendigem und seinem Wachstum. Respekt vor dem Wachstum bedingt bewertende Entscheidung. Das Humane ist wertvoll; Inhumanes ist wertebedrohend.

3. Freie Entscheidung geschieht innerhalb bedingender innerer und äußerer Grenzen. Erweiterung dieser Grenzen ist möglich. Unser Maß an Freiheit ist, wenn wir gesund, intelligent, materiell gesichert und geistig gereift sind, größer, als wenn wir krank, beschränkt oder arm sind und unter Gewalt und mangelnder Reife leiden. Bewusstsein unserer universellen Interdependenz ist die Grundlage humaner Verantwortung.

Grundlage ist also die Annahme einer umfassenden wechselseitigen Abhängigkeit der Individuen voneinander. Das unreife Individuum existiert in einem dichten Netz von Regeln, Normen und Wertauffassungen, die ihm aber nicht bewusst sind; es erfüllt gewissermaßen ‚bewusstlos' die Erwartungen seiner Umgebung, der Gesellschaft. Seine Handlungen sind reaktiv, somit auch manipulierbar. Im Konfliktfall sind aktive, zielgerichtete Handlungen nur Zufallsergebnis, grundsätzlich überwiegt aber eine fatalistische Einstellung. Der Prozess der Reifung des Individuums kann dann als zunehmende Einsichtnahme in dieses Netz von Regeln, Normen und Werthaltungen beschrieben werden; aus dem bewusstlosen Handeln wird ein zielgerichtetes, selbstbestimmtes, ‚bewusstes' Agieren des Individuums im Rahmen der Möglichkeiten."

Aus den drei Axiomen leitet Cohn ein Netz von „Verhaltensregeln" ab, auf die wir im Folgenden nicht eingehen wollen.

5 Wechselwirkungen innerhalb der Psyche

Aufgrund des bisher Erwähnten dürfen wir ruhig davon ausgehen, dass auch innerhalb der Psyche selbst Wechselwirkungen bestehen. So etwa vereinigt der hypnosystemische Ansatz Konzepte der systemischen Therapie und der Hypnotherapie nach Milton H. Erickson. Im hypnosystemischen Konzept wird alles menschliche Erleben jeweils als Ergebnis von Aufmerksamkeitsfokussierung gesehen, was wiederum mit körperlichen Elementen interagiert.

Der Fähigkeits- und Potenzialraum nach G. Schmidt, zur Erklärung des Wechselwirkungsprinzips

Unter „Innen" wird, wie schon erwähnt, das gesamte psychische Leben verstanden, wie Denkprozesse und -muster, Gefühle, Stimmungen und das innere Erleben mit all seinen Elementen. Unter „Außen" wird das physiologische/somatische Gebiet verstanden sowie die sichtbaren Reaktionen, Gangart, Mimik, Gestik usw. In gewissem Sinne ist das Gehirn und seine Tätigkeit bereits auch etwas Äußeres gegenüber dem Wesen des Geistes selbst. Gedanken kann man weder sehen noch hören, und doch sind sie eine unbezweifelbare Tatsache.

Boten zwischen dem Inneren, der Psyche, und dem Äußeren, dem Körper, sind in erster Linie die Nerven. Es ist anzunehmen, dass jeder innere Bewusstseinsvorgang irgendwie im Äußeren sich spiegelt, also nicht bloß im Gehirn, sondern im ganzen Organismus, besonders auch an der Oberfläche, wenigstens dort am leichtesten erkennbar wird. Jeder geistige Vorgang übt ohne Zweifel einen – wenn auch noch so minimalen – Reiz aus, ruft somit auch eine Veränderung im Ganzen des Organismus hervor. Der Körper, sein Ausdruck und Verhalten sind somit als letztes Resultat von Milliarden von Reizen zu betrachten, die vom Geiste auf denselben ausgeübt wurden; aber auch umgekehrt (gemäß dem Wechselwirkungsprinzip) gilt: Die Psyche (inneres Erleben, Wohlbefinden, Stimmung) kann das Resultat (die Wirkung) z. B. eines Körpermusters sein.

Auch innerhalb des Individuums, sogar innerhalb der Psyche selbst, geschehen Wechselwirkungen, z. B. zwischen Gedanken, Gefühlen, Haltungen, Handlungen, Träumen und Imaginationen. Das innere Erleben (die Psyche, das Bewusstsein) drückt sich aus durch Gedanken, Träume, Gefühle, Emotionen, Stimmungen, die Sprache (und deren Inhalt), den Körperausdruck als Body-Feedback, den Gesichtsausdruck als Facial Feedback (Ekman 2004), das Atmungsmuster u.v.m. Das innere Wohlbefinden dient dabei als Gradmesser, ob das Erleben eher ein gewünschtes oder unerwünschtes ist. Jedes Individuum lebt in einer Umwelt und steht auch mit dieser und mit anderen Individuen in Wechselwirkung und Beziehung.

Das innere Erleben

(Inneres) Erleben wird nach Erickson und Schmidt verstanden als ein Fokus der Aufmerksamkeit. Alles Erleben ist ein Ergebnis/Ausdruck des Aufmerksamkeitsfokus. Dieser Aufmerksamkeitsfokus kann nun bewusst/willkürlich und unbewusst/unwillkürlich sein, nach dem Grundsatz:

Dahin, wo die Aufmerksamkeit hingeht, geht unsere Energie (und umgekehrt).

„Dort, wo die Aufmerksamkeit hingeht, geschehen verwirklichte Physiologie, Emotion und Denken."
(Gunther Schmidt, 2005)

Aus Forschungen ist bekannt, dass dort, worauf die Aufmerksamkeit fokussiert wird, psycho-physiologische Wirkung/Aktivität geschieht. So konnten je nach Fokus hormonelle oder immunologische Veränderungen nachgewiesen werden. Die grundsätzliche Ausrichtung des Fokus im Alltag entspricht unserer „Gewohnheitswirklichkeit" und somit unserem gewohnten Erleben (ob erwünscht oder unerwünscht). ► Abb. 38 (nach Schmidt 2005) versinnbildlicht das Gesagte. Der große Kreis soll dabei das gesamte Erlebnispotenzial darstellen, das einem Menschen grundsätzlich möglich ist. Schmidt nennt es deshalb unseren „Möglichkeitsraum". Was der Mensch dann tatsächlich jeweils als „echte Wirklichkeit", als „real", als „so ist es doch!" erlebt, wird hier verstanden als nur ein möglicher Ausschnitt aus diesem Möglichkeitsraum, also als der Sektor der Wahrnehmungsmöglichkeiten, den der betreffende Mensch gerade auswählt. Dies muss keineswegs eine bewusste Wahl sein, meist läuft dies automatisiert ab. Wenn der aktuelle Alltagsfokus z. B. im Traumgeschehen durch den Traumfokus abgelöst wird, wird der Betroffene als Träumender körperlich und seelisch auch zu jemand anderem. Entsprechend dem Traum ändert sich auch das innere Erleben, das wissen wir aus Erfahrung.

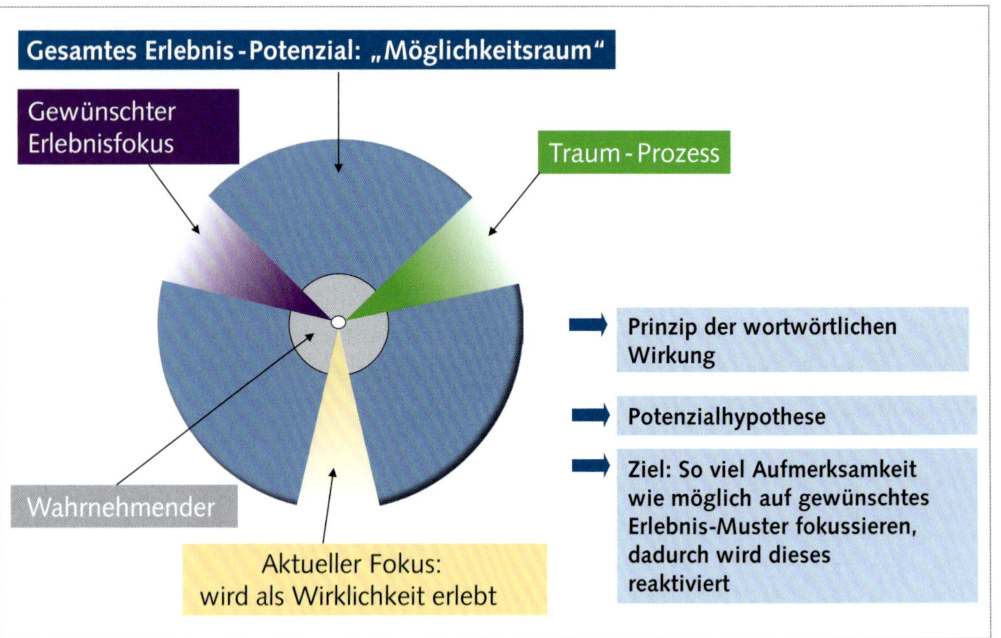

Abb. 38: Fähigkeits- und Potenzialraum nach G. Schmidt

Gerade die Unterschiede zwischen dem Traum- und dem Alltagserleben zeigen, dass eine (unwillkürliche) Umfokussierung der Aufmerksamkeit auch sehr schnell andere Erlebnismuster wirksam aktiviert. Solche jedem Menschen vielfach zugänglichen Erfahrungen sind ein klarer Beleg für die „Potenzialhypothese“, also die Annahme, dass jeder Mensch praktisch immer schon alle Kompetenzen, z. B. für eine hilfreiche Lösung, als Potenzial in sich trägt, auch wenn diese oft zunächst schwer zugänglich sein mögen.

Die eigene (innere, subjektive) Realität (als Konstrukt) kann auch mithilfe der „internalen Erlebniselemente“ (siehe unten) beschrieben werden.

Die Wechselwirkung zwischen innerem Erleben und den internalen Erlebniselementen

Das innere Erleben kommt durch internale Erlebniselemente zum Ausdruck. Aber auch umgekehrt gilt: Durch das Produzieren von bestimmten Erlebniselementen entsteht eine bestimmte Art an innerem Erleben. Als internale Erlebniselemente nennt Schmidt sämtliche Elemente, die ein bestimmtes inneres Erleben begleiten. Diese können psychischer und somatischer Natur sein, wie z. B. das Atemmuster, die Körperkoordinationen (sämtliche Ausdrucksarten der Körpersprache – Mimik, Haltung, Gestik), das Zeiterleben und wie sich (siehe unten) durch die allgemeine Wahrnehmung Submodalitäten ausdrücken (Farben, Größen, Distanzen usw.).

Inneres Erleben und die Repräsentationssysteme mit ihren Submodalitäten
Wir bilden unsere Umwelt mithilfe verschiedener Repräsentationssysteme ab, sodass schließlich eine innere Landkarte der äußeren Welt entsteht. Im Einzelnen unterscheiden sich die Repräsentationssysteme aufgrund ihres unterschiedlichen Sinneszugangs zur Welt. Jedes Repräsentationssystem verfügt nochmals über ihm eigene Bereiche der Unterschiedsbildung (Submodalitäten). Es lassen sich folgende Repräsentationssysteme bzw. Sinneskanäle mit ihren jeweiligen Submodalitäten unterscheiden:

- **Visuelles Repräsentationssystem (Sehen)** mit folgenden Submodalitäten:
  - schwarz – weiß
  - Farben
  - dreidimensional – zweidimensional
  - links – rechts
  - oben – unten
  - vorne – hinten
  - nah – weit (Distanz)
  - hell – dunkel
  - klar – verschwommen
  - dick – dünn
  - weitere Lichtqualitäten: Richtung, Art
  - Statisches oder bewegtes Bild. Bei Bewegung lässt sich zwischen Art, Tempo, Rhythmus, Richtung etc. unterscheiden.
  - Assoziiertes („Im-Bild-sein", „Mit-den-eigenen-Augen-Sehen") oder dissoziiertes Bilderleben („Sich-selbst-Sehen"). Bei dissoziierter Vorstellung lässt sich differenzieren zwischen Entfernung, Größe und Form des Bildes, Art des Rahmens etc.

- **Auditives Repräsentationssystem (Hören)** mit folgenden Submodalitäten:
  - Töne, Klänge, Stimmen, Geräusche
  - monoton, chaotisch oder melodiös
  - räumlich oder ohne bestimmte Richtung
  - Geschwindigkeit, Tempo, Rhythmus
  - Klangfarbe
  - Lautstärke
  - Tonlage
  - Modulation (Betonung einzelner Teile)
  - innere Stimmen bzw. Monologe

- **Kinästhetisches Repräsentationssystem (Tasten, Spüren, Berühren)** mit folgenden Submodalitäten:
  - Körperhaltung
  - Körperkoordination
  - Bewegung
  - Gestik
  - Mimik
  - kalt – warm (Das Temperaturempfinden liefert Informationen über die Umwelt und den eigenen Körper.)
  - weich – hart
  - glatt – rau
  - Ort im Körper
  - Gestalt: flächig – begrenzt
  - mit weichen oder harten Konturen
  - innerer oder äußerer Druck
  - Intensität
  - statisch oder veränderlich
  - Druck auf der Haut
  - Druck und Empfinden von Berührung
  - die Wahrnehmung des eigenen Körpers über Atmung, Gleichgewichtssinn, Spannungszustände der Muskulatur, die inneren Organe (Magen, Darm etc.), Schmerzen etc.
  - weitere Qualitäten (kribbelnd, stechend etc.)

- **Olfaktorisches Repräsentationssystem (Riechen)** mit folgenden Submodalitäten:
  - aromatisch – übelriechend
  - weitere Qualitäten: brennend, stechend, betäubend etc.

- **Gustatorisches Repräsentationssystem (Schmecken)** mit folgenden Submodalitäten:
  - scharf – mild
  - salzig – süß
  - sauer
  - bitter
  - weitere Qualitäten: brennend, stechend etc.

Jede Umweltwahrnehmung wird in einem für das jeweilige Sinnesorgan spezifischen Speicher mit eigenem Kode „repräsentiert". Im visuellen Repräsentationssystem speichern wir z. B. das Aussehen einer Person, Bilder, Farb- und Formbeschreibungen usw.

Auch bei der Übersetzung der verschiedenen Repräsentationsformen ins Sprachbewusstsein und bei unseren inneren gedanklichen Dialogen bleiben die ursprünglichen Kodierungen ein Stück weit erhalten. Deshalb lässt sich auch an **sprachlichen Formulierungen** erkennen, in welchem Repräsentationssystem die Erfahrungen, von denen jemand berichtet, gemacht wurden.

Diese unterschiedlichen Repräsentationssysteme und ihre Submodalitäten nehmen nebst anderen Elementen aktiv an den Konstruktionsprozessen über unsere Realität und somit an unserem inneren Erleben teil. Sie bestimmen deshalb auch unsere Kommunikationsart mit. Submodalitäten sind die Grundbausteine der Sinneswahrnehmung (sozusagen der grundlegende Code des Gehirns), aus denen jedes Bild, Geräusch, Gefühl und jedes Erleben zusammengesetzt sind. Aufgrund der Submodalitäten wird eine Situation, ein bestimmtes Erleben gespeichert. Deshalb ist dieses Erleben auch durch die Submodalitäten abrufbar. Dies alles wiederum steht in Beziehung zum Verhalten.

Repräsentationssysteme und Submodalitäten sind wesentliche Bausteine der Struktur unserer Erfahrung und unseres Erlebens. Sie gehören gemäß Schmidt (2005) in die Liste der „internalen Erlebniselemente". Wir können kurz zusammenfassen: Die Wahrnehmung der äußeren objektiven Welt mit den Modalitäten (Sinnen) und Submodalitäten wird internalisiert (verinnerlicht) als internale Erlebniselemente. Dadurch wird die innere subjektive Welt so erfahren und erlebt, dass sie mit Modalitäten, Submodalitäten und Metaphern – die auch aus (Sub-)Modalitäten bestehen – beschrieben, versteh- und begreifbar gemacht werden können.

Die Submodalitäten als internale Erlebniselemente und die Konstruktion der Realität und des inneren Erlebens

Wenn jemand etwas in seinem eigenen Erleben als Problem wahrnimmt, drückt dies immer eine Art innere Gegensätzlichkeit aus. Das bewusste, willkürliche „Ich" will „etwas" nicht, aber auf unwillkürlicher Ebene (im „Es") entsteht unabhängig davon eine Dynamik, die vom „Ich" als unangenehm, leidvoll, in jedem Fall als massiv abweichend vom gewünschten Soll erlebt wird. „Ich" und „Es" kooperieren also nicht konstruktiv, sondern arbeiten gegeneinander, oft aber so, dass das bewusste „Ich" gar nicht mehr deutlich wahrnimmt, wie die Dynamik auf unwillkürlicher Ebene abläuft. (Schmidt 2005)

Allgemein kann man sagen, dass die Beschreibungen, die Menschen von Problemen, Symptomen und dem inneren Erleben machen, sich in fast allem decken mit Beschreibungen von Submodalitäten als Bausteine der Struktur der Erfahrung und der sogenannten Realität. Die Submodalitäten werden also sowohl verwendet zur Wahrnehmung der äußeren Welt als auch zur Konstruktion der inneren Welt, als inneres Erleben. Diese Wechselwirkungen und gegenseitigen Beziehungen spiegeln in eindrücklicher Weise das Grundgesetz der Psycho-Physiognomik wider, dass nämlich das innere Erleben einen Einfluss auf unser Verhalten hat. Wir erkennen aber auch eindeutig die Wechselwirkungen innerhalb der Psyche selbst, zwischen Gefühl, Gedanken und Erleben.

Grundsätzlich kann man sagen, dass jedes Erleben ein synchron „gewebtes" Muster verschiedenster Erlebniselemente auf den unterschiedlichen sinnlichen Ebenen darstellt, in einer Mischung willkürlicher und unwillkürlicher Anteile. Insofern können auch Lösungserlebnisweisen differenziert in den gleichen Kategorien wie (Problem-)Symptome beschrieben werden (die auch solche „gewebten" Muster sind, nur mit unerwünschten Ergebnissen).

Die erste und wichtigste Intervention für die Musteränderung ist üblicherweise die Rekonstruktion des Problemmusters, insbesondere die Rekonstruktion der bisher ablaufenden unwillkürlichen Prozesse. Die besten Erfahrungen hat Schmidt damit, die gleichen Beschreibungen sowohl für ein sog. „Problemmuster" als auch für die damit verbundenen gewünschten Alternativen zu machen und diese beiden Muster zu vergleichen (Problem-Lösungs-Vergleich). Gerade der Vergleich und die damit verbundene Unterschiedsbildung ergeben enorm wichtige, lösungsrelevante Informationen.

„Faustregel": Eine Musteränderung auf einer dieser Ebenen kann das ganze Problemmuster verändern. Hier erkennen wir wiederum das Prinzip der Wechselwirkung.

Der Prozess menschlicher Wahrnehmung kann somit durch sehr viele Erlebniselemente beschrieben werden, die sich alle gleichzeitig als Bestandteile des Erlebnismusters auswirken können. Die Erlebniselemente, so Schmidt, sind nun ihrerseits miteinander „verwebt" oder gekoppelt, z. B. mit einem sie begleitenden Atemmuster, einer bestimmten Körperkoordination, bestimmten Bewegungsabläufen, Empfindungen oder inneren Dialogen usw. Entsprechend genügt es oft, nur wenige Elemente eines Musters zu verändern, um das ganze Muster „in Bewegung" zu bringen, um (oft auch sehr nachhaltig) wirksame verändernde Umfokussierungen mit Zugang zu gewünschten Kompetenzen zu erreichen.

6 Die moderne Wissenschaft im Lichte der Wechselwirkungen

Moderne Wissenschaften sind voller Theorien, die das psycho-physiognomische Grundgesetz der Wechselwirkungen zwischen Körper und Psyche sowie Individuum und Universum untermauern und eindrücklich bestätigen. Das psycho-physiognomische Gesetz der Wechselwirkungen ist das Fundament, auf dem die modernen Wissenschaften aufbauen. Aus diesem Grunde wollen wir kurz einige Disziplinen betrachten, deren Definitionen allein uns schon auf die gesuchten Wechselwirkungen hinweisen.

6.1 Grundlagen der Psychosomatik

Körper, Geist und Seele stehen in Wechselwirkung. Worüber wir nachdenken und wie wir uns fühlen, hat einen Einfluss auf unser körperliches Befinden und umgekehrt. Unser Denken beeinflusst unsere Psyche und die Zellen und Organe unseres Körpers.

Wer unter psychosomatischen Beschwerden leidet, verspürt körperliche Symptome, die medizinisch nicht erklärbar sind. So kann ein Bluthochdruck entstehen, wenn wir uns über längere Zeit hinweg gestresst und gehetzt fühlen und nicht in der Lage sind, den Stress angemessen zu verarbeiten.

Es gibt viele Redensarten, die das Zusammenspiel von Psyche und Körper zum Ausdruck bringen:

- Etwas schlägt uns auf den Magen.
- Bei Liebeskummer hat man ein gebrochenes Herz.
- Ein Problem bereitet uns Kopfzerbrechen.
- Etwas geht uns an die Nieren.
- Sich etwas zu Herzen nehmen.
- Schwer ums Herz sein.
- Es läuft einem die Galle über.
- Es verschlägt einem die Sprache.
- Etwas geht uns unter die Haut.
- Etwas liegt wie ein Stein im Magen.
- Man hat einen Kloß im Hals.

Gefühle wie Ärger, Trauer oder Depressionen belasten den Körper und können, wenn sie länger bestehen, zu psychosomatischen Erkrankungen führen. Chronische Anspannung, Angst, Hilflosigkeits- und Einsamkeitsgefühle führen zu einer Schwächung unserer körpereigenen Selbstheilungskräfte.

6.2 Die 4 Ebenen der Psychosomatik

In den Zeugnissen aller Epochen der abendländischen Geschichte kann man vom Zusammenhang von Körper und Psyche, Leib und Seele, Geist und Natur lesen. Solche Gedanken waren bis Mitte des 19. Jahrhunderts ein selbstverständlicher Bestandteil der Medizin, traten aber in den Hintergrund, als die streng wissenschaftliche Medizin immer größere Bedeutung erlangte. Am Anfang des 20. Jahrhunderts tauchten diese Gedanken als Gegenbewegung wieder auf. Jede medizinische Disziplin hat mittlerweile im Umgang mit Krankheit und Gesundheit mit folgenden Ebenen zu tun:

- biologische Ebene
- personale Ebene
- zwischenmenschliche Ebene
- soziokulturelle Ebene

Die Psychosomatik sieht die Ebenen als eng miteinander verwoben. Sie werden nur künstlich auseinandergehalten.

Die biologische Ebene

Die biologische Ebene erfasst die Krankheit im herkömmlichen medizinischen Sinn. „Im Mittelpunkt des Interesses steht das störende oder erkrankte Organ. Das zugehörige Modell von Krankheit sieht den Körper als ein vernetztes, zelluläres, neuronales, endokrines System, dessen Gleichgewicht durch äußere oder innere Reize gestört werden kann, sodass vielfältige Dysregulationen erfolgen und Prozesse der Gegenregulation und Bewältigung in Gang gesetzt werden (Beispiel: die Entzündung eines Gewebes als Antwort auf eingedrungene Erreger)." (Rudolf & Henningsen 2013)

In der biologischen Ebene erfolgt eine Therapie über Medikamente oder durch Rehabilitationsmaßnahmen (z. B. Entlastung). In der Psychosomatik bildet die biologische Ebene einen wichtigen Pol des therapeutischen (bzw. ärztlichen) Handelns. Die biologische Ebene ist, psychosomatisch betrachtet, eine von vier Ebenen. Die Ausschließlichkeit der biologischen Ebene, wie dies z. B. in den radikal ausgerichteten naturwissenschaftlich-medizinischen oder pharmazeutischen Richtungen anzutreffen ist, wird kritisiert.

Die personale Ebene

Die Psychosomatik betont, dass es nicht Organe, sondern Menschen und nicht Krankheiten, sondern Kranke zu behandeln gilt.

Eine Person ist dadurch gekennzeichnet, dass sie denkt und fühlt, Absichten hat und Wertungen vornimmt und nicht nur einen Körper besitzt, der einen organischen Befund aufweist. Ihr Denken und Fühlen basiert auf ihrer Erfahrung.

- Jeder Mensch hat eine eigene Biografie, die sein Selbstverständnis und sein Weltbild geprägt hat.
- Jeder Mensch hat eigene Absichten und erschafft sich ständig seine eigene Welt.
- Jeder Mensch hat Wünsche und Hoffnungen für die Zukunft.
- Der Mensch kann sich selber reflektieren und hat so ein Bewusstsein seines Selbst.
- Der Mensch kann registrieren, dass er von unbewussten Gefühlen und Gedanken geleitet wird.
- Der Mensch erschließt sich die Welt in Form von Symbolen (z. B. Sprache oder Zeichen).
- Der Mensch bemüht sich um eine Identität, indem er seine Geschichte, seine Zukunft und sein Selbst zu einem Ganzen zu integrieren sucht. Dadurch kann der Mensch seinem Erleben einen Sinn und eine Struktur geben.

Jede Situation, vor die ein Mensch gestellt wird (z. B. als Patient in der Klinik), und jede Information, die er erhält (z. B. die Diagnose des Arztes), nimmt er in seine bestehende Erfahrungs- und Sinnstruktur auf. Dieser Vorgang ist subjektiv, und der Patient konstruiert selber subjektive Theorien über den Verlauf und die Ursache seiner Krankheit, die sich von den Ansichten der wissenschaftlichen Medizin unterscheiden können. In vergangenen Zeiten wurde dieser subjektiven Perspektive des Patienten keine Bedeutung beigemessen. Heutzutage haben Forschungen zur subjektiven Krankheitstheorie und zur Krankheitsbewältigung dazu beigetragen, der wissenschaftlichen Sicht von Krankheit das Verständnis der Kranken hinzuzufügen.

Therapeutische Konsequenzen hat diese Sichtweise vor allem da, wo es um die Bewältigung schwer zu heilender Krankheiten (z. B. chronische Erkrankungen) geht. Eine Krankheit stellt eine massive Bedrohung dar und erfordert psychische Bewältigungsaktivitäten, um das Kranksein sinnvoll in den eigenen Lebenszusammenhang zu integrieren. „Vom

Gelingen oder Misslingen eines solchen Bewältigungsprozesses hängt nicht nur das subjektive Wohlbefinden oder Leiden des Patienten (Lebensqualität) ab, sondern sogar die Besserungsrate oder Überlebensquote. In den bekannten Untersuchungen von Spiegel (1989) konnte nachgewiesen werden, dass diejenigen an metastasierendem Brustkrebs erkrankten Frauen, die in einer Gruppenpsychotherapie eine starke psychosoziale Unterstützung im Umgang mit ihrer Krankheit erfuhren, nicht nur eine wesentlich bessere Lebensqualität beschrieben, sondern im Durchschnitt auch rund doppelt so lange lebten wie die unbehandelten Patientinnen." (Rudolf & Henningsen 2013)

Die personale Ebene ist für die psychosomatische Medizin besonders wichtig. Es geht darum, sich in den Menschen einzufühlen und so die Asymmetrie der Arzt-Patient-Beziehung zu relativieren. Für viele Ärzte gehört ein solches Verhalten zum Berufsalltag, ohne dass sie dieser Ebene eine besondere wissenschaftliche Aufmerksamkeit schenken würden, sondern sie entwickeln sie aus ihrer Lebens- und Berufserfahrung heraus.

Die zwischenmenschliche Ebene

Der Mensch ist ein soziales Wesen, das ständig in realen Beziehungen steht und sich mit ihnen befasst. Hier beginnt die psychodynamische Ebene, die vor allem die soziale Natur des Menschen betont.

Die Lebensgeschichte eines Menschen besteht aus Interaktionen mit anderen Menschen. Dies fängt schon mit dem Verschmelzen der Ei- mit der Samenzelle an. Ohne liebende Interaktion seiner Eltern könnte das neue junge Leben gar nicht entstehen. Während der Schwangerschaft kann sich das werdende Kind nicht losgelöst von der Umgebung entwickeln. Es ist geradezu von der Mutter abhängig, es „hängt" metaphorisch betrachtet durch die Nabelschnur an der Mutter und ist durch sie mit der Umgebung „verbunden".

Nach der Geburt hat der Säugling die intensivste Beziehungserfahrung zu seiner Betreuungsperson. Die zwischenmenschliche Ebene bleibt über alle Stufen der Beziehungserfahrungen des Kindes hinweg bestehen, bis ins Erwachsenenalter hinein. „Aus dem Niederschlag dieser Erfahrungen bildet sich die Persönlichkeit als eine Struktur des Erlebens und des Verhaltens." (Rudolf & Henningsen 2013)

Diese Erfahrungen sind im körperlich-vegetativen Gedächtnis eingegraben, beispielsweise als Körperhaltung, als typische Mimik oder Gestik oder aber auch als Bereitschaft körperlichen Reagierens. Sie sind weitgehend unbewusst und werden immer wieder aktiviert.

Neue Beziehungen werden von den Mustern alter Erfahrungen geprägt. Sind die frühen Erfahrungen, die die Struktur des Menschen geprägt haben, sehr belastend und schmerzhaft gewesen, werden diese sogenannten Traumen und Konflikte in der Struktur gespeichert. Diese Konflikte können zwar vorübergehend verarbeitet oder verdrängt werden, liegen aber unterschwellig immer bereit. Kommt auf den Erwachsenen eine herausfordernde Schwierigkeit zu, kann es sein, dass diese genau den wunden Punkt des inneren Konfliktes trifft. Unter gewissen Umständen genügt der sprichwörtliche Tropfen, um das Fass zum Überlaufen zu bringen. „Das konflikthafte Thema kann nicht länger bewältigt oder verdrängt werden, das ganze System gerät krisenhaft aus dem Gleichgewicht, es kommt zur Symptombildung im psychischen oder psychosomatischen Bereich." (Rudolf & Henningsen 2013)

Der Konflikt wird über die Bildung des Symptomes teilweise oder verzerrt zum Ausdruck gebracht. Es ist der Lösungsversuch, ein Gleichgewicht wiederherzustellen, jedoch mit „fatalen Folgen", und kann auch als Selbstheilungsversuch gesehen werden. Psychosomatisch orientierte Berater beschäftigen sich deswegen mit dem Beziehungssystem des Betroffenen.

Anzumerken ist, dass auch die Berater-Klient-Beziehung ein Teil dieses Beziehungssystems ist. Die Interaktionsprozesse zwischen Berater und Klient haben im psychosomatischen Modell einen entscheidenden Einfluss auf das Behandlungsergebnis.

Die soziokulturelle Ebene

Menschen leben nicht nur in Zweierbeziehungen, sie sind auch vernetzt in Gemeinschaften. Die sozialen Systeme wiederum sind kulturell geprägt. „Ein sozial lebendes Wesen braucht geradezu bedürfnishaft das Gefühl des Miteinander, des Dazugehörens, des Übereinstimmens, gleichzeitig lebt der Einzelne in der Überzeugung, ganz aus sich heraus zu entscheiden und zu handeln, ein einmaliges Individuum zu sein, das sich von allen anderen unterscheidet. Aus dieser paradoxen Situation heraus versucht der Einzelne, seine individuellen Ziele zu verfolgen, und doch tut er, was alle tun, und denkt, was alle denken." (Rudolf & Henningsen 2013) Das Individuum verinnerlicht die Überzeugungen und Normen seiner Gemeinschaft. Mythen, Erzählungen und Werte vermitteln eine kulturelle Tradition. Daraus entsteht die Art und Weise im Umgang mit Konflikten, Anschauungen werden geprägt, Regeln des emotionalen Ausdrucks usw.

„Die Medizin ist ebenso ein Teil der Kultur, wie auch Krankheiten auf dem Boden der eigenen Kultur entstehen und manche (insbesondere psychosomatische Störungen) sich als kulturspezifische Konflikte verstehen lassen. Beispielsweise lässt sich das Krankheitsbild der Magersucht schwer ohne die Betrachtung der Rollenkonflikte und Identitätsprobleme junger Frauen in typischen Familienstrukturen unserer Gesellschaft verstehen. Für einen Arzt bedeutet der Einbezug der gesellschaftlichen Perspektive, dass er seine eigenen Wertüberzeugungen und Einstellungen kritisch reflektiert und die des Patienten im Hinblick auf dessen gesellschaftlichen Hintergrund möglichst vorurteilsfrei wahrnimmt." (Rudolf & Henningsen 2013)

6.3 Fächerübergreifende Aufgaben der Psychosomatik

„Organmedizinische Fächer und Psychosomatik richten den Fokus ihrer Aufmerksamkeit auf unterschiedliche Ebenen: Eine naturwissenschaftlich ausgerichtete Medizin hat ihren Schwerpunkt in der biologischen Ebene, eine psychosomatische Medizin im Sinne von Weizsäcker betont die personale Dimension, eine psychoanalytische oder im weiteren Sinne psychodynamisch orientierte Psychosomatik fokussiert die Ebene der Interaktion, eine gesellschaftspolitisch interessierte Medizin oder eine kulturtheoretisch ausgerichtete Psychosomatik kommt nicht ohne die soziokulturelle Ebene aus." (Rudolf & Henningsen 2013)

Es besteht die Notwendigkeit zur Vernetzung und damit zum systemischen Denken unter Einbezug der verschiedenen Ebenen. Die psychosomatischen Ansätze haben nur dann eine Bedeutung, wenn sie eng mit der biologischen Ebene Kontakt halten. „Klinische Psychosomatik kann nur dort realisiert werden, wo man ernsthaft um die theoretische und handlungspraktische Verknüpfung der vier Ebenen bemüht ist." (Rudolf & Henningsen 2013)

Insofern ist der Ansatz fächerübergreifend. Wichtig dabei ist vor allem, dass die Beratenden lernen, das eigene Gebiet auch aus der Sicht einer anderen Disziplin zu sehen. Gesundheit kann als gelungene Anpassung auf allen Ebenen verstanden werden.

(!) Krankheit hat immer mehrere Ebenen: psychologische, soziale, entwicklungsbedingte und körperliche.

Psychosomatische Modellvorstellungen

- Das körperliche Symptom ist ein Symbol. Es drückt in der Beziehung zu anderen Menschen die unbewussten und nicht geäußerten Beziehungsaspekte aus.
- Das körperliche Symptom ist eine Folge spezifisch seelischer Konflikte. Es gibt einen

Parallelismus: Spezifische seelische Konflikte entsprechen spezifischen körperlichen Reaktionsmustern.
- Das körperliche Symptom tritt auf, da die Person unfähig ist, ihre Konflikte psychisch zu verarbeiten.
- Es können psychische Symptome als Folge körperlicher Erkrankungen auftreten.

Die Störungsformen der Psychosomatik

Georg Alexander veröffentlichte im Jahr 1950 sein Werk „Psychosomatische Medizin", in dem er vier psychosomatische Krankheitsobergruppen mit unterschiedlichem Schweregrad unterscheidet:
- Befindlichkeitsstörungen (nicht organische Körpersymptome ohne funktionelle oder somatische Störungsursachen mit keinem oder geringem Krankheitswert)
- funktionelle (somatoforme und dissoziative) Störungen (primär nicht organische Störungen mit Krankheitswert)
- psychosomatische Störungen im engeren Sinne (organische Erkrankungen durch psychosoziale Auslöser oder Verstärker)
- somatopsychische Erkrankungen (organische Erkrankungen mit psychosozialen Folgen)

Die meisten Menschen verstehen unter Psychosomatik lediglich die oben erwähnten psychosomatischen Störungen und vernachlässigen die anderen erwähnten Formen. Unter psychosomatischen Erkrankungen versteht man körperliche Erkrankungen und Beschwerden, die durch psychische Belastungen hervorgerufen werden. Psychische und soziale Faktoren spielen dabei eine bedeutende Rolle in der Auflösung, Aufrechterhaltung oder Verschlimmerung der Störung.

Fazit

Im Rahmen des heute gängigen biopsychosozialen Krankheitsverständnisses geht man davon aus, dass jede Krankheit eine körperliche, psychische und soziale Komponente hat. Psychische Störungen wie eine Angststörung oder eine Depression zeigen sich auch in Form körperlicher Symptome. Ebenso haben auch körperliche Krankheiten psychische und soziale Auswirkungen. Demnach kann man jede körperliche Erkrankung unter psychosomatischen Gesichtspunkten betrachten.

„Da rein medizinische Maßnahmen allein oft keine ausreichende Besserung bringen, werden psychosomatische bzw. verhaltensmedizinische Behandlungskonzepte zukünftig immer wichtiger, um die Lebensqualität der Betroffenen zu verbessern. Diese Sichtweise erfordert eine interdisziplinäre Zusammenarbeit aller heilenden und helfenden Berufsgruppen." (Morschitzky & Sator 2010)

6.4 Das biopsychosoziale Modell

Das biopsychosoziale Modell gilt inzwischen als die vermutlich anerkannteste Theorie für die Beziehung zwischen Körper und Psyche. Wohlgemerkt, Carl Huter hat sein Modell der Wechselwirkungen zwischen Körper und Psyche schon Jahrzehnte vorher postuliert. Auch bei ihm finden wir die Wechselbeziehung zwischen Körper und Psyche sowie Individuum und sozialem Umfeld im Sinne des biopsychosozialen Modells.

Das biopsychosoziale Modell ist gegenwärtig eines der bedeutendsten und am meisten anerkannten Theoriekonzepte, innerhalb dessen der Mensch sowohl bei der Erklärung der Leib-Seele-Einheit wie auch bei den Themen Gesundheit und Krankheit sowie Stress erklärbar und verstehbar wird. Krankheit und Gesundheit sind im biopsychosozialen Modell nicht als ein Zustand definiert, sondern als ein dynamisches Geschehen.

Das biopsychosoziale Modell stellt einen konzeptuellen Rahmen bereit, der sich für eine Vielzahl von Wissenschaften, darunter Medizin, Psychologie und Sozialtheorien wie z. B. die Systemtheorie, als fruchtbar erweist. Unter einem System versteht man eine Menge von Elementen, zwischen denen Beziehungen bestehen. Lebende Systeme tauschen Materie, Energie und Informationen mit der Umwelt bzw. zwischen ihren Subsystemen aus. Im Kern des biopsychosozialen Modells steht die Überlegung, dass die Natur auf einem Kontinuum hierarchisch geordnet ist (siehe ▶ Abb. 39, erweitertes Modell), wobei die komplexeren und größeren Einheiten jeweils über den weniger komplexen und kleineren Einheiten aufgebaut sind.

Das biopsychosoziale Modell beschreibt also die Natur als eine hierarchische Ordnung von Systemen. Nichts existiert isoliert, alle Ebenen der Organisation sind verbunden, sodass eine Änderung auf der einen Ebene im Prinzip auch eine Änderung in den anderen Ebenen, vor allem in den angrenzenden Systemebenen, bewirken kann. Ein Ereignis läuft aufgrund dieser Vernetzung mehr oder weniger gleichzeitig in verschiedenen Dimensionen ab, was einer parallelen Verschaltung gleichkommt.

Für unsere Betrachtung ist es zweckmäßig, uns auf den mittleren Teil des Gesamtmodells zu konzentrieren (▶ Abb. 40). Dieser Mesokosmos ist jener Bereich der Wirklichkeit, in welchem die Person als erlebendes Subjekt eine Sonderstellung gegenüber einem Beobachter einnehmen kann. Dieser Bereich in der hierarchischen Ordnung der Natur ist hier mit den „Grenzen des subjektiven Erlebnisraumes" skizziert.

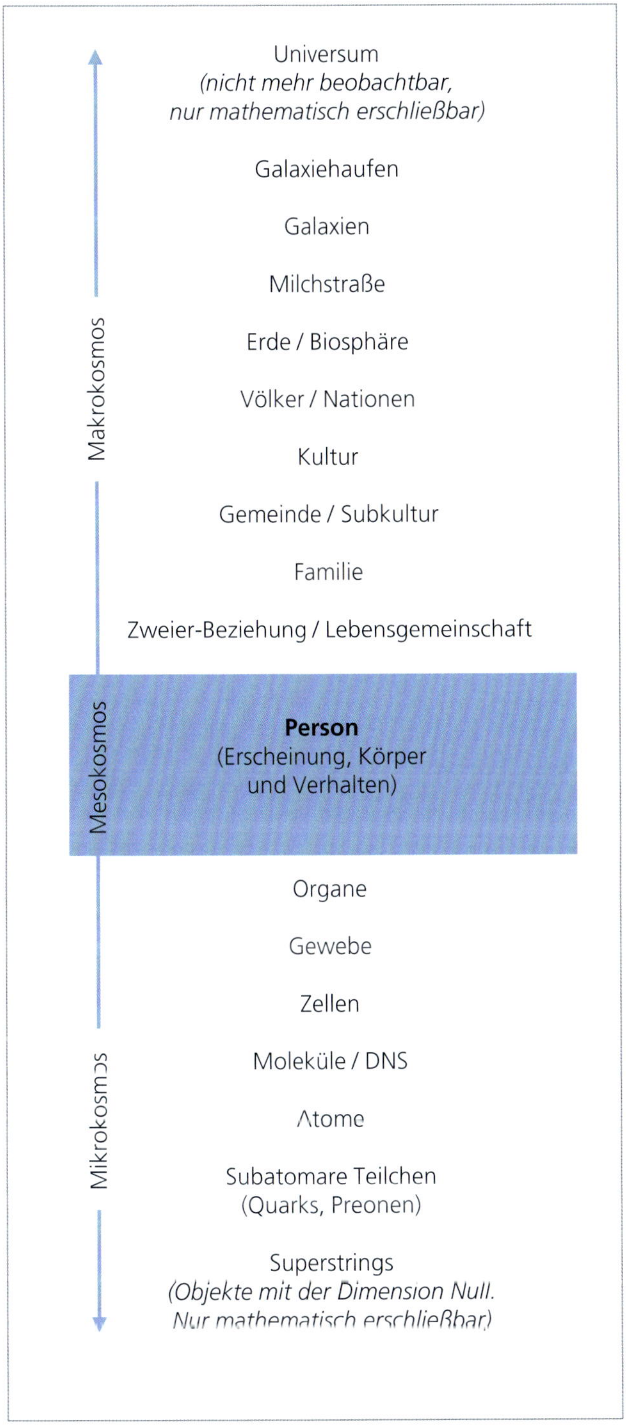

Abb. 39: Das erweiterte biopsychosoziale Modell

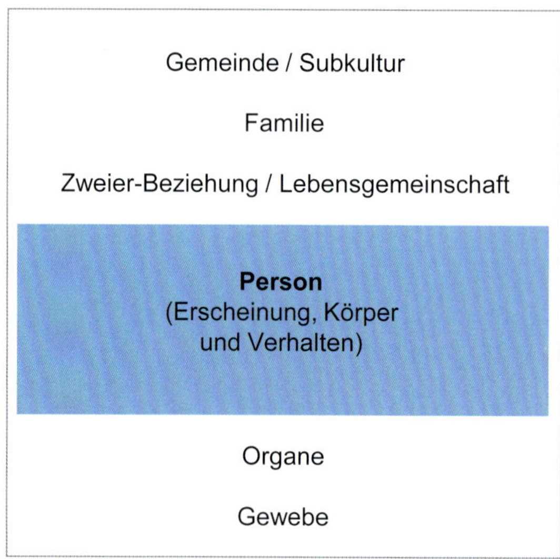

Abb. 40: Der mittlere Teil des erweiterten biopsychosozialen Modells aus Abb. 39

Die „Person" – ihre physische Erscheinung sowie ihr Erleben und Verhalten – wird als ein Ganzes gesehen. Die Person besteht einerseits aus Subsystemen (Organen) und ist gleichzeitig den anderen Organsystemen übergeordnet. „Bezüglich geistiger Phänomene einerseits und körperlicher Phänomene andererseits sagt die Theorie, dass mentale Phänomene relativ zum Nervensystem emergent sind (...). Der zentrale Begriff ist hier die Emergenz, also das Hervorbringen von Phänomenen, die auf der jeweils darunterliegenden Systemebene nicht vorhanden sind und damit dort auch nicht als Erklärungsgrundlagen zur Verfügung stehen. Dies steht in Übereinstimmung mit Gödels Beweis (s. Hofstadter 1985), wonach es tatsächlich einen höher liegenden Weg – quasi einen ‚Hochsitz' – der Betrachtung von Geist und Hirn geben könnte, von wo Konzepte auszumachen sind, welche auf hierarchisch niedrigeren Stufen nicht aufscheinen, und dass dieses Niveau eine Erklärungsfähigkeit besitzt, welche auf niedrigeren Ebenen nicht einmal im Prinzip existiert." (Egger 2005)

Daraus kann abgeleitet werden, dass eine noch so genaue Klärung der Bestandteile und ihrer Wechselwirkungen untereinander auf jeweils einer Systemebene keine ausreichende Klärung für die Phänomene auf der nächsthöheren Ebene im System erbringen kann. „Die größten Anstrengungen der neurologischen oder biochemischen Wissenschaften werden die Erlebens- und Verhaltensphänomene als das weite Land der Seele nicht aufklären können. Und zwar aus prinzipiellen Gründen, da das jeweils höher liegende System Phänomene produziert, die auf der darunterliegenden Ebene noch gar nicht existieren. Ein psychologisches Konstrukt wie etwa ‚Selbstunsicherheit' oder ‚Hilfsbereitschaft' (im Sinne des prosozialen Verhaltens) werden wir auf physiologischer Ebene vergeblich suchen. Was wir dort davon finden, sind vielfältige nervöse, humorale bzw. biochemische Erregungsmuster, die ohne Kenntnis der übergeordneten Funktion in ihrer psychologischen Bedeutung nicht zu verstehen sind." (Egger 2005)

Dies gilt auch für die neuesten Erkenntnisse der Neurobiologie (vgl. Singer, Spitzer, Hüther), dessen Forschungsergebnisse große Aufmerksamkeit erregen. Die Ergebnisse der aktuellen Hirnforschung zeigen ohne Zweifel die neurologischen Geschehnisse von psychischen Vorgängen in einer bisher nicht bekannten und unerreichten Qualität. Es ist aber nach wie vor nicht möglich zu zeigen, welche Auswirkungen diese biochemischen Muster für das Individuum in seinem Erleben und Verhalten haben. Die Komplexität der seelischen Phänomene konnte bisher nicht adäquat erklärt werden. **Eine wichtige Folgerung aus dem biopsychosozialen Modell ist die Erkenntnis, dass jedes Ereignis oder jeder Prozess, der an der symptomatischen Manifestation von Störungen beteiligt ist, nicht entweder nur biologisch oder psychologisch ist, sondern sowohl biologisch als auch psychologisch.**

Kritik am biopsychosozialen Modell

Als ein Kritikpunkt wird genannt, dass das Modell die folgende Kernfrage des sogenannten Leib-Seele-Problems nicht klären kann: Wie kann ein nicht materieller, geistiger Vorgang (z. B. ein Gedanke) – der ohne Ausdehnung von Raum und Zeit ist, also ohne physische Existenz konzipiert ist – auf etwas Materielles wie das Gehirn Einfluss nehmen, ohne dabei die fundamentalen physikalischen Grundgesetze außer Kraft zu setzen?

Wissenschaftstheoretisch gibt es zwar ein paar Schwachstellen im biopsychosozialen Theoriegebäude. Das Modell ist trotzdem ein Meilenstein in der Entwicklung der psychosomatischen Wissenschaften. (Egger 2005)

In der Vergangenheit erschienen geistige und körperliche Aspekte verschieden, weil die Funktion der geistigen Phänomene in nicht materiellen Ausdrücken und die Funktion des Körpers in materiellen Begriffen beschrieben wurden.

Der Organismus kann – wovon in der Psycho-Physiognomik ausgegangen wird – als Leib-Seele-Funktionseinheit verstanden und als dynamisches System beschrieben werden. Die Gruppen der Subsysteme dieser Leib-Seele-Funktionseinheit stehen durch rhythmischen Austausch von Signalen miteinander in Beziehung. (H. Weiner, 1990,1991, 2001)

In der Literatur und im alltäglichen Sprachgebrauch wird die Trennung aufrechterhalten und damit der Dualismus zwischen mentalen und physischen Prozessen irrtümlicherweise fortgesetzt. Die meisten Probleme in der Leib-Seele-Theorie-Diskussion kommen zustande, weil Begriffe vermischt werden, die aus verschiedenen Systemen stammen und in ihrer Begrifflichkeit und Deutung nur dort gelten. Es fehlen einheitliche Definitionen.

6.5 Biopsychologie

Die Biopsychologie oder biologische Psychologie ist ein Teilbereich der Psychologie. Sie beschäftigt sich mit den Zusammenhängen zwischen biologischen (neuronalen, hormonellen, biochemischen) Prozessen bzw. Mechanismen im Körper und dem Verhalten. Die nachfolgend aufgezählten Bereiche sind im Grunde genommen Teilbereiche der Biopsychologie. Die angeführten unvollständigen Beispiele sollten genügen, um dem Leser einen kleinen (unvollständigen) Einblick in die wechselseitigen Zusammenhänge aufzuzeigen.

Physiologische Psychologie

Die physiologische Psychologie untersucht die neuronalen Mechanismen des Verhaltens durch Einflussnahme auf das Nervensystem. So wurde der Beitrag des Hippocampus an Gedächtnisleistungen untersucht, indem dieser bei Ratten chirurgisch entfernt und die Leistung der Ratten in verschiedenen Gedächtnisaufgaben untersucht wurde. Ein bekanntes Experiment führte der spanische Neurologe José Rodriguez Delgado in den 1960er-Jahren mit einem Stier durch. Er konnte gezielt den Nucleus caudatus per Funk elektrisch reizen, sodass dieser immer, wenn er zum Angriff ansetzte, innehielt und stattdessen anfing, sich im Kreis zu drehen.

Psychopharmakologie

Diese wissenschaftliche Disziplin untersucht die Wirkung von Pharmaka und Drogen auf das Gehirn und Verhalten.

Neuropsychologie

Im engeren Sinne befasst sich die Neuropsychologie mit der Variation physiologischer Prozesse vor allem im zentralen Nervensystem und deren Auswirkungen auf psychische Prozesse. Es werden psychologische Effekte von Hirnschäden an menschlichen Patienten untersucht, wie z. B. bei Phineas Gage (1823–1860). Der 25-jährige Vorarbeiter ist ein routinierter

Sprenger. Er füllt die Bohrlöcher entlang der geplanten Eisenbahntrasse im US-Bundesstaat Vermont mit Schießpulver und verschließt diese mit Sand, den er mit einem sieben Kilo schweren und drei Zentimeter dicken Eisenstab feststampft. Eigentlich kann nichts schiefgehen. Am 13. September 1848 vergisst Gage den Sand und schlägt mit seinem Eisenstab direkt auf das Pulver. Die Explosion treibt den Eisenstab komplett durch Gages Kopf. Die über einen Meter lange Stange tritt in der Höhe des Auges durch den Wangenknochen ein und schießt am Hinterkopf wieder heraus. Gage müsste tot sein, ist aber nur kurz bewusstlos. Nach wenigen Wochen war Gage (bis auf das beschädigte Auge) körperlich wieder gesund. Auch seine intellektuellen Fähigkeiten wie Wahrnehmung, Gedächtnis, Intelligenz, Sprachfähigkeit sowie Motorik waren unversehrt. Es kam jedoch im Laufe der Zeit zu auffälligen Persönlichkeitsveränderungen. Aus der sonst als freundlich und ausgeglichen beschriebenen Person wurde ein impulsiver und unzuverlässiger Mensch. Zudem litt er nach dem Unfall immer wieder an epileptischen Anfällen und Fieberschüben. Schließlich verlor er nach einem heftigen Krampfanfall das Bewusstsein und verstarb.

Durch seine Persönlichkeitsveränderung wurde Gage zu einem Anschauungsobjekt der neuen Hirnforschung. Dieses Krankheitsbild wird in der Neurologie auch als Frontalhirnsyndrom bezeichnet.

Psychophysiologie

Die Psychophysiologie befasst sich mit den Beziehungen zwischen psychischen Vorgängen und den zugrunde liegenden körperlichen Funktionen. Sie erklärt, wie Verhaltensweisen, Emotionen und Bewusstseinsänderungen mit der Hirntätigkeit, Motorik, Atmung, dem Kreislauf und der Hormonausschüttung zusammenhängen.

Psychoneuroimmunologie

Die Psychoneuroimmunologie (PNI) oder Psychoimmunologie ist ein interdisziplinäres Forschungsgebiet, das sich mit der Wechselwirkung der Psyche, des Nervensystems und des Immunsystems beschäftigt. Ein Nachbargebiet ist die Psychoneuroendokrinologie, die außerdem die Wechselwirkungen des Hormonsystems mit einbezieht.

Das Forschungsgebiet wurde gegründet, nachdem der amerikanische Psychologe Robert Ader (1932–2011) in einem Experiment aus dem Jahre 1974 nachwies, dass das Immunsystem mit dem zentralen Nervensystem zusammenarbeitet und lernen kann. Seitdem ist die PNI zu einem bedeutenden Gebiet moderner medizinischer Forschung geworden.

Eine Grundlage ist die Erkenntnis, dass Botenstoffe des Nervensystems auf das Immunsystem und umgekehrt Botenstoffe des Immunsystems auf das Nervensystem wirken. Schnittstellen der Regelkreise sind das Gehirn mit der Hirnanhangdrüse, die Nebennieren und die Immunzellen.

Auf dieser Grundlage werden Erklärungen möglich, weshalb sich psychologische und psychotherapeutische Prozesse nachweisbar auf körperliche Funktionen auswirken und umgekehrt (Psychosomatik). Im Zentrum steht die Wirkung der Psyche auf das Immunsystem und warum z. B. Stress die Immunfaktoren negativ beeinflussen kann.

Psychoneuroendokrinologie

Die Psychoneuroendokrinologie untersucht die gegenseitige Wechselwirkung der Psyche mit dem Nervensystem und den endokrinen Funktionen (Hormonsystem). Es gibt mehrere verwandte Wissenschaftsdisziplinen, die sich in ihren Forschungsgebieten zum Teil überschneiden:

- Die Endokrinologie ist die Lehre von den Hormonen.
- Die Neuroendokrinologie beschäftigt sich mit den Zusammenhängen zwischen dem Hormonsystem und dem Nervensystem.
- Die Psychoneuroimmunologie beschäftigt sich mit den Zusammenhängen von Psyche, Nervensystem und Immunsystem.
- Die Neuropsychologie beschäftigt sich mit der Variation physiologischer Prozesse im zentralen Nervensystem und deren Auswirkungen auf psychische Prozesse.

7 Der Prozess der (Psycho-)Somatisierung

Wir haben soeben anhand einiger wissenschaftlicher Disziplinen erkannt, wie Psyche, Nervensystem, Immunsystem und Hormonsystem miteinander in Wechselwirkung stehen können. Gerade im viel erforschten Stressphänomen ist der Prozess der Somatisierung gut aufzuzeigen. Wir erkennen hier, wie die Psyche im Falle einer Störung in den körperlichen Bereich einwirken kann. Daneben kann Stress aus psychologischer Sicht wie auch aus physiologischer Sicht betrachtet werden.

7.1 Stress aus psychologischer Sicht

Die Sinne und die Wahrnehmung

Unsere 5 Sinne

Die Wahrnehmung ist die erste Bedingung überhaupt, um mit unserer Umwelt in Kontakt zu treten. Die Sinne haben die Aufgabe, Informationen aus der Umwelt auf- bzw. wahrzunehmen und dem Individuum zu melden. Zur Wahrnehmung hat der Mensch fünf verschiedene Sinne – auch Modalitäten genannt – zur Verfügung:

	Funktion	Eigenschaft	Sinn	Organ
V =	visuell	sehen	Sehsinn	Augen
A =	auditiv	hören	Gehör	Ohren
K =	kinästhetisch	fühlen	Empfindungssinn	Haut
O =	olfaktorisch	riechen	Geruchssinn	Nase
G =	gustatorisch	schmecken	Geschmackssinn	Zunge

Die Abkürzung VAKOG stammt aus dem NLP. NLP heißt neuro-linguistisches Programmieren. Dahinter stehen die Zusammenhänge zwischen den neurologischen Prozessen unserer Wahrnehmung (Sehen, Hören, Berühren, Empfinden, Riechen und Schmecken), der Sprache (Linguistik) als Mittel zum Ordnen der Gedanken und unseres Verhaltens sowie den internen Denkprozessen, d. h. der Art und Weise, wie wir unsere sensorischen Wahrnehmungen strukturieren, um absichtsvoll oder unbeabsichtigt Ergebnisse hervorzubringen.

Unsere 5 Sinne (Modalitäten) sind also die erste Voraussetzung, um Reize und Stressoren aus der Außenwelt wahrzunehmen.

Submodalitäten

Unter Submodalität verstehen wir die Art oder Differenzierung einer Modalität, wie wir sie weiter oben im Kapitel „Die Wechselwirkung zwischen innerem Erleben und den internalen Erlebniselementen" beschrieben haben. Bei den Submodalitäten handelt es sich um die Abstufungen innerhalb einer Modalität.

Gesetze der Wahrnehmung

Neben der Einschränkung unserer Wahrnehmung durch die Beschaffenheit der Sinnesorgane, der Mitgestaltung durch andere Wahrnehmungen und der Beeinflussung durch soziale und persönliche Faktoren wird sie auch durch bestimmte Wahrnehmungsgesetze strukturiert.

Mit der Bezeichnung „Gesetze" beschreibt die Wahrnehmungspsychologie die Grundprinzipien, nach denen die Realität strukturiert wird. D.h., mithilfe der Wahrnehmung wird Sinn und Ordnung in die Reize der Umwelt gebracht. Es werden vollkommene, bedeutungsvolle Gestalten und Figuren nach ganz bestimmten Gesetzen – Gestaltgesetzen – gebildet. Wir gehen hier nicht weiter auf diese Gestaltgesetze ein. Viele Modalitäten (Sinneseindrücke) werden uns z.T. gar nicht bewusst, bzw. wir nehmen sie gar nicht wahr. Allein schon auf dieser Tatsache beruht die Schlussfolgerung „logischer Fehler" der Wahrnehmung. Aufgrund der (bewusst und unbewusst) wahrgenommenen Reize wird interpretiert. Es entsteht ein Gefühl, ein inneres Erleben, was seinen Niederschlag schlussendlich z.B. in der entsprechenden Körperhaltung oder Reaktion findet.

Die geistigen Funktionen

Da unter dem Begriff „Geist" philosophisch, theologisch und psychologisch ganz unterschiedliche Dinge verstanden werden, empfiehlt es sich, in der Psychologie lediglich von den geistigen Funktionen zu sprechen und den Begriff genau zu definieren.

Alle Informationen, die der Mensch über seine Umwelt erhält, sind psychophysiologische Vorgänge, die von der Außenwelt über die Peripherie und die fünf Sinne ins Innere vordringen. Denn das ist das Ziel der Wahrnehmung: Aufnahme und Verarbeitung von Informationen aus unserer Umwelt. Wahrnehmung dient der Orientierung und dem Überleben. Die Sinne können somit als Eingangspforten für die Umwelt in unsere Innenwelt betrachtet werden, die physikalische Reize von der Außenwelt nach innen leiten.

Auf unsere Sinnesorgane treffen bestimmte Reize in Form von physikalischen Prozessen:

- elektromagnetische Wellen — Licht – Augen
- mechanische Schwingungen — Druckwellen – Ohren
- chemische Veränderungen — Geruch, Geschmack – Nase, Zunge
- thermische Reize und anderes — Tastsinn – Haut

Das jeweilige Sinnesorgan wandelt diese physiologischen Reize in elektrische Impulse um und leitet diese ins Gehirn, wo eine Weiterverarbeitung stattfindet.

Im Inneren, also im Gehirn, werden diese Informationen gespeichert, verarbeitet und bewertet. Dieser Interpretation oder Bewertung entsprechend folgt die Handlung oder Reaktion. Mit diesen vier Schritten sind die hauptsächlichen geistigen Funktionen aus der Sicht der Psychologie übersichtlich und grob dargestellt.

Das Gehirn – evolutionär zuerst als Wahrnehmungs- und Verarbeitungsapparat gedacht – braucht Reize. Erst dadurch kann Bewusstsein entstehen und der Mensch sich entwickeln.

Die weitere Verarbeitung einer Wahrnehmung

Vom Wahrnehmen bis hin zur Reaktion ist es ein weiter Weg. Grundsätzlich werden jedoch ähnliche Stadien durchlaufen (▶ Abb. 41). Diese folgen dabei nicht immer dem unten aufgeführten Schema. Einige Stadien werden z.T. ganz ausgelassen oder übersprungen und später (unbewusst) durchlaufen.

Stadien von der Wahrnehmung bis zur Reaktion

1. Wahrnehmen

Wie wir wissen, dienen unsere 5 Sinne dazu, Reize und somit Informationen aus der Umwelt aufzunehmen und unserem Verständnisapparat zu melden.

2. Interpretieren

Im Verständnisapparat, also im Gehirn, werden diese Wahrnehmungen interpretiert und somit beurteilt. Die Interpretation hängt wesentlich von der Persönlichkeit ab (Erfahrungen, Anschauungen, Weltbild etc.) und wird vom unbewussten psychischen Filter beeinflusst (▶ Abb. 42).

3. Gefühle (Sympathie, Antipathie …)
Je nachdem, wie diese Wahrnehmungen beurteilt werden, ergeben sich daraus ganz bestimmte Gefühle, woraus sich Sympathie oder Antipathie entwickeln kann.

4. Intendieren
Die Gefühle wiederum beeinflussen unsere Absichten und unser Vorhaben (Intention).

5. Handlung, Reaktion
Aus unseren Absichten und unserem Wollen entstehen schlussendlich die Reaktion bzw. die Handlung als „letzte" Auswirkung davon. Handlung und Reaktion sind an den Körper gebunden und von außen sichtbar. Deshalb kann anhand der Handlung tendenziell auf das Gefühl und die Art der Interpretation geschlossen werden.

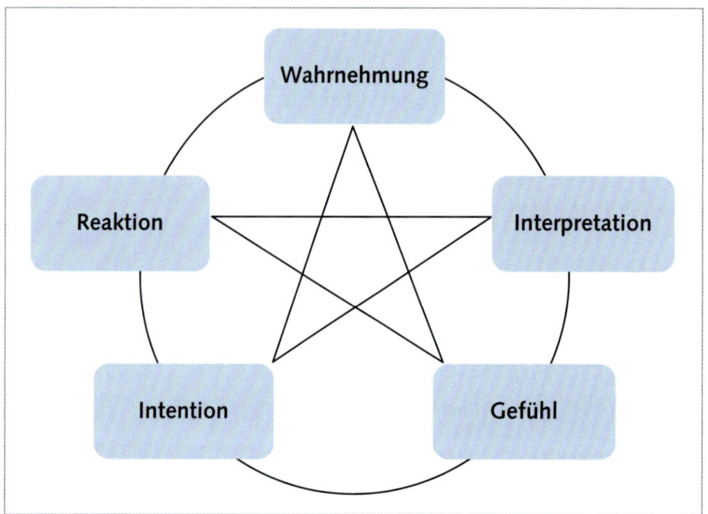

Abb. 41: Das Bewusstseinsrad

Beispiel
Nehmen wir als Beispiel an, unser Vorgesetzter steht etwas abseits von uns und schüttelt den Kopf. Als Erstes müssen wir dieses Kopfschütteln mit dem visuellen Sinn überhaupt einmal wahrnehmen. Als Zweites werden wir diese Wahrnehmung interpretieren, diesem also eine Bedeutung zukommen lassen. Je nachdem, wie wir das Kopfschütteln interpretieren, ergibt sich daraus ein entsprechendes Gefühl. Wir können also das Kopfschütteln so auffassen, dass der Vorgesetzte unseretwegen den Kopf schüttelt, und deshalb denken, etwas falsch gemacht zu haben. Wir können dies aber auch so auffassen, dass er vielleicht Ärger mit sich selbst, mit einem Auftrag oder zu Hause mit seiner Frau hat. Diese ersten drei Stationen von der Wahrnehmung bis zum Gefühl durchlaufen wir im Bruchteil einer Sekunde, sie entsprechen der Thematik des „ersten Eindrucks".

Je nachdem, welches Gefühl sich nun einstellt, beeinflusst dies die Intention, also die Absicht und das Vorhaben, wie wir anhand unserer Interpretation und des vorhandenen Gefühls reagieren wollen. Der entstandenen Absicht entsprechend wird reagiert.

(!) Können wir das, was wir wahrnehmen, wirklich als „wahr nehmen"?

Der unbewusste Wahrnehmungs-Filter

Gemäß der Wahrnehmungspsychologie sollen rund 100 Milliarden Eindrücke pro Sekunde auf unsere Sinne einprasseln. Nur ein Bruchteil davon wird uns bewusst. Zuständig ist eine Art „Filter" (▶ Abb. 42), der unterbewusst alle für den Betroffenen unwichtigen Reize ausfiltert. Der Filter selbst wird gesteuert durch die im Unterbewussten gespeicherten Erlebnisse, Erwartungen, Bedürfnisse, Wünsche, Interessen, Erfahrungen etc.

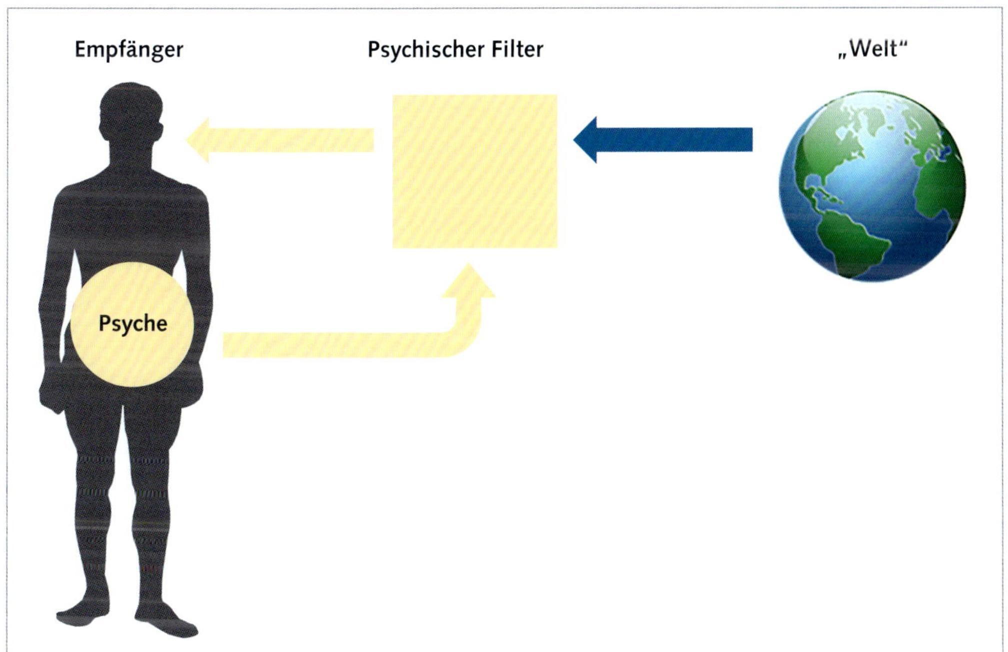

Abb. 42: Der unbewusst wirkende psychische Filter

Jede Erfahrung ist gekoppelt an ein Bild, ein Wort, einen Gedanken, ein Gefühl etc. Wenn ich Sie bitte, an eine Sonnenblume zu denken, wird dies in Ihnen etwas ganz anderes auslösen als „Bombe" oder „Schule".

Stress als Konstruktion

Jedermann und -frau ist die Tatsache bekannt, dass manchmal die subjektive Projektion für objektive Wahrheit genommen wird, dass also das objektive Bild überlagert wird von den subjektiven Projektionsinhalten. Wir machen uns also ein X für ein U vor und denken, dies entspreche der Realität.

Eine starke Verwechslung der Projektion mit der objektiven Wirklichkeit findet man bei psychisch kranken Menschen sowie bei Menschen, die keine Möglichkeit haben, eine subjektive Ansicht, ein Vorurteil mit der Realität abzugleichen. Trotzdem haben wir alle Folgendes zu bedenken:

(!) Keiner von uns hat direkten Kontakt zur Welt.

Verbindung zwischen der Außen- und Innenwelt sind unsere fünf Sinnesorgane: Augen, Ohren, Nase, Zunge und Haut. Vermittler zwischen Außen- und Innenwelt sind in erster Linie die Nerven.

Unsere Sprache ist das Ergebnis eines Denkprozesses, der wiederum die Folge einer Wahrnehmung ist. Die Wahrnehmung beruht auf aktuellen oder früheren Erfahrungen. Direkte oder indirekte Erfahrungen werden mittels Bildern, Klängen/Geräuschen und Gefühlen, die zum Zeitpunkt der ersten Erfahrung gemacht wurden, als sensorische Repräsentation im Gehirn gespeichert – entweder im visuellen, auditiven, kinästhetischen, olfaktorischen oder gustatorischen Bereich. Aber auch der Körper speichert gemachte Erfahrungen ab. Wir sprechen dann von den somatischen Markern.

Jeder Mensch macht eigene, anderen Erfahrungen, deshalb ist das Erleben der Realität so unterschiedlich. Besonders im Laufe der frühen Entwicklung, wenn erste Erkundungen der Umwelt beginnen, aber schließlich ein Leben lang, fügt sich die persönliche Wirklichkeit eines Menschen wie ein Mosaik Stück für Stück zusammen. So wird jedes sensorische Repräsentationssystem mit Informationen gefüllt – zwei, manchmal auch drei der fünf Modalitäten erreichen eine höhere Kapazität. Im Normalfall sind das olfaktorische und gustatorische Repräsentationssystem eher gering ausgeprägt.

Die Sinne stellen für uns also fünf Pforten mit unterschiedlicher Funktion dar. Nun wird nicht nur zwischen den einzelnen Pforten unterschieden, sondern auch, ob es sich um eine **externale oder internale Reizrichtung** handelt.

Die verschiedenen Erinnerungsspeicher, jeweils von außen wahrgenommen, sind nach Laborde (1997):

- visuell external: Bilder, Farben, Konstellationen
- auditiv external: Klänge, Geräusche, Stimmen, Worte
- kinästhetisch external: Berührungen, taktile Gefühle
- olfaktorisch external: Gerüche
- gustatorisch external: Geschmäcker

Visuell, auditiv, kinästhetisch, olfaktorisch und gustatorisch internal sind jeweils die Erinnerungen, die im Gehirn gespeichert sind, aber auch Vorstellungen und Kreationen der Fantasie. Unbewusst sind alle unsere Pforten oder Kanäle ständig offen, und es fließen immerzu massenhaft Informationen in unser Gehirn, viel mehr, als unser Bewusstsein verarbeiten kann. All diese unbewusst aufgenommenen Informationen schlummern in einem für uns unantastbaren „Archiv". Von Zeit zu Zeit taucht das eine oder andere auf. Wir bemerken es, wenn uns scheinbar Unbekanntes sehr vertraut erscheint.

Unser Bewusstsein öffnet die Kanäle nacheinander, allerdings nicht gleich weit. Aufgrund unserer individuellen positiven und negativen Erfahrungen haben sich für uns die einen Pforten mehr bewährt als andere. Meist sind es zwei, denen wir am meisten vertrauen, und eine dominiert ganz besonders.

In jenem System sind wir dann sozusagen Experten und können jegliche Reize dieser Art problemlos einfließen lassen. Da sich unsere Wahrnehmung auf jene Informationen konzentriert, die für uns „leicht verdaulich" sind, wählen wir praktisch selbst aus, was in unser Bewusstsein aufgenommen wird und was nicht. Der Rest kommt ins unbewusste „Archiv". So kommt es, dass unterschiedlichen Menschen in ein und derselben Situation nicht dieselben Dinge in Erinnerung bleiben wie anderen.

Aus dem oben Genannten geht hervor, dass es so viele Wirklichkeiten gibt wie Menschen. Wenn jemand anderer Meinung ist als wir oder etwas anders „sieht" als wir, so ist das die Wirklichkeit der anderen Person, für sie ist das die Wahrheit, weil sie es so wahrgenommen hat.

Es gibt also zwischen der objektiven Welt im Äußeren und unserer subjektiven Welt im Inneren einen unbewusst wirkenden psychischen Filter (▶ Abb. 42). Dadurch werden alle unsere Wahrnehmungen, die durch unsere Sinne dem Gehirn und schlussendlich dem Bewusstsein vermittelt werden, gefärbt, d. h. mit einer Bewertung und Bedeutung versehen. Die Bedeutung oder Bewertung einer Wahrnehmung ist mit dem Interpretieren gleichzusetzen.

Die Wahrnehmungen werden aufgrund besonderer Erfahrungen und Erlebnisse als Kind, in der Erziehung, als Jugendliche oder Erwachsene sowie aufgrund spezieller Verhaltens- oder Gedankenprogramme (Mentalprogramme) interpretiert und beurteilt. Diese Programme in unserem Unterbewussten, die wir uns (unbewusst) durch Imitation (Nachmachen) angeeignet haben, werden auch als „Mem" (in der Mehrzahl: Meme) bezeichnet.

(!) Was uns bewusst wird, ist kein einfaches Abbild der Realität!

Der Bewusstwerdungsprozess und die daraus resultierende Interpretation sind vielen Einflüssen ausgesetzt, welche die Realität verzerren, ja sogar verfälschen können. In der Sommerhitze von 35 °C empfinden wir ein Zimmer mit 20 °C als angenehm kühl. Im Winter bei –20 °C kann sich ein Zimmer mit 20 °C warm anfühlen.

Unser Bewusstwerdungsprozess wird ...

- durch die Beschaffenheit der Sinnesorgane eingeschränkt,
- durch bestimmte Wahrnehmungsgesetzte strukturiert,
- von Persönlichkeitsmerkmalen wie bisherigen Erfahrungen, Gefühlen und Stimmungen, Trieben, Bedürfnissen, Interessen, Wertvorstellungen, Einstellungen und Vorurteilen, Begabungen sowie Fähigkeiten und Fertigkeiten u.a. verändert.

Weiter unterscheiden wir:

- **individuelle Faktoren der Wahrnehmung**
  - gesellschaftliche Wert- und Normvorstellungen sowie andere Personen bzw. Personengruppen, die beeinflussend wirken
- **soziale Faktoren der Wahrnehmung, d. h., der Bewusstwerdungsprozess wird ...**
  - von bestimmten Erwartungen des Individuums bestimmt,
  - durch einzelne Individuen unterschiedlich interpretiert.
  - Die Menschen reagieren nicht auf die Realität selbst, wie sie objektiv vorliegt,
  - sondern wie sie sich ihnen subjektiv darstellt.
  - Wir reagieren auf eine Situation, wie wir denken, dass sie ist!

Wir neigen dazu, „unvollkommene Gestalten" in Eigenkonstruktion in „vollkommene" zu verwandeln.

Erhaltene Informationen werden mit früher gemachten Erfahrungen verglichen. Vorhandene Informationen werden aufgrund von Erfahrungen ergänzt.

Wenn es keine objektiv-real fassbare Wirklichkeit gibt, dann:

- gibt es auch kein erfassbares Wissen und keine objektive Erkenntnis,
- ist Wissen nicht transferierbar,
- muss ich hinterfragen, woher das Allgemeinwissen stammt (z. B. Woher weiß ich, dass Columbus Amerika entdeckt hat oder die Erde rund ist etc.).

(!) Wie wissen wir, was wir zu wissen glauben?
In Wirklichkeit ist die Wirklichkeit ganz anders.

Die wahrnehmbaren Elemente als wahr-nehmbare Elemente

Diese von den Sinnen wahrgenommenen Reize werden von der Psyche – wie oben schon erwähnt – interpretiert. Dazu unterscheiden wir das wahrgenommene Objekt (Reiz) als äußeres Element vom Subjekt, das durch die Psyche determiniert wird und der Interpretation desselben entspricht. Wahrgenommene „Objekte" aus der Umwelt können somit Situationen und Personen sein sowie deren weitere Differenzierungen (▶ Abb. 43).

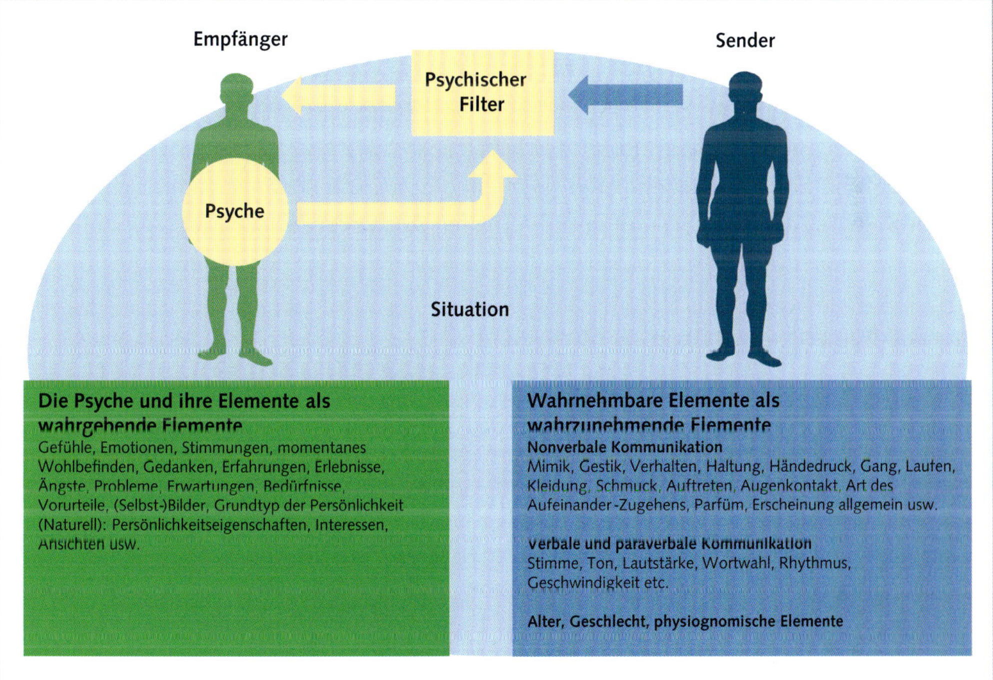

Abb. 43: Der Filter zwischen der äußeren und inneren Realität

Die Psyche und ihre Anteile als wahr-gebende Elemente

Bedingt durch unseren psychischen Filter (▶ Abb. 42 und 43) werden die eingehenden Informationen unserer Innenwelt entsprechend gefärbt. Es entstehen je nach Art der Interpretation und der Bedeutung, die wir diesen Reizen zuschreiben, Gefühle, Emotionen, Stimmungen und Gedanken. Unser momentanes Befinden wird geprägt. Wir machen uns ein inneres Bild von dem im Außen Wahrgenommenen und gehen davon aus, dass dies der „Wirklichkeit oder Realität" entspricht. Deshalb können wir hier, im Interpretationsprozess, von wahr-gebenden Elementen sprechen. Diese wahr-gebenden Elemente entsprechen unserem unbewussten psychologischen Filter.

Beide, die wahr-nehmbaren und wahr-gebenden Verfahren, werden wiederum aus dem Zusammenhang heraus (Situation) gedeutet. Es ist ein großer Unterschied, ob der Typ hinter dem Schalter in der Badeanstalt sein Hemd außerhalb der Hose trägt oder der Berater in der Bank.

7.2 Stress aus physiologischer Sicht

Black-out! So mancher kennt dieses Gefühl bei einer Prüfung: Plötzlich versagt das Gedächtnis, das gespeicherte Wissen kann nicht abgerufen werden. Der Einfluss von Stress und Kortisol auf unser Erinnerungsvermögen (kognitive Leistung) ist ein gutes Beispiel dafür, wie eng das Mentale (engl. „mind") und das Biologische, also körperliche Prozesse, etwa der Hormonausstoß aus den Nebennieren, miteinander zusammenhängen und sich wechselseitig bedingen. Dass dies auch auf unser Verhalten Auswirkungen hat, liegt auf der Hand.

Stressreaktion und vegetatives Nervensystem

Das Gehirn stimuliert die Körperorgane über das vegetative Nervensystem. Wenn wir beispielsweise eine ängstlich blickende Person sehen, steigert das sympathische Nervensystem seine Aktivität und bereitet uns auf eine mögliche Gefahr vor – es lässt unser Herz schneller schlagen, erweitert die Pupillen, beschleunigt die Atmung, verengt einige Blutgefäße und erweitert andere. Wenn die Gefahr vorüber ist oder wir keine Gefahr entdecken können, wird das parasympathische Nervensystem – als antagonistisch wirkendes Nervensystem – in umgekehrter Richtung aktiv und verlangsamt den Herzschlag, die Atmung und so weiter. Unsere Körperfunktionen werden wieder beruhigt. Diese beiden Teile des vegetativen Nervensystems arbeiten und ergänzen sich ständig, sodass unser Körper reibungslos und stabil funktioniert; dieser Zustand heißt Homöostase.

Hans Selye beschrieb als Erster die Beziehung zwischen Stress und dem vegetativen Nervensystem. Er vermutete, dass Menschen in der Regel mit einer dreiphasigen Reaktion auf Stress antworten. Diese Reaktion bezeichnete er als allgemeines Adaptationssyndrom. Das vegetative Nervensystem ist nicht der einzige Berührungspunkt zwischen Stress und körperlichen Reaktionen. Einen anderen stellt das endokrine System von Hypophyse und Nebennieren dar.

Stressreaktion und Gehirn

Stress entsteht im Gehirn (▶ Abb. 44), dabei sind folgende Systeme beteiligt:

- **Limbisches System**
  Das limbische System ist eine funktionelle Einheit, die aus Strukturen des Großhirns, des Zwischenhirns und des Mittelhirns gebildet wird. Das limbische System sorgt als eine Art „Gefühlssystem" dafür, dass Gefühle überhaupt in unser Bewusstsein eindringen können, behalten werden und bestimmte Reaktionen hervorrufen. Erlebnisse, welche mit starken Emotionen verbunden sind, werden besser gespeichert als andere.

  Das limbische System ist zuständig für soziale Bindungen, Familienleben, mütterliche Zuwendung und Fürsorge, Vertrauen, Gefühle, Zusammenleben in der Gemeinschaft und für soziale Instinkte. Das limbische System beeinflusst über den Hypothalamus zahlreiche vegetative Organfunktionen. Es wird auch als „Emotionalhirn" oder als „Gehirn der Gefühle" bezeichnet.

- **Hirnstamm**
  Der Hirnstamm ist der älteste Teil des Gehirns und wird oft auch als „Reptiliengehirn" bezeichnet. In ihm werden unter anderem die willkürliche und unwillkürliche Motorik gesteuert.

  Der Hirnstamm besitzt kein Denkvermögen, sondern handelt instinktiv. Es heißt, dass ein Reptil in der Gefahr angreift oder sich durch Flucht zurückzieht. Hauptmerkmale einer vom Reptilienhirn beherrschten geistige Aktivität und Verhaltensweise sind Impulsivität, Automatismus, unmittelbare Bedürfnisbefriedigung, Gewalt, Bosheit, Unkontrollierbarkeit, Unaufrichtigkeit, Selbstsucht, Kurzsichtigkeit und Ich-Bezogenheit.

- **Großhirn (Cortex)**
  Das Großhirn hat die Aufgabe, Reize bewusst wahrzunehmen. Es dient dem Nachdenken, Überlegen, Reflektieren und dem Einschätzen z. B. einer Gefahr. Das Großhirn ist der Sitz des Bewusstseins, also der Wahrnehmung, der Sprache, des Denkens, der willkürlichen Bewegungen und der Verarbeitung der von den Sinnesorganen eintreffenden Informationen.

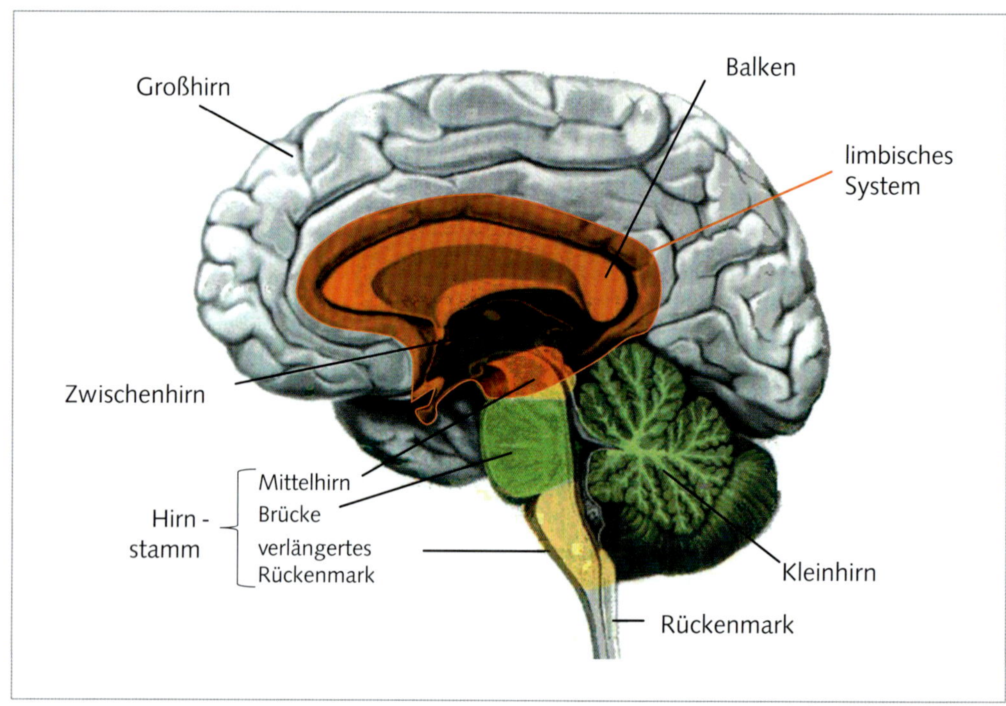

Abb. 44: Das Gehirn mit Großhirn, limbischem System, Kleinhirn und Hirnstamm

Bei Konfrontation mit einem neuartigen Reiz, z. B. einem potenziellen Stressor, werden die einlaufenden Informationen in diesen drei Hirnteilen verarbeitet und zwischen ihnen weitergeleitet, und es wird über die Auslösung einer Stressreaktion „entschieden".

Was geschieht eigentlich physiologisch im Moment der Gefahr oder bei einem Schock?
Was dabei abläuft, wollen wir im Folgenden etwas genauer betrachten (▶ Abb. 45).

Auf jede Art möglicher Gefährdung des Wohlergehens erfolgt automatisch eine Alarmreaktion des Körpers. Wenn Gefahr droht, kommt es zu einer immensen Kraftentfaltung und Angriffs- oder Fluchtbereitschaft, und es erfolgt eine blitzartige Mobilmachung aller Körperreserven. Bevor wir uns den physiologischen Ablauf anschauen, wollen wir uns noch eine Situation vor Augen halten, welche einen solchen Ablauf bewirken könnte: Stellen Sie sich vor, Sie sind mit dem Auto unterwegs, plötzlich fährt ein Fahrrad von rechts auf die Straße. Instinktiv und ohne zu überlegen, treten Sie auf die Bremse und können so, in letzter Sekunde, vor dem ebenfalls erschrockenen Fahrradfahrer anhalten.

Was ist geschehen?

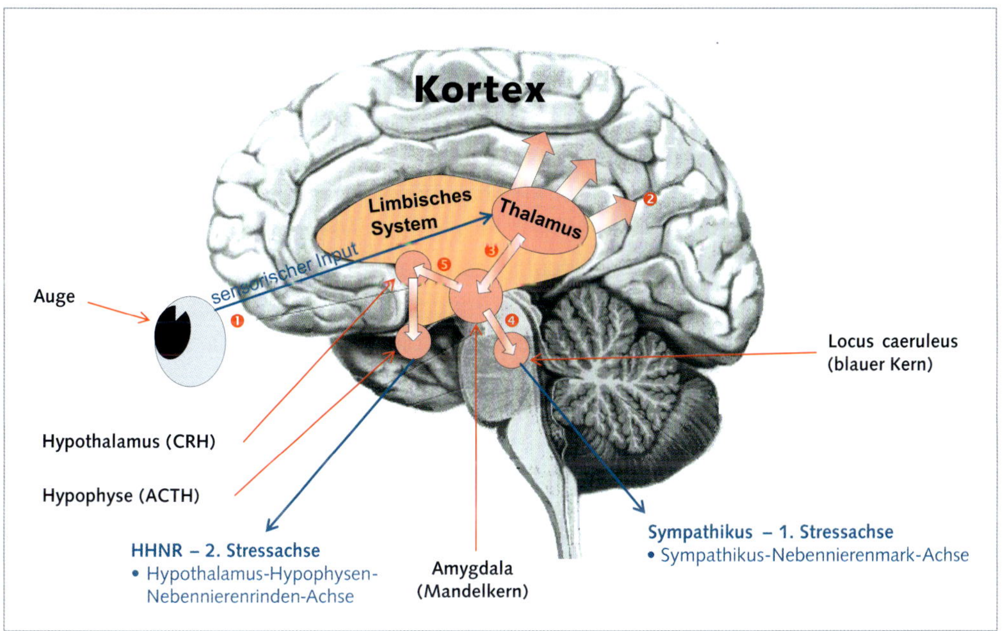

Abb. 45: Die Stressreaktion aus physiologischer Sicht

Die Sinneszellen übermitteln sensorische Informationen (▶ Abb. 45.1) zunächst in den Thalamus sowie in die primäre Sehrinde im hinteren Gehirn. Hier entsteht ein erstes, ungenaues Bild der Situation. Dieses wird an die Hirnrinde weitergeleitet (▶ Abb. 45.2), wo eine genauere Verarbeitung der Informationen stattfindet. In unserer Hirnrinde findet ein Bewusstseinsprozess statt.

Bei Wahrnehmung einer Gefahr wird dies den tiefer liegenden Hirnregionen des limbischen Systems gemeldet (▶ Abb. 45.3). Besondere Bedeutung hat hier die Amygdala (Mandelkern), in der alte Emotionsprogramme gespeichert sind. Durch deren Aktivierung erhält unsere Wahrnehmung eine affektive Qualität (Angst, Wut, Trauer).

Über absteigende Nervenfasern kommt es im weiteren Verlauf zur Stimulierung des „blauen Kerns“ (Locus caeruleus, zentrales noradrenerges System) (▶ Abb. 45.4). Hier wird Noradrenalin (als Neurotransmitter) produziert, was eine unmittelbare Stimulierung der **Sympathikus-Nebennierenmark-Achse (1. Stressachse)** (▶ Abb. 46) bewirkt.

Der **Sympathikus** stimuliert das Nebennierenmark, vermehrt Adrenalin freizusetzen. Herzschlag, Blutdruck, Blutzuckerspiegel steigen an, und die Durchblutung von Herz, Gehirn und Muskulatur nimmt zu.

Der Thalamus gilt als erste Verarbeitungsstufe und liegt im oberen Teil des Zwischenhirns. Er setzt sich aus vielen Kerngebieten zusammen, die eine starke Verbindung zum Großhirnkortex aufweisen. Um sich der sensibel-sensorischen Informationen bewusst zu werden, müssen alle aufsteigenden Nervenbahnen – mit Ausnahme der Riechbahn – auf ihrem Weg zum Großhirnkortex vorher im Thalamus verschaltet werden. Der Thalamus wird deshalb oft als „Tor zum Bewusstsein“ bezeichnet. Wenn bereits auf der ersten, der thalamischen Verarbeitungsstufe ein deutliches Gefahrensignal erkannt wird, kann von hier aus auch direkt – gewissermaßen unter Umgehung der Hirnrinde in einer Art „Kurzschluss“ – eine Stressreaktion ausgelöst werden. In diesem Fall geht die Information vom Thalamus aus direkt an die Amygdala (▶ Abb. 45), die dann die Stressreaktion unmittelbar in Gang setzt. Dies erklärt die Erfahrung, dass sich körperliche und emotionale Stressreaktionen in manchen Situationen (z. B. Streit) schnell und reflexhaft einstellen, ohne bewusstes Nachdenken. Der Organismus wird innerhalb kürzester Zeit darauf vorbereitet, eine mögliche Gefahr zu bekämpfen oder sich ihr durch Flucht zu entziehen, indem all die Funktionen angeregt werden, die für Kampf oder schnelles Entweichen notwendig sind.

Sofern es im Zuge der Aktivierung der 1. Stress-Achse (▶ Abb. 46) zu einer raschen Bewältigung der als bedrohlich eingestuften Situation kommt, erlöscht die Aktivierung, und die Stressreaktion findet ein Ende.

Ist dies jedoch nicht der Fall, erweist sich die Situation als nicht leicht kontrollierbar oder gar gefährlich, wird die Aktivierung aufrechterhalten. Die Nervenzellen im blauen Kern (als ein Teil des Hirnstammes) setzen weiter Noradrenalin frei. Die Aktivierung der bewussten Aufmerksamkeit (präfrontaler Cortex) und des limbischen Systems, besonders der Amygdala, wird verstärkt. Es kommt zu einem sich „aufschaukelnden“ und ausbreitenden Erregungsmuster zwischen Großhirn, limbischem System und blauem Kern im Hirnstamm, das schließlich auch den Hypothalamus erreicht (Abb.45.5). Spezielle Kerngebiete im Hypothalamus (Nucleus paraventricularis) werden aktiviert.

Die Aktivierung des Hypothalamus bewirkt die Stimulierung der **2. Stressachse (▶ Abb. 46), der Hypothalamus-Hypophysen-Nebennierenrinden-Achse**. ACTH (adrenocorticotropes Hormon) gelangt in den Kreislauf und regt in der Nebennierenrinde die Freisetzung von Kortisol an. Kortisol wiederum macht eine breite Spanne von Stressanpassungen möglich:

- Bereitstellung des Energie liefernden Blutzuckers (Glukose).
- Vermehrte Freisetzung von Blutzucker und Fettsäuren. Dadurch werden Energiereserven mobilisiert sowie Kraft und Ausdauer gesteigert, um bei Bedrohung, Kampf und Flucht die Überlebenschancen zu verbessern.
- Verstärkung der Immunreaktionen.
- Dämpfung des Schmerzempfindens.
- Verminderung allergischer Reaktionen.

Damit die hormonelle Stressreaktion nicht überschießt, besitzt das System einen Rückkopplungsmechanismus. Die Höhe des Kortisolspiegels im Blut wird an die übergeordneten Schaltstellen im Hypothalamus und in der Hypophyse zurückgemeldet.

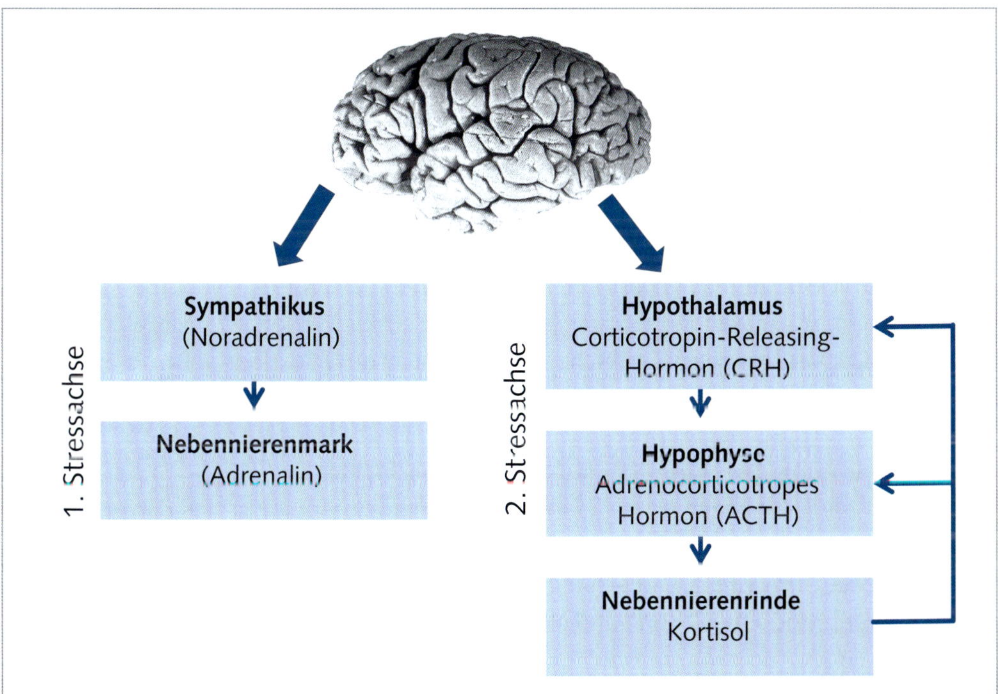

Abb. 46: Die zwei Stressachsen

Bei Stress erhöht sich der Blutspiegel des Stresshormons Kortisol. Durch Kortisol wird die Absonderung von Magensäure verstärkt und die Produktion von Magenschleim und die Magendurchblutung vermindert. Ist aber die Magenschleimhaut bereits durch die Infektion mit Helicobacter pylori vorgeschädigt und nicht hinreichend mit schützendem Schleim bedeckt, so wird sie leicht zum Opfer eines äußerst aggressiven Gemisches mit Magensäure. Dann schlägt uns früher oder später die Psyche auf den Magen!

Wir erkennen hier also durchaus unser psycho-physiognomisches Modell wieder, mit den drei Hauptelementen Umwelt, Psyche und Körper. Die Situation aus der Umwelt wird von der Psyche interpretiert, was wiederum seinen Niederschlag im Körper findet. Hormone, Nervensystem, kognitive Funktionen des Gehirns und das Verhalten stehen in Wechselbeziehungen.

Bleibt die bedrohliche Situation bestehen oder wird zumindest als unüberwindbar definiert, so reduziert sich die Durchblutung von Haut und inneren Organen. Die Blutgerinnung nimmt zu. Alle zur Stressbewältigung notwendigen Organe werden besser durchblutet, wie z. B. Herz, Lungen, Muskeln usw.

Gleichzeitig werden alle Körperfunktionen, die eher der Regeneration oder Reproduktion dienen und somit im Moment der Gefahr nicht nötig sind, gedrosselt: Eingeweide und Haut werden schlechter versorgt, die Verdauung wird reduziert, der Aufbau hochwertiger Stoffe wie der Proteine wird verhindert, die Sexualfunktionen werden gehemmt und die Schalter im Gehirn blockiert, damit nicht unnötige Überlegungen stattfinden können.

Die Denkvorgänge werden also zugunsten vorprogrammierter Reflexhandlungen blockiert. Dieser Mechanismus erklärt z. B. das Phänomen der Prüfungsblockade, dass nämlich in einer angstauslösenden Prüfungssituation gelerntes Wissen plötzlich wie „weggeblasen" ist. Der Grund liegt im limbischen System und in der Funktionsweise der Synapsen, bei der das Adrenalin eine wichtige Rolle spielt.

Schlussbetrachtung der „Auto-Fahrrad-Schreck-Geschichte"

Im Moment der instinktiven Schreckreaktion bzw. -handlung erhöht sich der Herzschlag, die Muskeln spannen sich an, und man kann eine erhöhte Kraft aufbringen, um die Gefahrensituation zu meistern. Danach legt man mit jagendem Puls, zittrigen und weichen Knien, Übelkeit, trockenem Mund und bleichem Gesicht einen kurzen „Erholungshalt" ein.

Weil alles noch einmal gut gegangen ist, beruhigt man sich allmählich wieder, die vor Schreck zusammengezogenen Blutgefäße entspannen sich, die Durchblutung verbessert sich allmählich, dadurch gewinnt das bleiche Gesicht wieder an Farbe. Der Herzschlag reguliert sich auf die normale Frequenz, da auch das Adrenalin zurückgegangen ist. Das Sonnengeflecht entspannt sich, dadurch lässt die Übelkeit nach, der Druck auf den Magen schwindet. Die Muskeln lassen sich wieder willentlich bewegen und einsetzen, somit vergeht auch das Kniezittern. Die Atmung reguliert sich zur Gleichmäßigkeit.

Nun kann man wieder weiterfahren, bis zum nächsten Mal ...

8 Gene und die Leib-Seele-Einheit

Nach der Betrachtung der Wechselwirkungen von Körper und Psyche und der Zusammenhänge von Umwelt und Individuum wollen wir nun tiefer in die kleineren Zusammenhänge eintauchen. Wir haben bisher einige Beispiele gehört. Doch wir fragen weiter, was genau diese Zusammenhänge bewirkt. Was geschieht in der Zelle?

1861 definierte der Bonner Medizinprofessor Max Schultze kurz und bündig: „Eine Zelle ist ein Klümpchen Protoplasma, in dessen Innerem ein Kern liegt." Bei allen Unterschieden sind sowohl Pflanzen als auch Tiere (und damit auch wir Menschen) aus ähnlichen Grundelementen aufgebaut – das Grundprinzip der Zellen ist das gleiche –, und sie dürften somit auch eine gemeinsame stoffliche Grundlage besitzen.

Woher kommen all diese Zellen? Diese Frage hatte sich der berühmte Rudolf Virchow 1855 gestellt und beantwortete sie mit dem Satz: „Omnis cellula e cellula", also: Zellen entstehen ausschließlich aus anderen Zellen (Penzlin 2014). Niemand hinterfragte die Urzeugung der ersten Zellen, und somit war die Entstehung von Leben aus der anorganischen Materie vom Tisch. Oswald Every machte 1943 bei Experimenten mit Bakterien die DNA als Ort des Erbguts aus. (Volker Storch et al. 2013)

1953 fanden James Watson und Francis Crick heraus, dass es sich bei der Desoxyribonukleinsäure (DNA) um eine Doppelhelix handeln musste mit einem überraschend einfachen Mechanismus für ihre Verdopplung, die jeder Zellteilung vorausgeht. Das lange, fadenförmige DNA-Molekül sieht aus wie eine gewundene Strickleiter. Die Sprossen dieser Strickleiter werden jeweils von einem Basenpaar gebildet.

Ihr Artikel (James D. Watson und Francis Crick, 25. April 1953, Band 171 des Wissenschaftsjournals „Nature") war die erste Veröffentlichung, welche die Entdeckung der Doppelhelix als Struktur der DNA beschrieb. Die Entdeckung hatte einen großen Einfluss auf die weitere Entwicklung der Biologie, besonders der Genetik. Der Artikel enthält eine kurze Erklärung zu einem der grundlegenden Rätsel lebender Organismen. Er war die Antwort auf die Frage, wie es möglich ist, genetische Informationen in einem Organismus zu speichern und von Generation zu Generation weiterzugeben. Für diese Entdeckung wurden Watson und Crick 1962 mit dem Nobelpreis ausgezeichnet.

Mittlerweile hat unser Wissen über die Welt der Gene um ein 1000-Faches an Komplexität zugenommen, sodass selbst die Genetiker schwer einen Überblick behalten. Die Komplexität betrifft mittlerweile nicht „nur" die körperlich-stoffliche und damit modern wissenschaftliche Ebene, sondern auch – wie wir noch erkennen werden – quantenphysikalische Ebenen und weitere Elemente.

Wir starten mit einer Betrachtung von Carl Huter, fahren dann fort mit einer eher materiell orientierten Betrachtung und schaffen eine Basis, auf der wir „höhere" Ebenen mitberücksichtigen können.

8.1 Carl Huters Lehre von Materie und Geist

Huter (1904–1906) erklärte, „die Materie hat ein Empfindungsvermögen". D. h., dass es zur Entstehung lebender Organismen und vorher der Materie einer Empfindungsenergie bedürfe, die aller Materie schon vom Keim an innewohnt und schon vor der Entstehung der Materie vorhanden war. Huter zeigt sich dadurch der traditionellen Wissenschaft der damaligen und auch noch heutigen Zeit überlegen, die auf die Frage „Was ist Leben, woher kommt es, wohin geht es?" passen muss.

Dieses Empfinden gab den Anstoß, denn dieses ist *die Seele der Welt,* die in immer neuen Daseinsformen sich glücklicher, freier und höher zu entfalten sucht, auch zu höherem Leben, das nicht an den grobstofflichen irdischen Körper gebunden ist. Warum sollten sich aus dieser Empfindungsenergie nicht auch feinstoffliche Wesen entwickeln können, feiner als chemische Materie, wodurch Leben und Geist weitaus stärker entwicklungsfähig bleiben als chemische Materie und damit auch freier von Raum und Zeit?

Ohne die richtige Erkenntnis über Sinn und Zweck des Daseins – des Woher, Wohin und Warum – wird ein tiefes Erkennen und Verstehen des Menschen nie vollständig gelingen können. Die Psycho-Physiognomik würde dann nur an der Oberfläche angewandt, indem der Laie sich „nur" für die Persönlichkeit des Gegenübers interessiert.

Das erste Gebilde des organischen Lebens ist die Zelle. Huter nimmt an, dass in der anorganischen Welt, im Mineral, Gas und jeder chemischen Grundsubstanz, eine Verbindung oder Anlagerung gleich an gleich stattfindet: „Der Kieselstein wächst wie das Erz, aber es ist ein Angliedern, ein Anwachsen, das Eisen auf dem Sonnenkörper hat dieselben Eigenschaften wie das auf unserer Erde; das Eisen, der Phosphor, der Schwefel, der Sauerstoff, all diese Stoffe werden durch das ganze Universum hindurch von gleichen Gesetzen reglert, sie haben gleiche Eigenschaften und Wesenheiten." (Huter 1904–1906)

Kein Atom der Materie kann vollständig vernichtet werden oder sich in nichts auflösen. Das Gesetz der Erhaltung der Energie in der materiellen Welt hat Robert Mayer 1842 im

Energieerhaltungssatz (1. Hauptsatz der Thermodynamik) nachgewiesen. Mayer zufolge ist die Energie in einem abgeschlossenen System konstant, sie kann also weder vermehrt noch vermindert werden. Zwar kann Energie zwischen verschiedenen Energieformen umgewandelt werden, beispielsweise von Bewegungsenergie in Wärmeenergie. Wärme kann in Elektrizität, Elektrizität in Licht umgewandelt werden. Energie kann auch aus einem System oder in ein System transportiert werden. Verloren geht aber nichts. Es ist nicht möglich, Energie zu erzeugen oder zu vernichten. Nur die Grundelemente der Materie sind vergänglich. Die Erscheinungsformen sind auflösbar, können sich verflüchtigen oder in andere chemische Grundelemente umbilden (▶ Abb. 47).

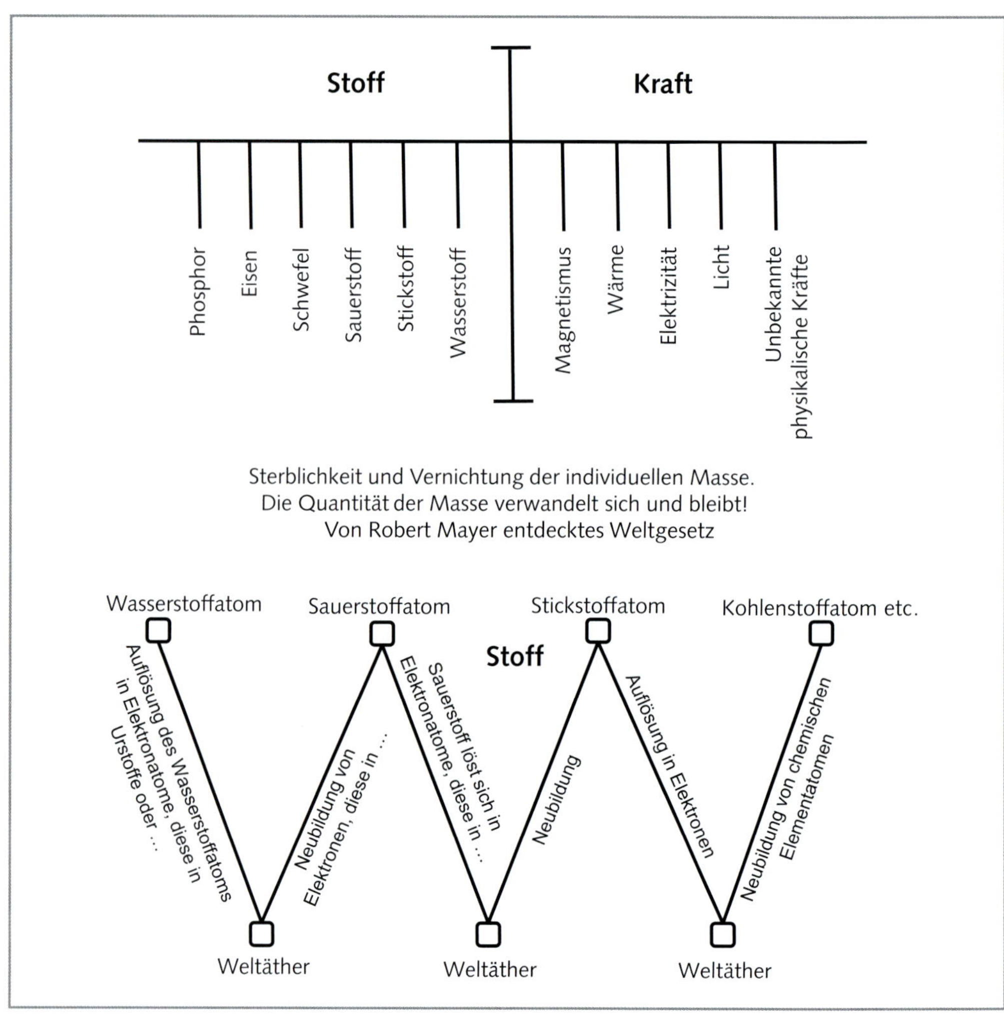

Abb. 47: Die Umbildung von einem Grundelement in ein anderes Element oder von einer Grundkraft in eine andere Grundkraft

Die in der ▶ Abb. 47 von Huter genannte Auflösung in „Elektronatome" klingt seltsam. Aus der Physik stammt der Begriff „Ein-Elektron-System". Dies ist in der Regel ein Atom, das nur noch ein einzelnes Elektron besitzt. Das klassische Ein-Elektron-System ist der Wasserstoff. Wir haben zu bedenken, dass Huter seinen Entdeckungen eigene Namen geben musste, da vieles in dieser Zeit noch nicht erforscht oder bekannt war. Viele seiner Forschungen haben sich im Nachhinein als richtig erwiesen, wenn auch einzelne seiner Bezeichnungen heute anders benannt werden. Wir wollen uns jedoch nicht an diesem Begriff stören und können getrost davon ausgehen, dass Huter mit diesen Bezeichnungen schlussendlich die Auflösung eines Elementes in den Welt- oder Uräther versteht.

Ebenso tritt ein totaler Verlust der Individualität einer Kraftform bei ihrer Umbildung in eine andere ein, z. B., wenn Licht in Wärme, Wärme in elektromagnetische Wellen umgebildet wird. Chemische Stoffe und physikalische Kräfte sind alle umwandelbar und verlieren dabei völlig ihre ursprüngliche Erscheinungsform. Demnach folgerte Huter, dass nicht Kraft und Stoff ewig sind, sondern die Weltenergien, die Kraft und Stoff bilden und umbilden.

Das anorganische Leben, bei dem sich gleicher Stoff an gleichen Stoff angliedert, wird im ganzen Universum von denselben Gesetzen regiert. In der organischen Welt sind ganz andere Lebensvorgänge zu beobachten. In der organischen Welt hört die Individualität der angeborenen Energieform beim Zerfall der materiellen Erscheinungsformen, also beim Tod des Körpers, nicht auf zu sein. Dies aus dem einfachen Grunde, weil jede organische Individualität mit dem Lebenswillen der unveränderlich individuellen Energie geboren wurde. Sie hat sich eigenmächtig, als Urschöpfung aus dem Uräther, geschaffen.

Umbildung, Wandelbarkeit gibt es in beiden Welten, in der organischen und der anorganischen Welt. Der Unterschied aber ist, dass in der anorganischen Welt die totale Umbildung jedes Stoffelements und jeder Grundkraft mit dem Verlust der ursprünglichen Kraftwesenheit einhergeht. Hingegen bleibt in der organischen Welt bei aller Umbildung die individuelle Lebensenergie erhalten. Es ist lediglich ein Steigen oder periodischer Stillstand (Ruhepause) oder Rückfall (Degeneration) denkbar, kein Verfall.

Die Zelle, so Huter, kann sich durch Urzeugung bilden. Ein Vorgang, der der Biologie völlig unbekannt ist, von ihm jedoch bereits in seinem Hauptwerk (1904) beschrieben wird. Man muss also nebst den von der Naturwissenschaft zu Dogmen erklärten zwei großen Kräften noch eine dritte Kraft hinzunehmen: die Empfindungsenergie, von Carl Huter als „Helioda" bezeichnet. (1901)

Die Zellen erhalten so einen Lebenswillen mit dem Drang zur Individualität. Nicht durch Passivität bilden sich Zellen, wir müssen aktives Vorgehen annehmen, das Wollen zum Leben. Carl Huter erklärte sich die Urzeugung der Materie und somit der anorganischen Welt und deren weitere Entwicklung zur organischen Welt mit allen Lebewesen und den Menschen aus dem ewigen Sehnen, das in jedem anorganischen Stoff schlummert, um zur Freiheit und Verwirklichung seiner selbst zu gelangen. Es ist das schlummernde Sehnen der Seele, zurück zur Einheit zu gelangen, von der sie sich einst trennte.

Es strahlt also schon aus der Materie der schöpferische Geist des Kosmos. Es liegt also der werdenden Zelle eine höhere Einheit von Stoff und Kraft zugrunde, die die Zelle baut, bildet und beherrscht. Daher nimmt Huter an, dass die Zelle außer dem Protoplasma die Seelenmaterie und Seelenkraft zur Grundlage hat.

Es folgt daraus, dass alle Lebewesen, die aus Zellen bestehen, eine Lebensenergie, die Huter Seele oder Helioda nennt, besitzen. Nicht nur Menschen, sondern auch Pflanzen und Tiere haben eine Seele, denn auch sie bestehen aus Zellen.

Da nun keine Kraft verloren geht, auch in der organischen Welt nicht, so muss angenommen werden, dass im organischen Lebensanfang, in der Zelle, gerade als Unterschied zum anorganischen Dasein, das vergänglich und wandelbar ist, etwas Eigenes geschaffen wird, das der totalen Vergänglichkeit der Umbildung widersteht, wodurch die Unsterblichkeit der Individualität geschaffen wird.

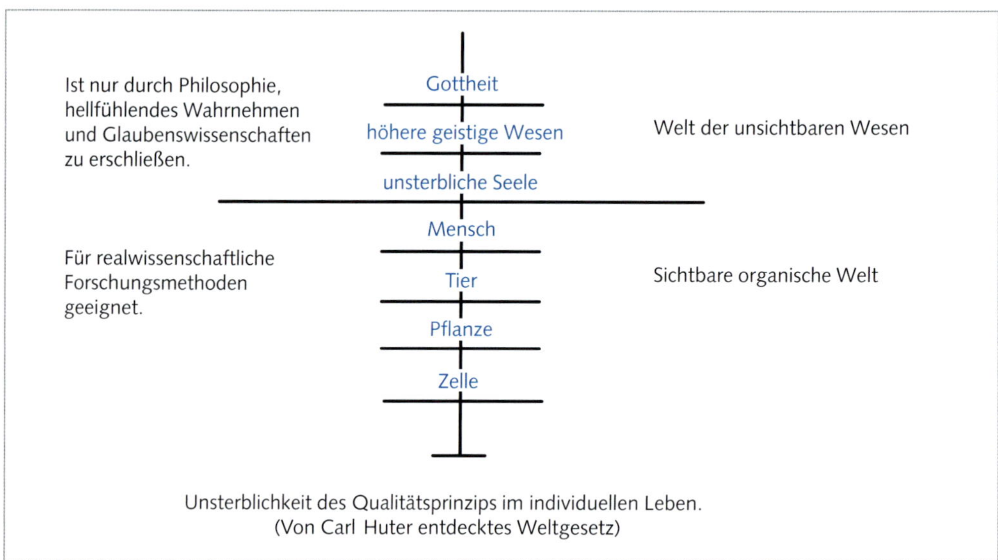

Abb. 48: Umbildung in der organischen Welt

Die Unsterblichkeit der individuellen Kraftform wird mit dem organischen Leben geboren, weil das Gesetz der Erhaltung der Kraft auch hier Gültigkeit hat. Der Unterschied bei der Erhaltung und Umbildung von Kraft und Stoff zwischen den organischen und anorganischen Dingen ist so zu denken, wie es ▶ Abb. 48 zeigt.

Stetige Weiterentwicklung und Vervollkommnung ist die einzige Richtlinie aller organischen Lebensindividualitäten. Ein Ende der Individualität ist unmöglich. Der Tod ist ein Wandel der Erscheinungsform. Er führt aber nicht zur totalen Umbildung von der einen in die andere Kraftform. Sterben ist das Hineingebären in eine feinere körperliche Seelenwesenheit, wobei die rohe materielle Larve – der Körper – abgestreift wird. Die von vielen Menschen erhofften Sprünge gibt es nicht, und keine Seele kann in die ewige Seligkeit springen, ohne noch andere und dazu nötige Entwicklungsphasen zu über-springen. Kein Lebewesen kann Sprossen der geistig-seelischen Entwicklung auslassen.

Carl Huter lenkte zum ersten Mal den Blick auf die naturgesetzliche Tatsache, dass keine gewordene, gewachsene oder lebendige Form entstehen konnte und sein kann ohne darin wirkende innere Kräfte. Seine Beobachtungen führten ihn dazu, aus den äußeren Formen auf die darin wirkenden inneren Kräfte zu schließen und damit aus der Form das innere Wesen, die Persönlichkeit zu erkennen. Huter fand, dass im Grunde genommen alle chemischen Substanzen und alle mechanischen Energien aus dem Urstoff, dem Weltäther, hervorgegangen sind und folglich mit diesem in fortlaufender, unzertrennlicher Wechselwirkung stehen.

Dieses führte ihn weiter zur näheren Untersuchung des Weltäthers. Nun stieß Huter auf neue, bis dahin unbekannte ätherische Zwischenkräfte, auf fühlbare unterschiedliche Spannungen und Strahlungen der verschiedenen anorganischen Substanzen und reinen Elemente. Er erkannte verschiedene Kräfte mit unterschiedlichen Auswirkungen auf die Materie, wobei die gleiche Kraft immer die gleiche Auswirkung, sowohl auf einen anorganischen als auch organischen Körper, zeigt. Um diese erkannte Ordnung der Kräfte messen, werten und interpretieren zu können, entwarf Carl Huter ein System, das er mit dem Begriff Kraft-Richtungs-Ordnung bezeichnet (siehe Seite 24).

Da kein Stoff ohne Kraft ist, sind auch kein Stoff und keine Kraft ohne Impuls. Der Impuls ist das große dritte Element in der Natur, das bisher in der Naturwissenschaft ausgespart war. Im Impuls wurzelt jede Schöpfung und Entwicklung. Impuls kann nur da sein, wo Empfinden ist, also ist die Empfindungsenergie eine überall vorhandene, schon im Uräther existierende Kraft. Der Impuls, ausgehend von der Empfindungsenergie, wurzelt schon von Ewigkeit her im Weltäther selbst.

Huter erklärt ausführlich in seinem Hauptwerk, dass es nicht nur eine Entwicklungsgeschichte der Lebewesen gibt, sondern dass es auch eine solche für die Stoffe und Kräfte gibt. Denn bevor Lebewesen entstehen konnten, mussten Stoffe und Kräfte da sein, aus denen sich das Leben und die beseelten Körper bauen und bilden konnten. Bisher fehlte eine solche Entwicklungsgeschichte von Stoff und Kraft. Man nahm einfach Masse, Wärme, Elektrizität usw. als vorhanden an und dachte nicht darüber nach, dass alle diese Kräfte einen Entwicklungsablauf durchgemacht haben, der sich höchst ordnungsgemäß vollzogen hat.

Ganz unter dem Einfluss dieser Kraft-Richtungs-Ordnung steht das erste organische Lebewesen, die Zelle. Eins hat die Zelle allen anorganischen Gebilden voraus, nämlich das selbstständige Leben und Empfinden, die Lebenswillens- und Impulskraft.

Nach und nach entdeckte Huter den innigen Zusammenhang zwischen den zugrunde liegenden Kräften und der gestaltenden Form. Bei seiner Entdeckung handelt es sich um eine wirkliche und wahre Sprache der Natur, die durch die Erscheinungsformen ihr Wesen nach außen erkennbar werden lässt. Auf das Leben angewendet, gipfelt seine Entdeckung in dem Wahrspruch: **„In den Formen lebt der Geist."**

Huter erkannte ein wunderbares Weben und Werden, Wirken und Werken, Entfalten und Entwickeln, Formen und Gestalten, welches den gesamten Kosmos durchzieht. Ein Universum, welchem unsichtbare Kräfte zugrunde liegen, die unsere Erde und alle Himmelskörper und alle Formen und Lebensgestalten geschaffen haben. Überall fand er Leben, eine durch alles Seiende und Bestehende hindurchdringende kosmische Seele. Nirgends fand er Tod, wohl aber Vergehen zu neuem Werden und neuen Daseinsformen. Er erkannte, dass im Weltall eine Seele wohnt, die leitend und organisierend alles Sein und Werden durchflutet. (Carl Huter 1904)

Fazit

Das Universum und unsere Umwelt sind einer ständigen Entwicklung (Evolution) und weiteren Differenzierung unterworfen. Carl Huter wollte uns mit seiner Psycho-Physiognomik und Kallisophie (Philosophie und Weisheitslehre) ein Instrument mitgeben, damit wir uns selbst als einen Teil des Universums (und damit zum Ganzen gehörend) begreifen und erkennen, dass diese Entwicklung eine Richtung, ein Ziel und einen Sinn hat!

(!) Die kosmische Evolution ist eine Evolution des Bewusstseins, und das Universum befindet sich in einem großen Bewusstwerdungsprozess.

8.2 Das Lebensgrundorgan – die Zelle

Um das Thema der Wechselwirkungen zwischen Leib und Seele, Individuum und Umwelt besser erkennen und verstehen zu können, wollen wir uns nun etwas genauer mit einer kleinen, aber feinen, wenn nicht gar der wunderbarsten Errungenschaft der Natur befassen: der Zelle.

Carl Huters Motto lautete im Zusammenhang mit der Zelle:

„Jeder Mensch ist aus der Zelle entstanden,
daher ohne Zellkenntnis keine Menschenkenntnis!"

Die Zelle ist ein Wunder der Natur und, wie Huter herausgefunden hat, als Anfang alles höheren Lebens mit Lebenswillen, Empfinden, Zeugungs- und Entwicklungsfähigkeit ausgestattet. Die Zelle ist unbedingt in die nähere physiognomisch-psychologische Betrachtung mit einzubeziehen, will man in die tiefen Naturgeschehnisse eintauchen und diese verstehen.

Die Zelle kann durchaus als „Schnittpunkt" von Materie und Geist betrachtet werden, in dem Materie sich mit Bewusstsein paart bzw. das Bewusstsein sich konzentrierter (als bei der anorganischen Materie) sammelt. Nach einem wissenschaftlichen Einblick in Kennzeichen, Aufbau und Funktion der Zelle sowie der Gene tauchen wir gut vorbereitet ein in die Welt der Epigenetik und erkennen die Wechselwirkung von Genen, Umwelt und Psyche und beenden die Betrachtung mit der spukenden Wirkung der DNA, die jedem materiell orientierten Wissenschaftler die Sprache verschlägt.

Wir werden erkennen, wie das Kleine in wunderbarster Weise im Großen auftaucht, ganz nach dem hermetischen Grundsatz: Wie oben, so unten – wie innen, so außen.

8.3 Kennzeichen des Lebendigen

Wenn wir die Frage stellen, was Leben ist, so ist die Antwort sicher nicht auf Anhieb zu finden, da – chemisch betrachtet – lebende Organismen aus den gleichen chemischen Elementen aufgebaut sind wie die unbelebte Materie.

Was wir aber beobachten und feststellen können, ist, dass sich überall dort, wo es Leben gibt, das Leben durch bestimmte Kennzeichen äußert, die lebendige von toter Materie unterscheiden. Solche Merkmale des Lebens wollen wir an der Grundeinheit des Lebens, der Zelle, betrachten. Unter den verschiedenen Kennzeichen des Lebendigen finden wir solche, „die der Selbsterhaltung des Individuums dienen (Stoffwechsel und Wachstum), solche, die zur Kommunikation mit der Umwelt da sind (Reizbarkeit und Leitfähigkeit), solche, die der Reaktionsfähigkeit dienen (Beweglichkeit und Anpassungsfähigkeit), und solche, die zur Erhaltung der Art da sind (Neubildung und Fortpflanzung)". (Richter 2007)

Stoffwechsel

Unter Stoffwechsel wird verstanden, dass die mit der Nahrung aufgenommenen Stoffe vom Organismus in einfachere Bestandteile zerlegt werden (Katabolismus) und dann zu komplizierteren Strukturen wieder zusammengesetzt werden, damit sie als Baustoffe für den Körper dienen können (Anabolismus). Der Stoffwechsel bewirkt somit, dass aus körperfremden körpereigene Stoffe werden.

Wachstum

„Die dadurch gewonnenen Körperbaustoffe erfüllen die Aufgabe, für Wachstum und Neubildung des Organismus zu sorgen. Ein anderer Teil der aufgenommenen Nährstoffe wird mithilfe von Sauerstoff zur Wärme- und Energiegewinnung verwendet." (Richter 2007)

Reizbarkeit (Erregbarkeit, Empfindlichkeit)

Jede Zelle ist fähig, bestimmte Eindrücke und Reize aus der Umwelt aufzunehmen und darauf zu reagieren.

Leitfähigkeit

„Es ist ein Kennzeichen des Lebens, dass nicht nur eine auf den Ort des Reizes begrenzte Reaktion erfolgt, sondern dass der Reiz weitergeleitet werden kann. Eine Zelle, ebenso wie auch ein kompliziert zusammengesetzter Organismus, reagiert als ein sinnvolles Ganzes. Er besteht nicht nur aus einzelnen Teilen, die unverbunden nebeneinander bestehen." (Richter 2007)

Beweglichkeit

Leben ist Aktion, Aktion ist Bewegung. Diese Bewegung kann sowohl innerhalb als auch außerhalb der Zellmembran stattfinden. D.h., die Zelle als Ganzes kann sich bewegen, aber auch innerhalb des Zellplasmas finden Fließbewegungen statt.

Anpassungsfähigkeit

Zellen sind in der Lage, sich in gewissen Grenzen ihren Umweltreizen anzupassen.

Neubildung und Fortpflanzung
Beides wird auf Zellebene durch Zellteilung erreicht. Bei dieser Zellteilung entstehen zwei gleichwertige Tochterzellen.

Diese Kennzeichen des Lebendigen sind nicht nur bei der kleinsten Einheit – der Zelle – anzutreffen. Dem psycho-physiognomischen Grundsatz entsprechend – wie innen, so außen, wie im Kleinen, so im Großen – sind diese auch bei Pflanzen, Tieren und Menschen anzutreffen. Diese und andere Lebewesen bestehen aus mehreren Zellen, Zellgeweben, Organen und Organsystemen. Die einzelne Zelle lebt dabei nicht isoliert, sondern fügt sich sinnvoll in eine übergeordnete Struktur ein, mit der sie eine Einheit bildet. (Richter, 2007) Wir finden die eben beschriebenen Kennzeichen des Lebendigen nicht nur in der Zelle, sondern auch beim Menschen. Auf zellulärer Ebene sind die Folgen einer Störung dieses „Sich-Einordnens" z.B. bei der Krebszelle zu erkennen. „Die Krebszelle fügt sich nicht mehr in die sinnvolle Ordnung des sie umgebenden Zellverbandes ein, sondern beginnt ein eigenständiges Leben auf Kosten der sie umgebenden Zellen." (Richter 2007)

8.4 Aufbau und Arbeitsweise der Zelle

Jede Zelle besteht aus der sie umgebenden Zellmembran, einem Zellleib und einem Zellkern, der von einer Kernmembran umhüllt ist. Wir finden – möchten wir diese Einteilung psycho-physiognomisch betrachten – die von Huter erwähnte Dreiteilung wieder:

- Zellleib Ernährungsanteil
- Zellkern Bewegungsanteil
- Zellmembran Empfindungsanteil

Zellmembran (Plasmamembran)
Schon bei der Betrachtung der Zellmembran stehen wir einem wahren Wunderwerk gegenüber. Mit der Zellmembran grenzt sich jede Zelle gegenüber ihrer Nachbarzelle und ihrer Umgebung ab. Trotzdem muss die Membran für viele Stoffe durchlässig sein, denn einerseits benötigt die Zelle bestimmte Stoffe von außen, um ihre Arbeit in vollem Umfang verrichten zu können. Andererseits muss sie die Möglichkeit haben, die Stoffe, die sie nicht mehr benötigt, abzutransportieren.

Diese Aufgabe mag ganz simpel klingen, ist aber in Wirklichkeit ein hochkomplexer Vorgang.

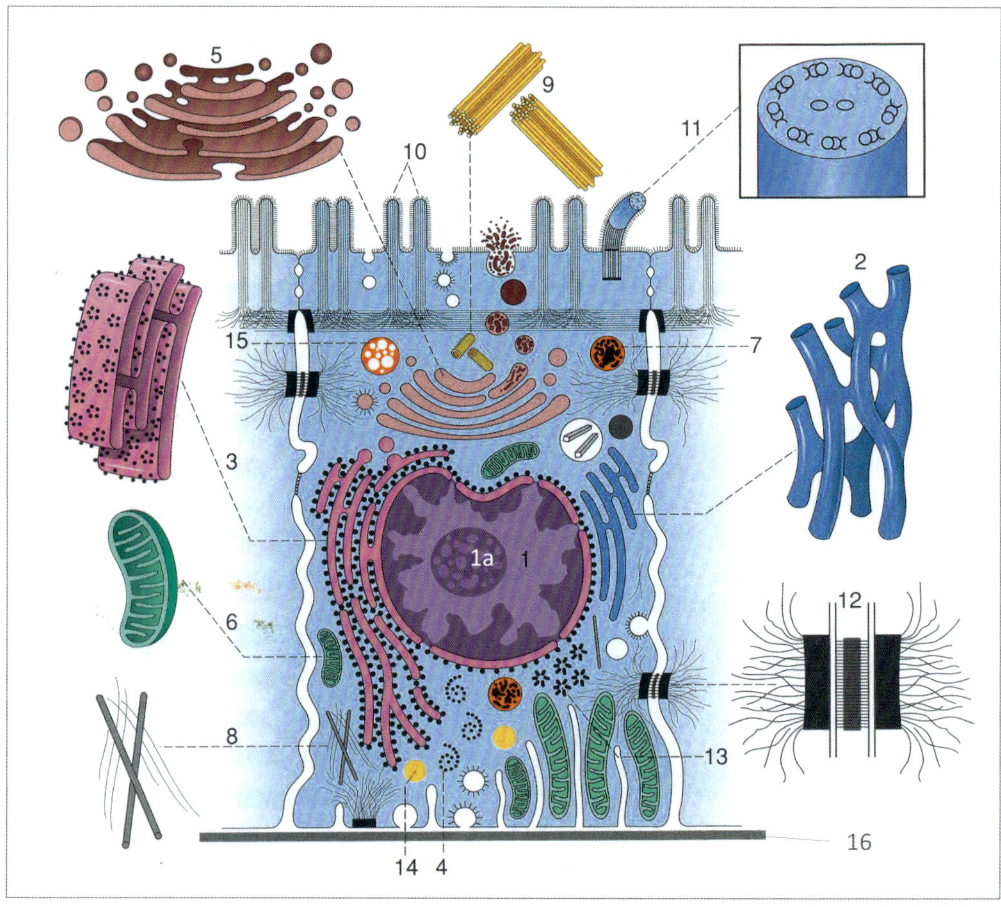

Abb. 49: Übersicht über die Zelle

Legende

1. Zellkern (Nukleus)
1.a. Kernkörperchen (Nukleolus) des Zellkerns (Nukleus)
2. glattes endoplasmatisches Retikulum
3. raues endoplasmatisches Retikulum
4. Polyribosom (Polysom)
5. Golgi-Apparat
6. Mitochondrium
7. Lysosomen
8. Mikrotubuli
9. Zentralkörperchen (Zentriol)
10. Mikrovilli (Kleinzotten, Bürstensaum)
11. Flimmerhaare (Kinozilien)
12. Haftstelle (Desmosom)
13. Glykogen
14. Fetttröpfchen
15. Vesikel (Bläschen)
16. Zellmembran

Zellleib (Zytoplasma)

Im Zellleib werden alle lebenswichtigen Stoffe auf- und abgebaut. Der Zellleib ist das eigentliche Arbeits- und Speichergebiet, aus dem Fertigprodukte wie zum Beispiel Hormone oder Enzyme abgegeben werden können. Wie auch der Leib des Menschen aus Organen besteht, so besteht der Zellleib – als Abbild des Menschen im Kleinen – ebenso aus „Organen", den sogenannten Zellorganellen (▶ Abb. 49).

Mitochondrien

Mitochondrien sind die Kraftwerke der Zelle.

Sie dienen

- der Energiegewinnung,
- der Energiespeicherung und
- der Energieabgabe.

Besonders viele Mitochondrien kommen in jenen Zellen vor, die viel Energie benötigen, wie zum Beispiel in den Nerven-, Leber- und Muskelzellen. Zur Energiegewinnung werden Nährstoffe unter Sauerstoffverbrauch oxidiert (verbrannt). Die dabei frei werdende Energie wird durch gleichzeitige Bildung des energiereichen Moleküls Adenosintriphosphat (ATP) gespeichert. Bei Bedarf geben die Mitochondrien ATP ab, das unter Freisetzung von Energie in Adenosindiphosphat (ADP) umgewandelt wird. Anschließend wird das ADP in den Mitochondrien wieder zu ATP aufgebaut.

ATP ⟶ ADP + Phosphat + Energie (Wärme, Bewegung, Arbeit)
Diese Energieumwandlungsprozesse erfolgen unter Mitwirkung von Enzymen, die sich in den Mitochondrien befinden.

Endoplasmatisches Retikulum (ER)

Das endoplasmatische Retikulum ist ein Hohlraumsystem, das aus Membranen, mehreren Gängen, Bläschen und Kanälen aufgebaut ist. Es unterteilt das Zellinnere in verschiedene Stoffwechselräume und dient der Oberflächenvergrößerung für enzymatische Reaktionen.

Man unterscheidet folgende Arten:

- glattes endoplasmatisches Retikulum
- raues endoplasmatisches Retikulum

Das endoplasmatische Retikulum erfüllt wichtige Aufgaben beim Stofftransport. Die raue Form ist mit Ribosomen (s.u.) besetzt und kommt vor allem in Zellen mit starker Eiweiß-Herstellung (Proteinsynthese) vor.

Ribosomen

Ribosomen sind kleine, „kugelige Körperchen. Sie liegen entweder frei im Zytoplasma, sitzen außen auf der Kernmembran oder kommen zusammen mit dem endoplasmatischen Retikulum vor. Ribosomen bestehen aus RNS (Ribonukleinsäure) und Proteinen. An ihnen findet die Eiweiß-Herstellung statt." (Richter 2007)

Lysosomen

Lysosomen sind membranumschlossene Vesikel unterschiedlicher Gestalt. Sie besitzen Enzyme, mit deren Hilfe sie in der Lage sind, überflüssiges Material in der Zelle aufzulösen, zum Beispiel Teile von Bakterien, Viren und nicht mehr funktionstüchtige Zellorganellen. Die dabei anfallenden Abbaustoffe werden gleich wieder für den eigenen Zellaufbau verwendet.

Golgi-Apparat und Diktyosomen

Der Golgi-Apparat befindet sich in der Nähe des Zellkerns und besteht aus übereinanderliegenden und in Stapeln zusammengefalteten Doppelmembransäckchen. Ein solcher Stapel wird als Diktyosom bezeichnet. Die Gesamtheit aller Diktyosomen einer Zelle bildet den Golgi-Apparat. Dieser wirkt bei der Sekretbildung mit, speichert die an den Ribosomen gebildeten und an das endoplasmatische Retikulum abgegebenen Eiweiße und transportiert sie in Vesikeln zur Zellmembran, wo sie nach außen abgegeben werden. Bei den **Vesikeln** handelt es sich um Bläschen, die vom Rand und der Innenseite der Diktyosomen abgeschnürt wurden.

Das Golgi-System hat umfassende Aufgaben im Bereich des Zellstoffwechsels. Es wird auch als Drüse der Zellen bezeichnet. Es dient der Bildung, Regeneration und dem Ausbau der Zellmembran, die dem Schutz und der Stabilisierung der Zelle dient. Der Golgi-Apparat hat auch die Aufgabe, die Zelle vor aggressiven Stoffen zu schützen, die hier produziert werden und in entsprechender Konzentration die Zelle selbst schädigen könnten (z. B. Eiweiß verdauende Enzyme).

Mikrotubuli

Mikrotubuli sind Bestandteil eines intrazellulären Stützsystems, des Zytoskeletts. Mikrotubuli sind lange, hohle Röhrchen mit einem Durchmesser von 25 nm und einer maximalen Länge von mehreren Mikrometern. In Nervenzellen sind die Mikrotubuli am intrazellulären Transport beteiligt. Sie bauen in der Zelle ein Schienensystem auf, über das Proteine Partikel bewegen. Bei der Zellteilung treten sie in großer Zahl auf. Während der Zellteilung in tierischen Zellen sind sie in Form der Zentriole, von denen der Spindelapparat ausgeht, an der Bewegung der Chromosomen beteiligt. Sie haben eine wichtige Aufgabe bei der Bildung der Zellform. Man unterscheidet stabile (stationäre) und labile Mikrotubuli. Zu den stabilen zählen das Zentriol, Zilien und Geißeln. Zu den labilen rechnet man den Spindelapparat, der nur während der Zellteilung vorhanden ist.

Zentriol (Zentrosom, Zentralkörperchen)

Das Zentriol bildet bei der Zellteilung den Spindelapparat aus.

Mikrovilli (Kleinzotten, Bürstensaum)

Bei den Mikrovilli handelt es sich um fingerförmige Ausstülpungen der Zelloberfläche, wie sie beispielsweise bei den Epithelzellen der Darmzotten vorkommen, um die Resorptionsoberfläche zu vergrößern.

Flimmerhaare (Kinozilien)

Können diese Mikrovilli rhythmische Bewegungen ausführen, werden sie als Flimmerhaare (Kinozilien) bezeichnet. Flimmerhaare kommen beispielsweise an den Epithelzellen des Atemtraktes und in den Eileitern vor. Die Bewegungen dieser Flimmerhaare bestehen aus einem schnellen Schlag und aus einer langsamen Rückholbewegung, die wellenartig über die Zelloberfläche verläuft, ähnlich wie die Welle in einem wogenden Kornfeld. Pro Sekunde können bis zu 25 solcher Wellen über die Zelloberfläche laufen.

Haftstelle (Desmosom)

Benachbarte Zellen sind durch bestimmte Haftstellen (Desmosomen) miteinander verbunden. Dadurch können die Tätigkeiten benachbarter Zellen aufeinander abgestimmt werden. Des Weiteren werden die Zellen dadurch zu größeren Funktionseinheiten zusammengeschlossen, da durch sie sowohl der Stofftransport von Zelle zu Zelle als auch die Übertragung der elektrischen Reizleitung (z. B. bei der glatten Muskulatur) erleichtert wird. Desmosomen erscheinen als knötchenförmige Gebilde, da die jeweils gegenüberliegenden Zellmembranen verdickt sind. In diese Verdickung strahlen Zellfilamente ein.

Zellkern (Nukleus)

Die gesamte Zellinformation ist im Zellkern gespeichert! Der Zellkern ist die „Kommandozentrale“, die die Informationen an den Zellleib gibt und bestimmt, welche Stoffe dort hergestellt werden sollen.

Beim Zellkern unterscheiden wir

- den Kernsaft,
- die Kernmembran,
- die Kernkörperchen und
- das Chromatin bzw. die Chromosomen.

„Die meisten Körperzellen besitzen einen Zellkern. Es gibt aber auch Zellen, bei denen der Zellkern fehlt (zum Beispiel Erythrozyten). Dagegen haben sehr stoffwechselaktive Zellen wie Leberzellen, Osteoklasten (knochensubstanzabbauende Zellen) und die langen Muskelfasern der quergestreiften Skelettmuskulatur mehrere Zellkerne." (Richter 2007)

Kernsaft (Karyolymphe)

Der Kernsaft ist eine klare und schwach viskose Flüssigkeit, die sich im Zellkern befindet. In ihr liegen die Chromosomen und die Kernkörperchen.

Kernkörperchen (Nukleolus)

Kernkörperchen dürfen nicht mit dem Zellkern (Nukleus) verwechselt werden. Es sind im Zellkern enthaltene kugelige Strukturen, die nur während der Interphase (Phase zwischen 2 Zellteilungen) sichtbar sind, sich während der Kernteilung (Mitose) auflösen und dann wieder neu bilden. Tierische Zellen enthalten meist nur ein Kernkörperchen, Pflanzenzellen meist mehrere. Die Funktion der Kernkörperchen ist die Synthese der Prä-Ribosomen, die durch die Poren der Kernhülle ins Zytoplasma gelangen und hier zu den eigentlichen Ribosomen werden. Sie sind ein wichtiger Bildungs- und Sammelort der RNA.

Chromosomen (Erbkörperchen)

Die Chromosomen (▶ Abb. 50) sind die eigentlichen Träger der Erbanlagen. Sie bestehen aus aufgewickelter DNA (deoxyribonucleic acid) und befinden sich im Zellkern jeder menschlichen Zelle. Obwohl die Anzahl der Chromosomen bei jeder Spezies variiert, ist die Menge der Chromosomen einer Spezies pro Körperzelle identisch.

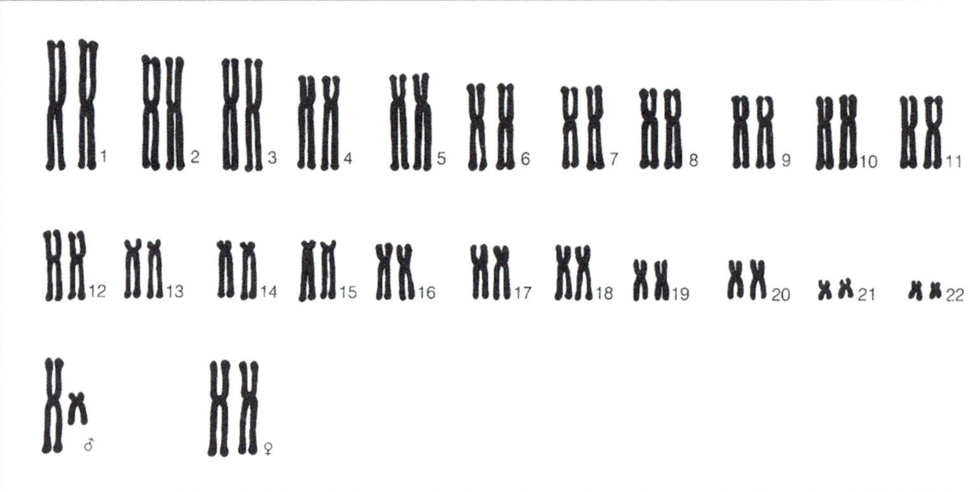

Abb. 50: Chromosomen des Menschen

In der menschlichen Zelle befinden sich 23 Chromosomenpaare (diploider Chromosomensatz), das sind 46 einzelne Chromosomen. Davon sind 22 Paare Autosomen und ein Paar Heterosomen. Das heißt, es liegen 22 identische Paare und zwei nicht identische Geschlechtschromosomen (Gonosomen) vor. Die paarige Anordnung der Chromosomen entspricht der Tatsache, dass jedes Individuum aus der Verschmelzung einer Ei- mit einer Samenzelle hervorgeht. Die eine Hälfte der vorhandenen Chromosomen stammt aus der mütterlichen Eizelle und die andere aus der väterlichen Samenzelle. Reife Geschlechtszellen enthalten deshalb nicht 46 Chromosomen, sondern nur 23 (haploider Chromosomensatz).

(!) Chromosomen sind die Träger der Erbanlagen.

Die DNA – Desoxyribonukleinsäure

Auf den Chromosomen liegen linear aneinandergereiht die Gene, die Träger der Erbanlagen. Grundlage dieser Gene und damit auch der Chromosomen sind die DNA-Moleküle (Desoxyribonukleinsäure).

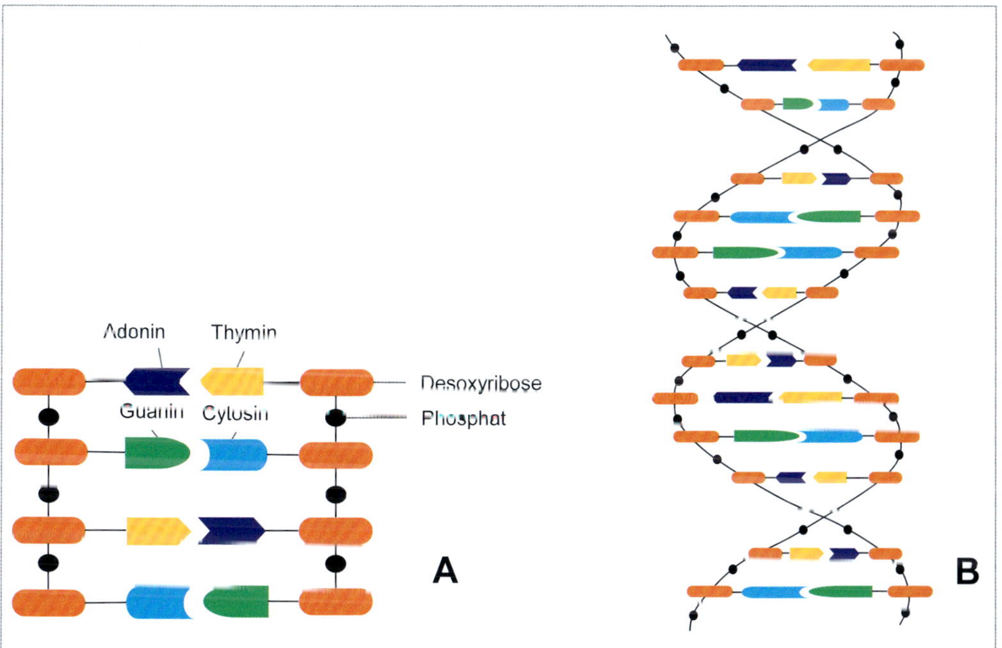

Abb. 51: Die DNA und ihr Aufbau

Das Grundgerüst der DNA besteht aus zwei langen, parallel verlaufenden Ketten von abwechselnd einer Zucker- (Desoxyribose) und einer Phosphatgruppe, die über ihre gesamte Länge durch Querverbindungen zusammengehalten werden und zusätzlich spiralig aufgewunden sind (Doppelhelix). Eine gute Veranschaulichung hierfür bietet das Bild einer spiralig um eine Säule herumgelegten Strickleiter (Watson-Crick-Modell, ▶ Abb. 51 B).

Die Sprossen der Strickleiter werden von je zwei Nukleinbasen gebildet, die mit einer Wasserstoffbrücke miteinander verbunden sind. Insgesamt gibt es vier Basen:

- Cytosin,
- Guanin,
- Thymin und
- Adenin.

Diese vier Basen sind jedoch nicht beliebig miteinander kombiniert, sondern es kommt nur

- Cytosin mit Guanin und
- Adenin mit Thymin vor

(siehe ▶ Abb. 51 und Abb. 52).

Die Reihenfolge dieser vier Basen entlang der Holme stellt die „Buchstaben des genetischen Codes" dar. Damit ist diese Abfolge der vier Basen gewissermaßen der Bauplan für die Herstellung der Eiweiße.

Watson-Crick-Modell (Doppelhelix-Modell der DNS)

Der Code des menschlichen Erbguts ist also denkbar einfach. Aus der Computerwelt kennen wir den binären Code, der lediglich zwei Werte benutzt: 0 und 1. Auf diesen zwei Werten basiert jede herkömmliche Computertechnologie bis hin zu aufwendigen 3-D-Simulationen der virtuellen Welt. Der menschliche Code ist komplexer, er besteht aus vier Werten, nämlich vier verschiedenen Basen, die in Zweierkombinationen die „Sprossen" der „Leiter" (Doppelhelix) bilden. Dieses „Alphabet des Lebens" besteht also nicht wie ursprünglich angenommen aus 20 Aminosäuren, den Bausteinen der Proteine, sondern – wie oben beschrieben – aus nur vier Buchstaben: A – T – G – C.

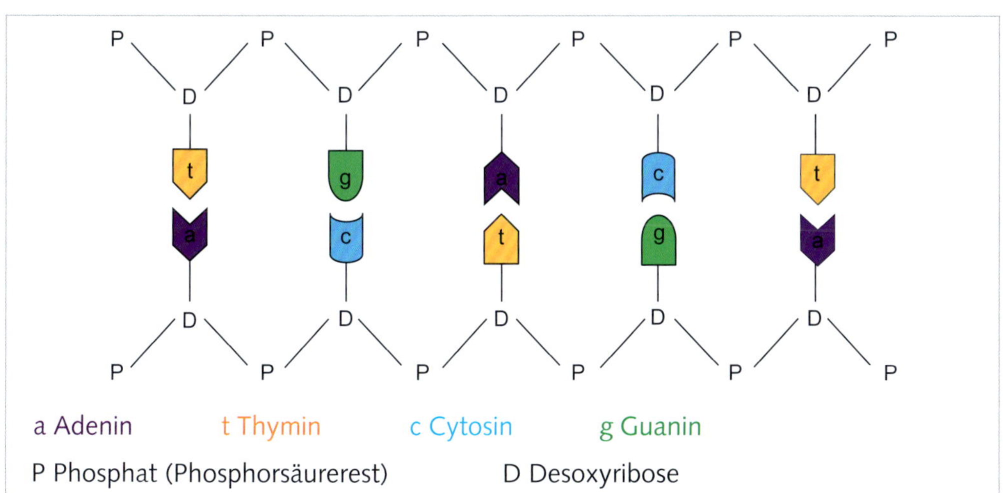

Abb. 52: Watson-Crick-Modell

„Aus der Basenfolge des einen DNA-Strangs ergibt sich also zwangsläufig die des anderen. Stellt man sich nun vor, der Doppelstrang würde sich wie ein Reißverschluss auftrennen, dann existiert nur eine Möglichkeit, die beiden Einzelstränge aus dem Vorrat der Zelle wieder zu vollständigen und die Strickleitern zu ergänzen. Schlussendlich sind aus einem DNA-Molekül durch die feste Basenpaarung zwei identische Tochtermoleküle entstanden." (Kegel 2012)

RNA – Ribonukleinsäure

Der Aufbau der RNA entspricht nahezu dem der DNA. Allerdings besitzt sie statt der Nukleinbase Thymin das Uracil. Und als Zuckerbestandteil besitzt sie nicht Desoxyribose, sondern Ribose.

Während die DNA der eigentliche Träger der Erbinformation ist, erfüllt die RNA drei Hauptaufgaben bei der Übersetzung und Ausführung der Erbsubstanz:

- als Strukturelement der Ribosomen (rRNA, ribosomale RNA)
- als Kopie der DNA (mRNA, messenger-RNA)
- als Transportmedium für die Aminosäuren, die zu den Ribosomen gebracht werden (tRNA, transfer-RNA)

Eiweißherstellung (Proteinsynthese)

Als Speicher der Erbinformation besitzt die DNA den Bauplan für die Herstellung der lebensnotwendigen Eiweiße. „Dieser Bauplan verbleibt als DNS im ‚Chefbüro' des Zellkerns. Als Nachrichtenträgersubstanz zwischen Zellkern und Zellleib dient die mRNS (messenger-RNS). Das bedeutet, dass die mRNS das Chefbüro im Zellkern mit der eigentlichen Herstellungsfabrik im Zellleib, vor allem also mit den Ribosomen, verbindet.

Um die Information, die in der DNS (,Baupläne') gespeichert ist, weitergeben zu können, lagert sich eine genau entsprechende RNS entlang eines bestimmten DNS-Strangs an und kopiert diesen. Diese RNS-Moleküle sind also Kopien der DNS-Moleküle (Matrizen). Diese Kopien wandern nun aus dem Zellkern durch die Kernporen in den Zellleib. Hier legen sie sich an die Ribosomen an, wo nun gemäß dem Bauplan des Zellkerns die entsprechenden Aminosäuren angelagert werden (Eiweißherstellung). Auf diese Weise stellt die Zelle alle benötigten Eiweiße her, egal ob es sich um Hormone, Enzyme, Sekrete oder um Strukturproteine handelt, die die Zelle für ihren Aufbau selbst benötigt." (Richter 2007)

Anleitung zum Basteln einer DNA

Damit es uns auch nur ansatzweise gelingt, uns die Kleinheit und Kompaktheit sowie die Genialität einer DNA zu vergegenwärtigen, schlägt Kegel vor, sich folgende Aufgabe vorzustellen: „Vor Ihnen auf dem Boden einer riesigen Halle liegen 46 dünne Fäden unterschiedlicher Länge. Der kürzeste misst 16 Meter, die beiden längsten über 80 Meter. Die Fäden haben allerdings einen Durchmesser von nur 0,002 Millimeter, sind also so dünn, dass Sie sie gar nicht sehen können. Deshalb hat man Ihnen eine Lupe mit hundertfacher Vergrößerung in die Hand gedrückt, mit deren Hilfe die Fäden für Sie gerade erkennbar werden und die Dimension eines Haares annehmen. Ihr Auftraggeber überreicht Ihnen nun zwischen Daumen und Zeigefinger eine murmelgroße Hohlkugel (Durchmesser: ein Zentimeter) und fordert Sie auf, die 46 Fäden unversehrt in dieser Kugel zu verstauen, nicht ohne noch einmal auf ihre beachtliche Gesamtlänge hinzuweisen – sie betrage nicht weniger als zwei Kilometer." (Kegel 2012)

Zwei Kilometer zerbrechlicher Faden in einer Murmel! Das klingt nach einem gewaltigen Kraftakt, der da vor Ihnen liegt. Und falls Sie nicht schon aufgegeben haben, sondern bereits dabei sind, die Fäden mithilfe der Lupe und einer feinen Federstahlpinzette fleißig in die kleine Kugel zu stopfen, dann freuen Sie sich nicht zu früh. Denn Ihr Auftraggeber weist Sie mit einem mitleidigen Lächeln darauf hin, dass es einige Auflagen zu bedenken gibt: Die Fäden seien eine Art Code-Streifen, an deren wichtige Informationen man jederzeit herankommen müsse. Außerdem sei darauf zu achten, dass die Schichtung in der Kugel „luftig" genug bleibe, damit sich die Fäden selbstständig verdoppeln könnten. Die daraus resultierenden Doppelfäden, die noch an einer Stelle zusammenhingen, müssten sich voneinander trennen lassen, ohne dass dabei Risse, Brüche und Verknotungen entstünden. Das für die Verdopplung nötige Material sei ebenfalls unterzubringen, auch das erforderliche Werkzeug. Zudem seien die Fäden nicht nackt zu verstauen, sondern zusammen mit etwa derselben Menge Verpackungsmaterial. (Kegel 2012)

Beim Durchlesen der Anleitung ist bereits nach einigen Zeilen klar, dass dies für uns eine unlösbare Aufgabe ist. Eine Aufgabe, die jede lebende Zelle locker bewältigt – und das, obwohl die Zellkerne um den Faktor 1000 kleiner sind als die murmelgroße Hohlkugel. Die ausgestreckten DNA-Moleküle der größten menschlichen Chromosomen sind nicht 80 Meter, sondern gut acht Zentimeter lang, und der Durchmesser des Zellkerns beträgt nur einige Tausendstel Millimeter. Was für eine gewaltige Leistung, die jede unserer Zellen bewerkstelligt!

8.5 Gene in Wechselwirkung mit der Umwelt und der Psyche

Es stellt sich uns hier die alte Frage, ob der Mensch das Ergebnis seiner Gene, seiner Umwelt oder gar seiner Willensfreiheit ist. Joachim Bauer, Professor für Psychoneuroimmunologie, hat neue naturwissenschaftliche Antworten und lehrt: „Wer bisher glaubte, der Mensch sei eine von seinen Genen gesteuerte Maschine, muss umlernen." Wo bliebe die Willensfreiheit und Möglichkeit zur Selbstgestaltung des Menschen, wenn die Gene die alleinige Macht über ihn hätten und ihn bis ins Letzte vorherbestimmten? Doch wissen wir auch seit Langem, dass unser Erbgut nicht wegzuleugnen ist und wir ihm zumindest bis zu einem gewissen Grade ausgeliefert sind und uns nichts übrigbleibt, als uns mit dem Gegebenen abzufinden.

Dennoch gehen wir in unseren Moralbewertungen davon aus, dass der Mensch für sein Handeln verantwortlich ist, also die Freiheit hat, sein Leben und sich selbst nach eigenen Vorstellungen von Ethik zu gestalten und auf Einflüsse aus der Umwelt zu antworten. Wir nehmen also auch Willensfreiheit an. Erbgut, Umwelteinflüsse und Willensfreiheit halten wir für gegeben. So sagt auch Joachim Bauer (2005): „Verhalten findet nicht im körperlosen Raum statt, sondern ist immer zugleich auch Biologie (...) Sämtliche biologischen Prozesse basieren auf der Aktivität von Genen." Aber, und nun kommt das Überraschende: „Tatsächlich könnte ein lebendes System nicht auf Signale reagieren, wenn es die Gene nicht auch könnten. Entgegen einer zum Teil immer noch verbreiteten Ansicht fahren Gene nicht auf Autopilot, sondern werden in ihrer Aktivität durch Signale reguliert. Diese können ihren Ursprung in der Zelle selbst, außerhalb der Zelle oder in der Umwelt haben." Auch der Zellbiologe Bruce Lipton räumt mit der alten Lehrmeinung auf, in der der Mensch als Gefangener seines genetischen Erbgutes betrachtet wird. (Lipton 2009) Dieser neue wissenschaftliche Zweig der Genetik nennt sich Epigenetik.

9 Die (Epi-)Gene(-tik)

Die Vorsilbe „Epi" kommt aus dem Griechischen und bedeutet „neben", „auf" oder „drumherum". Epigenetik befasst sich somit mit Prozessen, die um die DNA herum ablaufen. Früher war man davon überzeugt, dass ein Gen für ein Protein steht und dass die Gene nebeneinander angeordnete Abschnitte auf der DNA sind. Seither hat die Wissenschaft viele neue Erkenntnisse gewonnen.

Epigenetiker beschäftigen sich also nicht mit der Abfolge der Gene innerhalb der DNA, sie beschäftigen sich mit den Faktoren, die die Gene steuern, ohne selbst Gene zu sein. Offensichtlich ist es gewissen Molekülen möglich, die DNA unlesbar zu machen und so gewisse Gene zu deaktivieren.

Das bedeutet im Prinzip, dass Gene nicht unveränderbar sind und nicht zwingend bestimmen, was aus einem Lebewesen wird. Es gibt andere Faktoren, die hier noch eine Rolle spielen können. Diese epigenetischen Marker, so finden die Forscher immer mehr heraus, sind nicht nur durch Mutation zu verändern (wie die Gene selbst), sondern auch durch Umwelteinflüsse.

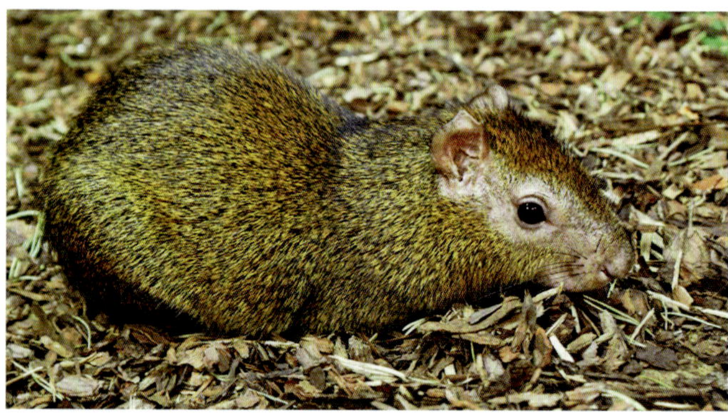

Abb. 53: Südamerikanischer Agouti

Nehmen wir zum Beispiel die sogenannten Agouti-Mäuse, die sich durch ein Gen auszeichnen, das sie fett, gelb und anfällig für Krebs und Diabetes macht. Wissenschaftler haben die Mütter vor der Befruchtung und während der Schwangerschaft mit Nahrungsergänzungsmitteln versorgt (bestimmte Vitamine und Mineralien), und siehe da, die überwiegende Mehrzahl der Nachkommen war weder gelb noch fett. Außerdem fehlte ihnen die Anfälligkeit für Krebs und Diabetes. Das Agouti-Gen war also vorhanden, aber durch Umwelteinflüsse deaktiviert worden. Als Agouti wird die klassische Fellzeichnung von Hauskatzen, aber auch anderer Arten wie Kaninchen, Ratten, Meerschweinchen und

Mäusen bezeichnet. Der Name leitet sich ab von den Agoutis (südamerikanische Nagetiere), die eine typische Ausprägung der Wildfarbe zeigen (▶ Abb. 53).

Ähnliches lässt sich auch in der Zwillingsforschung feststellen. Die Übereinstimmungen in den epigenetischen Mustern verändern sich im Laufe der Jahre. Waren sie bei der Geburt noch fast identisch, so sieht man nach 50 Jahren deutliche Unterschiede, die durch das unterschiedliche Leben hervorgerufen wurden.

Heute weiß man, dass die Gene nicht strikt in feste Abschnitte eingeteilt sind, vielmehr überlappen sich die Gene, und das Ablesen an der DNA wird an verschiedenen Stellen begonnen, je nachdem, welche und wie viele Genprodukte gerade gebraucht werden. Diese „Entscheidung", wann was abgelesen wird, bewerkstelligt eine Regulations-Maschinerie, die sehr vielen Einflüssen ausgesetzt ist.

Das Human Genome Project hatte es sich zum Ziel gemacht, den menschlichen Gencode zu entschlüsseln. Ganz dem alten Denken verhaftet und mit übereifrigem Elan gingen die beteiligten Wissenschaftler davon aus, dass man die Erbinformation einfach in einzelne Genabschnitte unterteilen könne.

Alles schien so einfach wie ein Baukastenprinzip: Man stellte sich vor, wie man die einzelnen Bauabschnitte des menschlichen Körpers definieren und auf der Basis des gesamten Bauplans Reparaturen aller Art vornehmen kann. So ist es z. B. die Aufgabe der DNA, Proteine zu produzieren, die bestimmte Körperfunktionen auslösen können. Wenn es zu einer Protein-Fehlproduktion und in deren Folge zu einer Krankheit kommt, könnte man, so nahmen die Forscher an, anhand der „Gen-Bausteine" die Fehlerquelle identifizieren und deren falsches Programm reparieren, sodass in Folge die richtigen Proteine produziert werden würden.

Doch weit gefehlt, die Angelegenheit erwies sich nämlich als wesentlich komplexer als erwartet. Da die Wissenschaftler davon ausgegangen waren, dass jedes Gen ein bestimmtes Protein produziert, nahmen sie an, bei 100.000 bis 150.000 verschiedenen Körperproteinen eine entsprechende Anzahl von Genen zu finden.

Diese Anzahl von 100.000 bis 150.000 menschlichen Genen war anno dazumal, also noch im letzten Jahrhundert, in jedem Biologielehrbuch zu lesen und beruhte vor allem auf der geschätzten Anzahl unterschiedlicher Proteine. (Kegel 2012)

Als das menschliche Genom im Jahr 2000 entschlüsselt worden war, merkten die Wissenschaftler, dass der Mensch viel weniger aktive Gene hat als angenommen. Denn „schon nach der vollständigen Sequenzierung des ersten der 23 menschlichen Chromosomen musste diese Zahl, zur nicht geringen Überraschung der Forscher, drastisch nach unten korrigiert werden". (Kegel 2012)

Statt der erwarteten 100.000 bis 150.000 Gene waren es vorerst lediglich 35.000 – nicht viel mehr als in der DNA einer Stubenfliege. Am Ende, als die vollständige Sequenz vorlag, waren es sogar noch weniger: „26.000 Gene, kaum mehr als beim winzigen Fadenwurm und etwa genauso viel wie in einem mickrigen Gewächs namens Acker-Schmalwand. Und die Zahl der menschlichen Gene schrumpft weiter. 2007 waren die Forscher bei 21.000 angekommen. Neueste Analysen sprechen gar nur von 19.000 Genen. 80 % Prozent dieser Gene besitzen Entsprechungen im Genom der Maus." (Kegel 2012)

Bruce Lipton bezeichnete dieses Ergebnis einen „kosmischen Witz". (Lipton, 2009) Auch die Idee, dass für jede Krankheit ein defekter Genabschnitt zu finden sein müsste, stellte sich als nicht haltbar heraus. Die Informationen für Krankheiten, aber auch Körpermerkmale und -funktionen sind oft über mehrere Genabschnitte verstreut zu finden. Es war schon lange bekannt, dass nebst den aktiven Genabschnitten (ca. 2–3 % der gesamten DNA) eine Menge Material in den Chromosomen vorhanden ist, das scheinbar keine Funktion hat. Wissenschaftler bezeichneten diese Chromosomenabschnitte auch als „Junk-DNA" und betrachteten sie als überflüssig und inaktiv (nicht kodierend).

Da das erwartete Modell (ein Gen für ein Protein) nicht der Realität entsprach, musste nach dem Abschluss des Human Genome Project in Betracht gezogen werden, dass diese Junk-DNA vielleicht doch wichtigere Funktionen hat als ursprünglich angenommen. Es zeigte sich inzwischen, dass zwar keine Proteine gebildet werden, aber gewisse, noch nicht ganz geklärte Aktivitäten dort stattfinden. Craig Venter, US-amerikanischer Biochemiker, der sich vor wenigen Jahren an vorderster Front der biomedizinischen Forschung sah, muss heute eingestehen: „Im Rückblick waren unsere damaligen Annahmen über die Funktionsweise des Genoms dermaßen naiv, dass es fast schon peinlich ist." (Kegel 2012)

Was uns erheblich von der Tierwelt unterscheidet, ist also weniger die grandiose Genialität des menschlichen Bauplans, sondern „eine beispiellos geringe Gen-Dichte und eine schier unglaubliche Menge an Ballast-DNA". Nur ein kleiner Teil unserer DNA dient der Codierung von Proteinen, der Rest sieht aus wie sinnloser genetischer Ballast: Junk- oder Müll-DNA, Füll- und Klebstoff. „Was die Suche nach den Genen so schwierig macht, ist dieser Riesenhaufen Schrott, in dem sie verborgen sind." (Kegel 2012)

Der menschliche Bauplan, den die Forscher im Genom Base für Base zu finden glaubten, zerläuft ihnen wie auftauendes Eis.

Und was bitte schön ist jetzt ein Genom? Ich zitiere Bernhard Kegel, der seinerseits ein damals an Universitäten weit verbreitetes Biologielehrbuch aus dem Jahre 1976 zitiert: „Unter Genom versteht man heute die Gesamtheit der auf den Chromosomen des Kerns lokalisierten Gene." Weiter, so Kegel: „Falls dies in etwa Ihren Wissensstand wiedergibt – wofür Sie sich keinesfalls schämen müssten –, kann ich versprechen: Sie werden umdenken müssen. Heute versteht man unter Genom die Gesamtheit der genetischen Information, die mithilfe der DNA vererbt wird. Früher hätten diese beiden Definitionen praktisch dasselbe ausgesagt, denn Information, so die allgemeine Auffassung, steckte nur in den Genen. Dank dem Human-Genom-Projekt wissen wir aber nun, dass proteincodierende Gene (…) nur einen kleinen, ja winzigen Teil unserer Erbinformation ausmachen. (…) Das Genom ist also viel mehr als die Gesamtheit aller Gene." (Kegel 2012)

Hat Sie die Bezeichnung Schrott-DNA gestört? Mich schon. Es ist nicht besonders wissenschaftlich, wenn Forscher all das, was sie nicht verstehen, als Schrott, Zufall oder unnütz bezeichnen. Da hat jemand die restliche DNA zu früh abgestempelt – das ist jedenfalls der Eindruck, der sich heute angesichts der Bezeichnung Junk-DNA aufdrängt.

Der japanische Genetiker Susumo Ohno wies die Herkunft des Geschlechtschromatins von einem X-Chromosom bei verschiedenen Säugetieren nach. Er hat als Erster das Wort „Junk-DNA" im Jahre 1972 in die Welt gesetzt. (Kegel 2012) Vielleicht war er sich des Beigeschmacks bewusst. Später soll er sich über die Wirkung seiner Wortschöpfung überrascht und amüsiert gezeigt haben. Er habe nie die Absicht gehabt, 99 Prozent unseres Genoms als Schrott zu bezeichnen.

Sicher ist, dass durch gezielte Veränderungen der DNA wichtige Regulationsschritte (Aktivierungs- und Stoppsignale) eingeleitet werden. Die Epigenetiker haben die Erkenntnis gewonnen, dass viele Moleküle – von den Werkzeugen zur Ablesung der DNA bis zu den Nährstoffen – die Aktivierung oder Deaktivierung von Genen beeinflussen. Damit ist klar, dass eigentlich alle Stoffe, die wir aufnehmen, die fundamentalen Funktionen mit steuern können. Die bedingt inaktive DNA hat, so wird vermutet, etwas mit Prägung und Anpassung zu tun. „Nicht Gene, sondern Genfunktionen werden verändert und vererbt", so die Epigenetiker.

Wir fassen zusammen: Jeder Mensch verfügt über einen Satz von rund 20.000 Genen in jeder seiner Zellen. (Kegel 2012) Die Gene sind an einem 2 Meter langen, verknäulten Faden aufgereiht, der DNA (Desoxyribonukleinsäure) – für uns unvorstellbar bei der Winzigkeit einer Zelle. Im Elektronenmikroskop werden die Chromosomen mit ihren Genabschnitten sichtbar. Die Gene enthalten je einen Bauplan zur Herstellung eines Proteins (Eiweißstoffe) aus Aminosäuren („Baustein" eines Eiweißstoffes). 20 unterschiedliche

Aminosäuren werden in einer dem jeweiligen Individuum eigenen Reihenfolge aneinandergereiht.

Zwischen den Genen befinden sich auf der „Perlenkette" DNA die Anreger und Hemmer für die Gene, im Wissenschafts-Englisch „Promoter" bzw. „Enhancer" genannt. Sie können die ihnen auf dem DNA-Faden nachfolgenden Gene an- oder abschalten. Diese beiden Arten von Gen-Regulatoren werden ihrerseits gesteuert durch Substanzen, die sich bei ihnen anlagern können.

„Diese Substanzen können aus der Zelle, aus dem Organismus außerhalb der Zelle oder aus der Umwelt kommen ... Nach Anlagerung dieser Substanzen an den Promoter oder an den Enhancer verändert sich die Gen-Aktivität, das heißt, das Gen wird jetzt entweder stärker oder weniger stark als zuvor abgelesen." (Bauer 2007) Diese Substanzen übersetzen also Signale von „außen" in Gen-Aktivität, sie heißen daher Transkriptionsfaktoren. Bei den beschriebenen Vorgängen kommt es zu äußerst feinen Abstimmungen der Substanzen untereinander und zu einer sehr genauen Regulation der Gen-Aktivität.

Die DNA ist also lediglich eine Art passiver Bauplan. Der eigentliche, aktive Vorgang ist das Freilegen der Information; das Ablesen bzw. Umsetzen der Information ist dann lediglich ein „einfacher mechanischer" Vorgang, der sich aus der Abfolge der Basenpaare ergibt. Und die Art der Freilegung bzw. Aktivierung einzelner Abschnitte entscheidet offensichtlich mit darüber, welches Protein letzten Endes produziert wird. Und dadurch, dass diese Proteine, als Enzyme oder Botenstoffe oder auch in Form von Neurotransmittern oder Hormonen, Gefühle und über die Gefühle Reaktionen auslösen, kann es einen bedeutenden Unterschied machen, welches Protein produziert wird. Genauso können ganze Genabschnitte „abgeschaltet" werden. Die Mechanismen der Aktivierung oder des Abschaltens werden von epigenetischen Faktoren geregelt, indem am DNA-Doppelstrang zusätzliche Methylgruppen angelagert oder entfernt werden. Durch dieses An- und Abschalten der Gene werden die Kombinationsmöglichkeiten der Chromosomen auf ein Vielfaches der eigentlichen genetischen Informationen erhöht. Dadurch entsteht eine zusätzliche, zweite Informationsebene, deren Bedeutung und Möglichkeiten man gerade erst zu erforschen beginnt. Die Rolle der Faktoren, die das Ablesen der Gene steuern, ist also erheblich wichtiger als bisher angenommen. (Klink 2009)

Was oder welche Faktoren aktivieren ihrerseits nun wieder die Zellmembran, damit sie diese Transkriptionsfaktoren in die Zelle gelangen lässt? Der Ablauf ist einfach erklärt: „Ein Außenreiz in Form einer Information trifft auf eine Zelle. Die Zellmembran umschließt schützend das ganze Zellinnere, auch den Zellkern in ihrer Mitte, der wiederum eine Art Schutzwall für die darin liegende DNA-Helix bildet. Je nach Signal werden unterschiedliche Rezeptorproteine in der Zellmembran aktiviert: Nach dem Schloss-Schlüssel-Prinzip reagieren unterschiedliche Rezeptorproteine auf unterschiedliche Reize. Die aktivierten Proteine leiten den Reiz ins Zellinnere weiter, indem sie spezifische Prozessorproteine aktivieren, die dann z. B. bestimmte Genabschnitte freilegen und damit die Produktion eines spezifischen Körperproteins anregen. Dieses wird dann als Effektorprotein aus der Zelle hinausgeschleust, um seine Funktion im Körper zu erfüllen." (Klink 2009)

Gehirn, Nerven, Hormone

„Den größten Einfluss auf die Regulation von Genen haben nichtstoffliche Signale jedoch im Gehirn: Mit den Nervenzell-Systemen der fünf Sinne wahrgenommene, zwischenmenschliche Situationen werden vom Gehirn fortlaufend in biologische Signale verwandelt, die ihrerseits massive Effekte auf die Bereitstellung von Transkriptionsfaktoren haben. Dies erklärt, warum seelische Erlebnisse innerhalb kürzester Zeit zahlreiche Gene aktivieren oder abschalten können. Die Zeit von der Aktivierung eines Gens bis zur Fertigstellung des Proteins kann im Bereich weniger Minuten liegen." (Bauer 2007)

Seelische Erlebnisse also bilden die stärksten Ursachen zur Gen-Regulation. Dabei, so J. Bauer, bewertet die Seele – unbewusst, unterbewusst oder bewusst – die über die Sinne eingegangenen Reize und aktiviert ihrer Bewertung entsprechend ein „Orchester" von Genen. Das „Gen-Orchester", das auf Reize antwortet, die als angenehm bewertet wurden, ist ein andersgeartetes als ein „Gen-Orchester", das auf Reize antwortet, die als Gefahr eingeschätzt wurden.

Bei der Bewertung „Gefahr" werden die Gene der Alarmzentren (hauptsächlich im Hirnstamm sowie im Hypothalamus) aktiviert, deren Proteine die Bereitstellung von Alarmbotenstoffen bewirken, die nun ihrerseits im ganzen Körper Veränderungen einschließlich der Aktivierung weiterer Gene hervorrufen. Diese Dominokette reicht bis hin zur Ausschüttung des Stresshormons Cortisol durch die Nebenniere und braucht zu ihrem Aufbau nur wenige Minuten.

Dagegen sollen angenehme, anregende Umweltbedingungen – wie gegenseitiges Verstehen in Gesprächen mit anderen Menschen, Lob, Anerkennung, reizvolle Aufgabenstellung – Gene im Gehirn aktivieren, deren Proteine die Funktion von Nervenzellen steigern und die Zahl ihrer Verknüpfungen erhöhen.

„Allerneueste Untersuchungen ergaben sogar Hinweise dafür, dass sich unter dem Einfluss positiver Umweltsituationen und aufgrund der dadurch gesteigerten Produktion von Nervenwachstumsfaktoren auch die Zahl der Nervenzellen vermehren kann (was die bisherige Lehrmeinung, dass sich Nervenzellen nicht vermehren können, infrage stellt). (...) Positive Umweltreize haben sich für Nervenzellen als ein Überlebensfaktor herausgestellt, da sie zur Aktivierung zahlreicher Gene führen, welche die Nervenzellfunktionen verbessern." (Bauer 2007)

Neurobiologische Grundlagen, welche auf menschliche Entwicklungsfähigkeit hinweisen

Bei Bauer (2007) lesen wir: „Das Gehirn besitzt Nervenzell-Netzwerke, die darauf spezialisiert sind, bei anderen Menschen wahrgenommene Signale so abzuspeichern, dass diese selbst nacherlebt und reproduziert werden können."

Rein zufällig stieß eine italienische Forschergruppe um ihren Leiter Giacomo Rizzolatti 1996 auf die Spiegelnervenzellen. Das Physiologenteam erforschte an der Universität Parma an Schimpansen, wie Handlungen im Gehirn geplant und umgesetzt werden. Den Wissenschaftlern ging es darum, herauszufinden, welche Nervenzellen bei einem Schimpansen, der an ein Messgerät angeschlossen ist, aktiv werden, sobald er nach einer Nuss greift. Dabei machten die Forscher eine sensationelle Entdeckung: Die Nervenzellen sandten nicht nur dann Signale aus, wenn der Affe selbst nach einer Nuss griff, sondern auch dann, wenn das Tier (nur) beobachtete, wie ein Teammitarbeiter die gleiche Handlung ausführte. Indem der Affe die Bewegungen des anderen mitverfolgte, reagierten seine Nervenzellen so, als ob er selbst nach der Nuss gegriffen hätte. Das Gesehene wurde im Gehirn des Schimpansen „gespiegelt". Die Nervenzellen, die diese spiegelnden Signale auslösten, nannten die Forscher nun „Spiegelneuronen". Dadurch lassen sich Phänomene wie Intuition und Mitgefühl wissenschaftlich erklären, die lange Zeit von Naturwissenschaftlern nur belächelt worden sind. (Thill 2009)

Das menschliche Gehirn besitzt also laut Rizzolatti die Fähigkeit, beim Mitmenschen mentale, emotionale und körperliche Verhaltensweisen „abzugucken", Impulse aufzunehmen, zu verinnerlichen und diese als eigene wieder zu erleben und auszusenden. Nachahmen beinhaltet ein großes Lernpotenzial, wie bei Kindern ersichtlich wird, welche von Bezugspersonen deren Mimik, Stimmfärbung und Gesten übernehmen und so ihr Repertoire überhaupt erst anlegen und erweitern können. Allgemeiner betrachtet, könnte man sogar sagen, dass das von Menschen gelebte Potenzial in jeder Person schlummert, dass unter anderem durch die Spiegelneuronen Entwicklung bis ins hohe Alter möglich ist und dass der Mensch sich stets neue Welten erschließen kann.

„Synaptische Plastizität" – durch Anwendung das Erlernte stabilisieren

Die oben beschriebenen Signale, welche mittels der Spiegelneuronen von anderen Personen aufgenommen und durch Reflexion, Annäherung und Anpassung sich zu eigen gemacht wurden, können durch kontinuierliche Anwendung weiter gefestigt werden. Dadurch wird der neuen Denkweise immer mehr Raum gewährt. Die dafür zuständigen Neuronen-Netzwerke im Gehirn werden sich zusehends stabilisieren, während sich die weniger gebrauchten auflösen.

Joachim Bauer (2007) beschreibt diesen Prozess folgendermaßen: „(...) Dies bedeutet, dass die Nervenzell-Netzwerke, die häufig ausgeübte Wahrnehmungen, Denkvorgänge oder Tätigkeiten repräsentieren, an Strukturstabilität gewinnen, während wenig trainierte gedankliche Operationen oder Tätigkeiten dazu führen, dass ihre Netzwerke geschwächt werden beziehungsweise sich auflösen ... Die grundlegende Fähigkeit des Gehirns, durch sein Tätigwerden die synaptischen Verschaltungen zu verändern und damit seine eigene Feinstruktur umzubauen, wird als ‚synaptische Plastizität' bezeichnet."

Für das Individuum ist die Erkenntnis, dass das Gehirn plastisch, also formbar ist, eine Bestätigung seitens der empirischen Wissenschaft, welche zeigt, dass Veränderung und Wandelbarkeit auf neurologischer Ebene möglich ist. Da die neuronale, psychische und physische Ebene stark aufeinander einwirken, heißt das auch, dass Veränderungen auf allen Ebenen möglich sind. Die alten Verhaltensmuster, welche der Mensch als Kind angelegt hatte, waren in dem damaligen Umfeld nützlich und überlebenssichernd. Im Erwachsenenalter können sie jedoch hinderlich und einschränkend, ja sogar krank machend sein. Leider hat der Mensch kaum gelernt, wie gestaltbar seine Persönlichkeit in Wirklichkeit ist. Hier können verschiedene hypnosystemische, imaginative, ressourcen- und lösungsorientierte Beratungs- und Therapie-Methoden zum Einsatz kommen. Sie zeigen, dass ebenso, wie das Gehirn dazu benutzt werden kann, eine neue Fremdsprache zu erlernen, es genauso gut lernen kann, eine neue Körpersprache zu sprechen, die Signale des Körpers zu verstehen oder sich einen neuen Umgang mit sich selbst und dem Umfeld anzueignen.

9.1 Neurobiologische Grundlagen, welche die psychobiologische Wechselwirkung von Geist und Gen belegen

In der interdisziplinären Forschungsrichtung der Psychobiologie sind unter anderem folgende Fachrichtungen vertreten: Genetik, Neurobiologie, Psychologie, Molekular- und Verhaltensbiologie, Physiologie, Evolutionsforschung und Ethnologie.

„Alles, was wir geistig tun, seelisch fühlen und in Beziehung gestalten, findet seinen Niederschlag in körperlichen Strukturen." Diese zentrale Aussage Bauers (2007) weist darauf hin, dass sich in der gegenwärtigen Wissenschaft die Existenz einer Wechselwirkung von Umwelt, Geist und Körper immer mehr erhärtet.

So hat die gegenwärtige Forschung die Einflüsse von geistigen, emotionalen und zwischenmenschlichen Verhaltensweisen auf den Körper belegt und deren Auswirkungen bis hin zur Genstruktur nachvollziehen können. Gene führen (laut Bauer) kein autistisches Eigenleben, ebenso ist nicht nur die Gensequenz (Text des Gens, konstanter Faktor) relevant für ihre biologische Auswirkung. Vielmehr kommt es darauf an, wann und wie, durch welche Umwelteinflüsse, welches mentale sowie emotionale Verhalten Gene aktiviert oder deaktiviert werden. Ein Großteil der Gene zeigt – je nach Umweltsituation, mentaler und emotionaler Konstitution – einen Wechsel von einem aktiven zu einem passiven Zustand. Dieses Verhalten wird in der Fachsprache als „Genregulation" bezeichnet.

Weiter schreibt Bauer (2010) über die Ergebnisse der Genforscherin und späteren Nobelpreisträgerin McClintock: „Ihre Entdeckung eines dynamischen, unter dem Einfluss äußerer Stressoren sich gelegentlich fast schlagartig selbst verändernden Genoms (die Gesamtheit der Gene) wurde durch die Genforschung der vergangenen zehn Jahre (...) eindrucksvoll bestätigt. Ein Genom kann sich selbst verändern, wenn es mit ungewohnten äußeren Bedingungen konfrontiert ist." (McClintock 1983, zitiert von Bauer 2010)

All diese Erkenntnisse sind deutliche Hinweise darauf, dass Aspekte des Menschen, wie Fühlen, Denken und Umwelteinflüsse, eine direkte Wechselwirkung mit der Physis bis in ihre kleinsten Bausteine, die Genstruktur, haben.

Der entscheidende Teil für den gesamten Ablauf ist das eintreffende Signal, das aus der Umgebung der Zelle kommt und alle nachfolgenden Aktionen in Gang setzt. Dieses Signal setzt über eine bestimmte Proteinproduktion Abläufe in Gang, die unsere Körperfunktionen und damit unser Verhalten bestimmen. Und das sogar über mehrere Generationen hinweg, denn neue epigenetische Forschungen haben z. B. gezeigt, dass unser heutiges Ernährungsverhalten die Körperfunktionen und die Gesundheit unserer Enkel beeinflussen wird. (Kegel 2012)

Signale, die das alles auslösen können, sind vielfältiger Natur. Nur eines sind sie nicht: materiell. Signale sind Informationen, Frequenzen, Schwingungen. Das Schloss-Schlüssel-Prinzip funktioniert, wie Candace Pert gezeigt hat, auf Frequenzebene. (Pert 2001)

Die Rezeptoren auf unserer Zellmembran schwingen, vibrieren und reagieren auf andere Schwingungen nach dem Resonanzprinzip. So wie die Basenpaare nur mit passenden Komplementärbasen Verbindungen eingehen können, funktioniert Schwingungsübertragung nur dann, wenn eine Resonanz, also Entsprechung, besteht.

Gute Schwingungen – „Good vibrations", wie die Beach Boys gesungen haben – lösen eine andere Aktivität von Rezeptoren und damit andere Zellvorgänge aus als schlechte Schwingungen. Da schlussendlich alles Schwingung ist und letztlich nur wie Materie erscheint, sind wir als Folge mit allem verbunden und reagieren deshalb auf alles um uns herum.

Wie weit die Tatsache geht, dass alles Schwingung ist und damit auch auf Frequenzebene Einfluss hat, zeigen z. B. die Untersuchungen von Pjotr Garjajev und seinem Team, wie wir weiter unten noch erkennen werden.

Wir sehen:

- Das Gehirn verwandelt jeden seelischen Vorgang in einen biologischen, was wiederum auf die Seele zurückwirkt.
- Die Lehre von der maschinenartigen Wirkungsweise des Körpers ausschließlich aufgrund einseitiger Befehle von Genen hat sich endgültig als falsch erwiesen.
- Nervenzellen im Gehirn können sich verstärken und möglicherweise vermehren.
- Gene, Seele und Umwelt wirken zusammen. Daraus gestaltet sich die Persönlichkeit.
- Der Mensch ist eine Leib-Seele-Einheit.

Unsere Gene steuern uns zwar zu einem Teil, die Umwelt aber beeinflusst uns zu einem anderen Teil, ohne dass wir uns dessen immer bewusst sind. Wir jedoch sind es vor allem, die Einflüsse aus der Umwelt in ihrer Wirkungsweise auswählen, in uns lenken und somit unsere Gene steuern können. Wir können und wollen eigenständig unsere Willenskräfte nach uns selbst, nach dem gottahnenden Ich in uns ausrichten. Oder, wie es Bruce Lipton (2009) beschreibt: „Der Geist ist stärker als die Gene."

9.2 Das spukende DNA-Phantom

Um eine ganz andere Art von Gentechnologie handelt es sich bei den Arbeiten von Dr. Pjotr Garjajev, denn das Zauberwort heißt „Wellengenetik". Dr. Pjotr Garjajev ist Mitglied der Russischen Akademie der Wissenschaften und einer der Mentoren dieser jungen und kaum bekannten Disziplin. „Er ist unter anderem Vorsitzender des Instituts für Quantengenetik in Kiew und wissenschaftlicher Leiter der Wave Genetics Inc. in Toronto. Garjajev und seine Kollegen entwickelten in den Jahren von 1990 bis 1999 ein Modell der Arbeitsweise des Genoms höherer Biosysteme, in dem sie die Ideen von Gurvich weiterführten. Garjajevs Publikationen, insbesondere über das Phänomen der Phantom-DNA, haben weltweite Beachtung gefunden." (Michajlova, Interview 2013)

Moderne Forschungen deuten mittlerweile darauf hin, dass die DNA nicht nur unsere Erbinformationen enthält, sondern darüber hinaus auf einer Schwingungsebene auch semantische Funktionen erfüllt, d. h. eine Art zusätzlicher Sprache oder Code enthält.

Garjajev und sein Kollege, der Quantenphysiker Vladimir Poponin, führten ein sensationelles Experiment durch. Sie bestrahlten eine DNA-Probe mit Laserlicht und erhielten auf einem Schirm ein typisches Wellenmuster. Entfernten sie jedoch die Probe, so verschwand dieses Muster nicht etwa, sondern es blieb eine regelmäßige Struktur bestehen, so als ob immer noch eine Materieprobe vorhanden wäre. Der Effekt war jederzeit wiederholbar und wird heute als Phantom-DNA-Effekt bezeichnet. Die wissenschaftliche Erklärung hierfür besagt, dass offenbar die DNA selbst ein Muster im Vakuum erzeugt hat. Diese Muster im Vakuum, hervorgerufen durch die Anwesenheit lebender Materie, können im Extremfall über mehrere Monate anhalten. Der Phantom-DNA-Effekt könnte uns die Prozesse, die mit dem menschlichen Tod zusammenhängen, besser verständlich machen.

Wie alles im Leben, hat natürlich auch die Wellengenetik zwei Seiten. Garjajev und seinen Kollegen ist es schon gelungen, Zellen genetisch komplett auf ein anderes Genom umzuprogrammieren! Kurzum: Sie haben es geschafft, Frosch- in Salamander-Embryonen zu verwandeln. Und dies „nur" durch elektromagnetische Übertragung von Informationsmustern! Die Wellengenetik berührt mit diesem Phänomen bereits das schöpferische Element. Zumindest ist sie ein Schlüssel zu den formbildenden Kräften des morphogenetischen Feldes und durchaus eine wertvolle Ergänzung zur Kraft-Richtungs-Ordnung Carl Huters. Allerdings ist das Gefahrenpotenzial, das sich hinter der missbräuchlichen Anwendung einer solch machtvollen Technologie verbirgt, kaum abzuschätzen.

Dr. Pjotr Garjajev hat nachgewiesen, dass die DNA ein Feld erzeugt, das mitbestimmend für die Formbildung des menschlichen Körpers sein und mit Feldern im ganzen Universum in Verbindung stehen könnte. (Klink 2009)

Die Kommunikation der Gene

Ganz einfach erklärt, gehen Wellengenetiker davon aus, dass sich die Gene untereinander und mit der Außenwelt über elektromagnetische Wellen austauschen. Der Clou dabei ist: Die genetische Kommunikation läuft nach ähnlichen Regeln ab wie unsere Sprache. Der Grundsatz „Alles ist Schwingung" erhält hier seine Berechtigung.

Bis vor Kurzem noch bezeichneten die Genetiker 98 bis 99 % des genetischen Materials im Zellkern als „überflüssigen Abfall". Die Theorien und Forschungsergebnisse des russischen Molekularbiologen Pjotr Garjajev zeigen uns erstaunliche Gegenargumente. Für ihn steuert die DNA die Bildung der morphogenetischen – bisher exakt wissenschaftlich noch nicht erklärbaren – größeren Strukturelemente des Organismus, die über Welleneigenschaften des Genoms erreicht werden.

„Die zeitgenössische Wissenschaft (Molekularbiologie, Genetik und Embryologie) sucht immer noch nach dem Schlussstein, um das Wesen des Lebens (auf materialistischer Ebene) zu verstehen. Selbst nachdem das Genom entschlüsselt war, erwiesen sich die bisherigen Theorien immer noch als nicht stichhaltig. Meiner Meinung nach verwenden die höchsten biologischen Systeme für ihre Selbstorganisation eine epigenetisch kodierte, hierarchisch organisierte Struktur, die die Chromosomen/DNA, die Ribosomen und die extrazelluläre Matrix einschließt. (...). Ich war immer schon sehr wissbegierig. Eines Tages habe ich mich gefragt, ob die Gene auch meine Sprache verstehen. So habe ich mit elektroakustischen Wandlern experimentiert, um den Genen meine Sprache verständlich zu machen. Und tatsächlich reagierten Pflanzensamen je nach Botschaft höchst positiv auf Lob und Danksagung in ihrer Wachstumsgeschwindigkeit; grobe oder beleidigende Worte dagegen haben sie negativ beeinflusst. Ich hatte ein solches Resultat erwartet, aber meine Vorstellungen sind weit übertroffen worden. Damals habe ich geschrieben: Es ist klar, dass die Wissenschaftler die Wirkung elektromagnetischer Frequenzen unbedingt aus einer neuen Perspektive verstehen sollten und nicht nur als Proteinreaktionen. Andere Ebenen des Genoms antworten über holografische Flüssigkristalle, über textähnliche Strukturen, über die Polarisation, über nicht lokale fraktale Zeitstrukturen usw. Hierbei geht es nicht nur um ein ‚linguistisches Phänomen'. Solche Beobachtungen erweitern die biochemische Sichtweise über bioelektrische, quantenmechanische und auch morphogenetische Aspekte. Nicht umsonst ist die DNA durch ihre charakteristische Form einer gewundenen Doppelhelix eine perfekte Antenne. Es ist bekannt, dass DNA-Moleküle, wenn man sie aus dem Zellkern isoliert, eine Vielzahl von Signalen senden. Das ist eine wahre ‚Symphonie des Lebens', wobei die ‚Melodie' höchstwahrscheinlich von allen Geweben, Organen und Zellsystemen, die sich jederzeit ‚auf Kommando' der DNA entwickeln können, gespeichert wird. Zurzeit sind die Wissenschaftler nur in der Lage, das Spektrum dieser akustischen Schwingungen festzustellen." (Michajlova, Interview 2013)

Die DNA, das morphogenetische Feld und das EPR-Paradox

Wie wir aus Forschungen von Fritz-Albert Popp wissen, kann unser Körper nicht nur Licht in Form von Biophotonen abstrahlen, er ist auch in der Lage, Licht aus der Umgebung aufzunehmen und sogar zu speichern. Dieser Lichtspeicher ist jedoch gerade die DNA, die bekanntermaßen auch am stärksten an der Biophotonenstrahlung beteiligt ist. (Popp 2006)

Durch die charakteristische Form dieses Riesenmoleküls – eine gewundene Doppelhelix, von oben gesehen ringförmig – stellt die DNA eine ideale elektromagnetische Mini-Antenne dar, die sehr gut elektrische Impulse aufnehmen kann. Dahinter steckt also mehr als auf den ersten Blick gedacht. Die Forschungen erweitern die biochemische Sichtweise um bioelektrische, quantenmechanische und auch morphogenetische Aspekte.

Was geschieht mit der von der DNA aufgenommenen elektromagnetischen Energie? Sie wird in ihr gespeichert, indem das Molekül – einfach ausgedrückt – in Schwingung (Oszillation) versetzt wird. Physikalisch nennt man ein solches System einen harmonischen Oszillator. Ein solcher Oszillator gibt natürlich mit der Zeit seine Energie auch wieder ab, wie auch in der Dunkelkammer beobachtbar ist, und die Zeit, die dieser Vorgang benötigt, ist ein Maß für die Fähigkeit zur Energiespeicherung. Die Physiker nennen dieses Maß die „Resonatorgüte". (Fosar & Bludorf 2007) Wir finden diese Aussagen auch bestätigt bei Fritz-Albert Popp. (2006)

„Es stellte sich heraus, dass die Güte des DNA-Resonators um ein Vielfaches höher ist als bei Oszillatoren, die die Physiker in ihren Labors aus technischen Geräten aufbauen können. Das bedeutet, die Schwingungsverluste sind unglaublich gering. Dies bestätigt eine lang gehegte Vermutung: Die DNA ist ein organischer Supraleiter, der noch dazu bei normaler Körpertemperatur arbeiten kann!" (Fosar & Bludorf 2007)

Als 1990 das Human-Genom-Projekt als internationales Forschungsprojekt gestartet wurde, gingen viele von der Annahme aus, nach Abschluss des Projektes alle Fragen über den Ursprung von Krankheiten beim Menschen „entschlüsselt" zu haben. Im Jahr 2000 wurden die ersten Resultate veröffentlicht. Es war alles andere als der durchschlagende Durchbruch, der allen Krankheiten für immer den „Garaus" bereiten sollte. Die gewonnenen Erkenntnisse ließen sämtliche auf die Genetik als einzige Erklärung für Vererbung und körperliche Entwicklung gesetzten Hoffnungen schwinden.

„Die Erkenntnisse des milliardenschweren Human-Genom-Projekts haben das Märchen des genetischen Materialismus erschüttert und fast die gesamte Wissenschaftlergemeinschaft ins Schleudern gebracht." (Adams 2013)

Die gewonnenen Daten des Human-Genom-Projektes kurz auf den Punkt gebracht: 20.000 Gene bieten nicht genug Datenspeicherkapazität für den Bauplan eines Menschen! Die Organismen und ihre Funktionen sind unvorstellbar komplex. Schon allein die Struktur und die Funktionen aller Zellen des Körpers zu katalogisieren, würde unzählige Terabytes an Daten erfordern. Mike Adams (2013) geht davon aus, dass das menschliche Genom eine Speicherkapazität von nur 750 MB aufweist. Immerhin geht Garjajev von 3 GB aus.

So oder so, es reicht nicht annähernd aus, um die gesamte Struktur, Funktion und Entwicklung eines Menschen zu beschreiben. Wie sehr die Materialisten auch versuchen mögen, die Aufmerksamkeit auf die menschlichen Gene zu richten, um das Leben zu erklären, es ist schlichtweg nicht möglich, den Bauplan der gesamten menschlichen Form in dieser Datenmengen unterzubringen.

Von Mike Adams erschien am 7.10.2013 in der Zeitschrift „Kopp-Online" der Titel „Die große Lüge der Genetik entlarvt: Die menschliche DNS ist nicht in der Lage, den gesamten Bauplan der Menschen zu speichern". Er gibt dazu folgende Begründung ab: „Erlauben Sie mir, die Sache vom Standpunkt eines Computerwissenschaftlers zu erklären. Das menschliche Genom enthält ungefähr drei Milliarden ‚Basenpaare' von Genen. Jedes Basenpaar kann nur in einer von vier möglichen Kombinationen der vier Basen existieren, die die DNS bilden: Adenin (A), Thymin (T), Cytosin (C) und Guanin (G). Vom Standpunkt der digitalen Speicherung – denn die DNS ist vom Format her ‚digital' – entspricht ein Basenpaar zwei Bits binärer Daten, die sich in vier möglichen Zuständen darstellen können:

00 01 10 11

Im Jargon der Computerspeicherung ist ein 'Byte' acht Datenbits, beispielsweise:

01011010

Vier DNS-Basenpaare bilden danach ein Byte Daten.

Da es im menschlichen Genom ungefähr drei Milliarden Basenpaare gibt, entspricht das einer Datenspeicherungsfähigkeit von rund 750 MB. Und diese Zahl ist schockierend klein. Denn 750 MB sind weniger als die Datei eines modernen Videospiels. Es sind weniger als ein Film auf einer DVD. Ein USB-Stick, den Sie im Laden kaufen, kann 20-mal so viel Daten speichern (und das sind nur 16 GB). Eine 16-GB-Speicherkarte können Sie schon für zwölf Dollar im Internet kaufen.

750 MB Daten sind so wenig, dass niemand erklären kann, wie es den menschlichen Körper mit seiner außergewöhnlichen Komplexität darstellen und gleichzeitig körperliche, strukturelle, funktionale und verhaltensmäßige Vererbung erfassen könnte. Um einen Eindruck von der Komplexität des menschlichen Körpers zu gewinnen, denken Sie zunächst einmal daran, dass Ihr Körper aus 60 bis 90 Billionen Zellen besteht. Jede Zelle ist ein eigenes Ökosystem mit hochkomplizierten Funktionen wie Energieproduktion, Abfallbeseitigung, Zellmembranfunktion, dem Zellkern als Steuerungszentrum und so fort."

Unser Körper produziert pro Stunde Millionen an roten Blutkörperchen. Er kann verletztes Gewebe fast überall heilen. Die Zellen in Haut und Darmwänden werden langsam, aber ständig durch neue ersetzt. Das Immunsystem ist unglaublich komplex und extrem leistungsfähig, es ist ein hochentwickeltes System, das der Wissenschaft immer noch Rätsel aufgibt. Wir besitzen die Fähigkeit, zu gehen, zu sprechen, die Augen zu fokussieren, Nahrung zu verdauen, Abfallstoffe auszuscheiden, zu schwitzen, zu atmen und noch vieles mehr. Dabei vollzieht der Körper in jeder Sekunde Milliarden an chemischen Reaktionen, ohne dass wir es überhaupt merken. Auf irgendeine Art und Weise wissen alle Zellen, Organe und Organsysteme in unserem Körper, was sie zu tun haben, um uns am Leben zu halten.

Das menschliche Genom allein entspricht also nicht dem gesamten Bauplan der menschlichen Entwicklung. Natürlich sind in bestimmten Genen offensichtlich einige körperliche Eigenschaften (wie die Augen- und Haarfarbe) codiert, aber die Gene alleine enthalten nicht den vollständigen Bauplan. Es muss also zusätzlich zur DNS noch etwas geben, das die morphologischen Informationen liefert.

Die Materialisten waren über diese Erkenntnis entsetzt. Bis heute durchwühlen einige (noch) materiell orientierte Wissenschaftler die Humangenom-Daten, in dem verzweifelten Versuch, irgendwelche über- oder untergeordneten Daten zu finden, um die erhoffte Erklärung der Vererbung doch noch auf materiellem Wege zu beweisen. Sie weigern sich, zuzugeben, dass ein nicht physisches Feld von Vererbungsmustern existiert, welches das menschliche Genom überlagert, damit in Wechselwirkung steht und dessen Umfang durch eine nicht physische Kodierung der zusätzlichen Informationen erweitert. (Adams 2013)

Eine mögliche Erklärung stammt von einem revolutionären wissenschaftlichen Denker unserer Zeit, Rupert Sheldrake. Er ist Biologe und Autor des Buches „A New Science of Life" (deutscher Titel: „Das schöpferische Universum: Die Theorie der morphogenetischen Felder und morphischen Resonanz"). Diese morphogenetischen Felder treiben viele materiell orientierten Wissenschaftler in den „Wahnsinn".

Die Vorstellung der morphischen Resonanz ist in Wissenschaftskreisen verpönt und wird esoterisch orientierten Kreisen zugeordnet und somit weiter nicht mehr berücksichtigt. Doch immer mehr Wissenschaftler – vor allem in der Quantenphysik tätige – entdecken „Beweise" für die Richtigkeit dieser Theorie, sodass sie über kurz oder lang in den Kreis der „anerkannten" Wissenschaften aufgenommen werden wird.

Deshalb sind die der „Materie verpflichteten" Wissenschaftler so verzweifelt darum bemüht, das menschliche Genom als einzige Quelle aller Informationen, die zur Entwicklung eines menschlichen Körpers erforderlich sind, zu verteidigen.

Es sind dieselben Wissenschaftler, die davon ausgehen (also glauben), dass das gesamte Universum, in dem wir leben, ohne Sinn und Zweck durch den sogenannten Big Bang spontan aus dem Nichts erschaffen wurde, jenseits von Raum und Zeit. Sie setzen sich nicht mit der Frage auseinander, woher die gewaltige und unvorstellbare Energie des Big Bang stammt, sie setzen sie einfach voraus. Trotzdem scheinen diese Wissenschaftler für den Big Bang kein magisches Denken zu benötigen. Die Vorstellung eines nicht physischen Feldes für die Prozesse der Vererbung verurteilen sie aber abschätzend als esoterisches Denken.

Eine weitere Frage zur Theorie der genetischen Vererbung besteht darin, dass zwar alle Zellen des Körpers vermeintlich exakt denselben genetischen Code enthalten, aber trotzdem die Zellen in der Hand wussten, dass sie zu einer Hand werden mussten und nicht zu einem Fuß oder einem Ohr. Die konventionelle Genetik hat dafür keine Erklärung. Woher „weiß" eine Zelle, dass sie eine spezialisierte Darmzelle sein soll, die als winziger Teil des Ganzen funktioniert? Wenn jede Blutzelle im Körpers die DNA für den gesamten Körper enthält, woher „weiß" sie dann, dass sie sich zu einer Blutzelle und nicht zu einer Hautzelle entwickeln soll? (Adams 2013)

Rupert Sheldrakes (2013) morphische Resonanz bietet eine Antwort. „Die Zelle greift auf ein Wissensfeld zurück – eine nicht physische Verhaltens-Blaupause –, und durch den Einfluss dieses Feldes weiß die Zelle, dass sie nur die Gene aktivieren muss, die sie dazu kodieren, eine Blutzelle zu bilden. Das physische Gen bewirkt die Protein-Kodierung, aber das morphische Resonanzfeld liefert die Anleitung, welche Gene aktiviert werden müssen. Auf diese Weise stehen morphogenetische Felder in Wechselwirkung mit der DNS."

Gemäß Sheldrake arbeitet das menschliche Genom zusammen mit einem nicht physischen Informationsfeld, das die Entwicklung der physischen Form organisiert, sodass ein Mensch entsteht. Das Muster, menschlich zu sein, ist gemäß Sheldrake im morphischen Resonanzfeld gespeichert, weil es ein Muster ist, das durch Milliarden anderer Menschen verstärkt worden ist, die schon lebten und zur Resonanz in dem Feld beitrugen. Diese Theorie erklärt das fehlende Bindeglied bei der DNA, dass die DNA allein nicht den gesamten Bauplan für die menschliche Form speichern kann. Die Anleitung findet sich in dem nicht physischen morphischen Feld. Die lokale DNA ist nur „Eiweißbauer", der den Vorgaben der morphischen Resonanz folgt.

So wie es ein Energiemuster für einen Menschen gibt, gibt es auch unterschiedliche Vorlagen für jeden Apfelbaum. Diese Energiemuster überlappen sich mit den Genen aus einem Saatkorn für den jeweils spezifischen Apfelbaum und leiten die Gene an, zu einem ausgewachsenen Apfelbaum zu werden. „Für jede Zelle, jedes Organ, jedes Organsystem und jede Form des Lebens auf unserem Planeten (und im gesamten Universum) gibt es ein morphisches Resonanzfeld, das die Vorlage liefert, die unsere Gen-Aktivierung steuert." (Adams 2013)

Das Gen stellt sozusagen (wie ein Radio) die „Wellenlänge" ein und wählt sich in das Programm (morphisches Resonanzfeld) ein, um den Bauplan zu empfangen und sich entsprechend zu verstofflichen und zu verwirklichen.

Ein weiterer Effekt, der mit dem morphogenetischen Feld zusammenhängen könnte, ist das sogenannte Einstein-Podolski-Rosen-Paradox, kurz EPR-Paradox. Dieses besagt, dass zwei Photonen, die irgendwann einmal zusammen waren und dann getrennt wurden, trotzdem für immer miteinander verbunden bleiben. Erfährt eines der beiden Teilchen später einmal eine Veränderung, so reagiert das andere darauf augenblicklich, selbst wenn die beiden Teilchen inzwischen Lichtjahre voneinander entfernt sind. Wissenschaftlich bewiesen ist das inzwischen für einen Abstand von über 10 km. (Presseinformation der DPG, 07.1999, Prof. Dr. Nicolas Gisin, Université de Genève)

Das morphogenetische Feld könnte nun eine mögliche Ursache für dieses EPR-Paradox sein, sodass die DNA auf diese Weise mit weit entfernten Informationsträgern, möglicherweise sogar aus dem Weltraum, kommuniziert. Durch die Nichtlokalität dieser Kommunikationsform wird das uns allen wohlbekannte Gesetz von Ursache und Wirkung gebrochen. Die Kommunikation erfolgt somit nichtlokal, d. h., die DNA kann, ohne an Raum und Zeit gebunden zu sein, auch mit weit entfernten Informationsträgern kommunizieren.

Garjajev schreibt (zitiert nach Fosar & Bludorf, raum&zeit, 138/2005): „Ursache und Wirkung sind nicht durch die Zeit getrennt, wenn Zeit verstanden werden kann als ein Weg zur Organisation von Ereignisketten. Dies bedarf einer komplizierten fraktalen Zeitstruktur, weshalb Einstein es so noch nicht erkannte. Nach Garjajevs Ansicht ist diese Quanten-Nichtlokalität eine Schlüsselfunktion der Selbstorganisation lebender Materie. Mithilfe von EPR-Kommunikation können in Nullzeit riesige Datenmengen übertragen werden, z. B. durch schnelles automatisches Scannen der Polarisation von Photonen. Es stellt sich die Frage, wieso wir Menschen dann eigentlich nicht immer auf diese Art und Weise kommunizieren und wahrnehmen? Warum hat unser Körper ein Nervensystem entwickelt, das mit einer Geschwindigkeit von 8–10 m/s geradezu im Schneckentempo arbeitet? Pjotr Garjajev kennt den einfachen Grund: Weil EPR-Kommunikation für die Verarbeitung in unserem Bewusstsein viel zu schnell ist."

Wir werden hier unweigerlich an das Thema der „Synchronisation" nach C. G. Jung erinnert, mit dem wir uns im Folgenden kurz auseinandersetzen wollen.

9.3 Zufällige „Zufälle"?

Die Synchronizität nach C. G. Jung

C. G. Jung (1875–1961) war ein Schweizer Psychiater und gilt als der Begründer der analytischen Psychologie. C. G. Jung und Sigmund Freud trafen sich zum ersten Mal im Jahre 1907. Was zu der Zeit niemand ahnen konnte: Dieses Treffen sollte vieles in Bewegung bringen und Dinge nachhaltig beeinflussen und verändern. Interessant ist, dass C. G. Jung schon zu der Zeit, als er Freud traf, von einem „religiösen" Zusammentreffen sprach, und auch Sigmund Freud schien dieses Treffen mehr als gelegen zu kommen. Er schrieb damals in einem Brief an C. G. Jung: „Ich hätte mir niemanden Besseren wünschen können als dich, um meine Arbeit fortzusetzen" (McGuire 1987) – doch es sollte anders kommen. Zuerst vertiefte sich die Beziehung der beiden schnell, und schon im Jahre 1908 empfahl Sigmund Freud auf dem ersten Kongress der Psychoanalytischen Vereinigung C. G. Jung als Präsidenten.

Trotz dieser ersten scheinbar sehr intensiven Zeit ihrer Beziehung zeigte sich schnell und immer wieder die grundlegend andere Herangehensweise der beiden an die Arbeit mit Menschen. Während Freud die Meinung vertrat, dass unser unbewusstes Leben von Trieben, Instinkten und Verdrängung beherrscht wird, betrachtete Jung das Unbewusste als schöpferische Dimension. Schon im Jahre 1909, also gerade mal zwei Jahre nach ihrem ersten Zusammentreffen, gab es starke Spannungen innerhalb ihrer Beziehung, und Freud begann, sich über Jung wegen seines Interesses an der Spiritualität lustig zu machen. Einmal während eines Gespräches, in dem wieder eine solche Bemerkung fiel, verspürte Jung ein glühend heißes Empfinden in seinem Zwerchfell, und im selben Moment fiel ein Buch aus einem Regal. C. G. Jung sah darin einen Zusammenhang mit diesem Gespräch, was Freud mit der Bemerkung „... völliger Quatsch" abtat.

Epiphanie

Nach der Trennung entwickelte C. G. Jung seine eigene Psychologie weiter. Er drang immer tiefer in die verborgenen Bereiche des Geistes ein. C. G. Jung begann einen Bereich seines Geistes zu entdecken, den er später das „kollektive Unbewusste" nannte. Im Jahre 1916 ereignete sich das, was einige als den „Zusammenbruch" von C. G. Jung interpretierten. Schon vorher sprach Jung von „Wesenheiten" und „Geistern", zu denen er Kontakt hatte. Dieser Kontakt intensivierte sich nun dermaßen, dass er über Tage das Haus nicht verließ und das erlebte, was er später in einem seiner Werke mit dem Titel „Sieben Reden an die Toten" niederschrieb. Er „empfing", wie er später schrieb, innerhalb dreier Nächte eine vollständige Kosmologie des Universums. Jung bezeichnete später dieses Erlebnis als Epiphanie, was sich vom griechischen „epiphaneia" für „Erscheinung, Offenbarwerden" herleitet. Er schrieb, dass der menschliche Geist weit über das persönliche Unbewusste hinaus ergründet werden kann, und davon, dass man zu einem gemeinsamen Grund kommen kann, auf dem Materie und Geist entstehen.

Die Versprechen der Wissenschaft

Als Synchronizität bezeichnete Jung „akausale, durch einen Sinn verbundene Zustände". Doch was bedeutet „akausal"?

Akausal heißt so viel wie nicht kausal. Der Begriff „kausal" bzw. Kausalität ist ein Begriff des mechanistischen (Newton'schen) Weltbildes und bedeutet: Kette von Ursache und Wirkung. Das heißt, dass in jedem Geschehen ein nachweisbarer materieller Grund zu finden ist.

Seit der Entdeckung der Gravitation durch Newton trat die Wissenschaft einen Siegeszug nach dem anderen an. Gravitation war eine Kraft, die exakt gemessen werden konnte. Diese Entdeckung führte zu allen weiteren Entwicklungen der Wissenschaft, zu den Entdeckungen der Anatomie, zum Verständnis des Blutkreislaufes, zu all den Entwicklungen der Medizin.

Doch in dieser „wissenschaftlichen" Welt war kein Platz mehr für „inneres Leben", für Spiritualität und Verbundenheit. Gegen Ende des 19. Jahrhunderts war die Newton'sche Mechanik Grundlage jeder anderen Wissenschaft geworden. Selbst die menschliche Natur wurde auf elektrochemische Reaktionen reduziert.

Träume und Nahtod-Erlebnisse, Erscheinungen und spirituelle Erfahrungen waren plötzlich nichts anderes mehr als ein Zucken in irgendwelchen Nervenbahnen – und z.T. ist man auch heute noch dieser Meinung. Vor dieser Zeit war der Mensch verbunden mit den

Geschehnissen in der Natur. Der Flug eines Vogels hatte eine Bedeutung. Begegnungen mit Naturerscheinungen wie einem Wirbelsturm oder das Auftauchen von Tierschwärmen – all dies war Teil einer Beziehung, war Botschaft und Hinweis, war die Sprache der Natur zu uns Menschen als eingebundener Teil einer größeren Ganzheit.

Synchronizität

Es gibt Geschehnisse, die nicht kausal, sondern durch einen Sinn miteinander verbunden sind (Gleichzeitigkeit, Synchronizität). Von C. G. Jung gibt es die bekannte Skarabäus-Geschichte. Jung hatte schon einige Zeit mit einer Patientin gearbeitet, die er als recht verschlossen und deren Fall er als komplex beschrieb. Eines Tages schilderte ihm diese Patientin während einer Sitzung einen Traum, den sie letzte Nacht gehabt hatte, in dem ein goldener Skarabäus vorkam. Während sie darüber sprachen und die Patientin ihren Traum schilderte, hörten beide ein Geräusch am Fenster. Jung stand auf, um nachzuschauen, und fand auf der Fensterbank einen goldenen Käfer, den er in die Hand nahm und der Patientin zeigte, mit den Worten, dass dies vielleicht der Skarabäus aus dem Traum sei. Die folgende Entwicklung beschrieb Jung als bemerkenswert. Die anschließende Besserung der Patientin und auch ihre zunehmende Öffnung und Teilnahme am Leben führte Jung darauf zurück, dass diese Frau sich auf einmal wieder als ein eingebundener Teil eines größeren Gesamtgeschehens empfinden konnte. Das Umgebende sprach zu ihr. Das Leben hatte wieder einen Sinn. C. G. Jung nahm an, dass es die Wiederentdeckung des Sinns war, was diese bemerkenswerte Veränderung bewirkte. Der Mensch erfährt sich als eingebundener Teil eines größeren Gesamtgeschehens.

Serialität nach Paul Kammerer

Die Beobachtung von unerklärlichen Zusammenhängen in der Natur reichen schon viel weiter zurück. Einer der Ersten, die sich mit diesen Vorfällen wissenschaftlich beschäftigten, war der Biologe Paul Kammerer (1880–1926). Schon um 1900 beobachtete der Österreicher „Gleichzeitigkeiten" und Ereignisbündelungen, ein Phänomen, welches er „Serialität" nannte. Serial sind Geschehnisse und Ereignisketten, die über eine bestimmte Zeit hinweg auftreten und in denen gewisse Muster erkennbar sind.

Unterschiede von Serialität (Paul Kammerer) und Synchronizität (C. G. Jung)

Im Unterschied zur Synchronizität C. G. Jungs wollte oder konnte Kammerer über die Wirkungsweise des „Gesetzes" nichts sagen, da es außerhalb der Kausalität stehe, er lehnte aber den Einfluss psychischer Tiefenbereiche als Erklärung ab.

Ähnlichkeit von Serialität (Paul Kammerer) und Synchronizität (C. G. Jung)
Bei beiden gibt es einen Sinnzusammenhang zwischen Ereignissen und denen, die diese Ereignisse erleben. Ereignisse geschehen aus einem bestimmten Grund, ohne dass kausal, also allgemeingültig nachvollziehbar, ein Beweggrund dafür vorhanden wäre. Der Sinnzusammenhang erschließt sich immer nur dieser Person. Wir alle kennen solche Ereignisse und wissen im Allgemeinen sehr genau, warum genau uns dies zugestoßen ist, wenn auch vielleicht nicht immer unmittelbar oder auf völlig bewusster Ebene.

Fazit
Wir erkennen also eine integrative Tendenz des Universums! Das Universum zeigt sich verbindend und umfassend, es zeigt sich sowohl zielgerichtet in seiner Entwicklung als auch anteilnehmend. Das Geschehen in der Welt ist intelligent und verfolgt einen Sinn, auch wenn der Sinn sich nicht für alle Menschen gleichermaßen erschließt. Das Universum will beobachtet, will angesehen und erkannt werden. Die Natur, der Mensch, das gesamte Universum ist ein „Bewusstwerdungsprozess" und will sich selbst erkennen.

Gemäß C. G. Jung trägt jeder Mensch das Gottesbild, den Stempel des Selbst, den Abdruck des Archetyps des Selbst, in sich. Dieser Abdruck ist ihm von Geburt an mitgegeben. Da jeder von uns, einfach aufgrund seines Menschseins, vom Selbst geprägt ist, haben wir auch Zugang zu der Einheit und Ganzheit. (Stein 1998)

Gegen Ende seines Lebens war C. G. Jung bereit, mit einer seiner gewagtesten Ideen an die Öffentlichkeit zu gehen: „der Idee von der Einheit des Selbst und des Seins. Ist das noch viel anders, als zu sagen, dass das Selbst und Gott eins sind? Jung nahm damit das Risiko auf sich, wie ein Prophet oder, schlimmer noch, wie ein abgehobener Phantast zu klingen." (Stein 1998). Wir können uns das Selbst als ein kosmisches Sein vorstellen, das im menschlichen Leben auftaucht und sich endlos in seiner Rotation durch die Psyche erneuert. „Wir Menschen, lehrt Jung, haben im Universum eine bestimmte Rolle zu spielen. Unser Bewusstsein ist in der Lage, den Kosmos in den Spiegel des Bewusstseins zu heben und zu spiegeln." (Stein 1998) Vielleicht braucht es die menschlichen Individuen, um seiner selbst bewusst zu werden, um sich in der dreidimensionalen Welt von Zeit und Raum selbst zu erfahren. Es existiert im Universum jenseits der Psyche und bedient sich unserer Psyche und der materiellen Welt einschließlich unserer Körper für seine eigenen Erfahrungen. Wir bieten ihm eine Heimstätte, in der es sich zeigen und wohnen kann. Doch in unserem Hochmut, Egotripp und vernebelten Bewusstsein leben wir in Illusionen und springen von Erfolg zu Erfolg und vergessen, worum es wirklich geht.

Synchronizität ist mehr als nur ein „Zufall" oder eine „schicksalshafte Fügung". Synchronizität ist ein wesentlicher Teil des morphogenetischen Feldes, von dem wir Teil sind und das wir oben beschrieben haben. Synchronizität ist, um es hypothetisch zu benennen, das Bewusstsein des Universums. Synchronizität ist in Wirklichkeit das Resultat der Vernetzung unseres Bewusstseins mit „allem, was ist". Synchronizität ist das Kommunikationsmittel, mit dem unsere Seele, unser höheres Ich, durch äußere Ereignisse mit unserem Bewusstsein in Verbindung tritt. Durch das äußere Ereignis (also den „Zufall") öffnen wir uns im Inneren und treten dadurch mit unserer Seele in Verbindung.

Unser Überbewusstsein ist mit allem verbunden, was existiert. Unsere Seele ist mit dem ganzen Universum verschmolzen. Das höhere Selbst ist mit jedem anderen höheren Selbst eines jeden Wesens verbunden. Wir alle kommunizieren ständig mit allen. Wir sind uns dessen nur nicht (immer) bewusst.

Synchronistische Ereignisse sind Botschaften unserer Seele, die uns dazu bringen wollen, uns in die Fügung unseres höheren Selbst zu begeben, und das dient wiederum einem höheren Zweck.

Nicht nur die Wissenschaftler, sondern auch wir sprechen heute schon beinahe selbstverständlich vom „genetischen Code" und gehen davon aus, dass in der DNA eine „systematische Informationsverschlüsselung" vorliegt. Die radikale Genetik verlässt ihren Standpunkt kaum einen Millimeter und erklärt sich die Funktion der DNA mithilfe der Chemie. Pjotr Garjajev ging einen Schritt – wenn nicht sogar zwei Schritte – weiter. Er zog zur Untersuchung der DNA, man höre und staune, auch Linguisten hinzu. (Fosar & Bludorf, raum&zeit, 138/2005)

„Bei einer Sprache untersucht man Gesetzmäßigkeiten wie die Syntax (Regeln zum Aufbau von Sätzen), die Semantik (Lehre von der inhaltlichen Bedeutung der Worte) sowie die Grundlagen der Grammatik. **Wendet man diese wissenschaftlichen Erkenntnisse auf den genetischen Code an, so erkennt man, dass dieser Code den gleichen Regeln folgt wie unsere menschlichen Sprachen.** Wohlgemerkt: nicht den Regeln einer bestimmten Sprache (in diesem Fall z. B. des Russischen), sondern Regeln auf einer so grundlegenden Ebene, auf der Gemeinsamkeiten zwischen allen existierenden Sprachen der Menschheit existieren. **Man kann also den Aufbau des genetischen Codes mit jeder existierenden Sprache der Menschheit in Beziehung setzen.**

Seit Jahrhunderten suchten Wissenschaftler nach der menschlichen Ursprache – Pjotr Garjajev und seine Mitarbeiter haben sie möglicherweise gefunden. In ausgedehnten Experimenten konnte die Moskauer Gruppe beweisen, dass diese in der DNA angelegten umfangreichen Codes keineswegs zur Synthese bisher unbekannter Bausteine unseres Körpers benutzt werden, wie es bei den Genen der Fall ist. Dieser Code wird vielmehr tatsächlich zur Kommunikation benutzt, genauer gesagt zur **Hyperkommunikation**. Kurz gesagt – die Natur geht online! Und zwar die ganze Natur, denn selbstverständlich folgt auch der genetische Code von Tieren und Pflanzen einer ganz ähnlichen Grammatik. Oder um es mit den Worten des Dalai Lama auszudrücken: **Alles, was ist, ist nur, weil es mit allem kommuniziert. Nichts ist für sich selbst, ein jedes hat seine Existenz im anderen!**" (Fosar & Bludorf, raum&zeit, 138/2005)

9.4 DNA im Austausch mit dem Universum

DNA und Wellengenetik

„Nach den Forschungsergebnissen von Pjotr Garjajev und seinem Team ist die DNA nicht nur Sender und Empfänger elektromagnetischer Energie, sondern nimmt auch die in der Strahlung enthaltene Information auf und interpretiert sie weiter. Die DNA ist also ein höchst komplexer interaktiver Biochip auf Lichtbasis mit 3 Gigabits Speicherfähigkeit, der noch dazu in der Lage ist, die menschliche Sprache zu verstehen. Um mit der DNA zu kommunizieren, muss man allerdings nicht DNAisch sprechen können, sondern kann sich ganz einfach seiner Muttersprache bedienen. Die DNA versteht alles. Sie kommuniziert auf einer syntaktischen und semantischen Ebene, die allen menschlichen Sprachen gemeinsam ist. Sie benutzt also zur Kommunikation einen Code, den man als Ursprache der Menschheit bezeichnen könnte." (Fosar & Bludorf, raum&zeit, 138/2005)

„Syntax" ist ein Teilgebiet der Grammatik natürlicher Sprachen, ein Regelsystem zum Aufbau von Sätzen aus elementareren Bausteinen (Wörtern bzw. Wortgruppen), also die Satzlehre. „Semantik", auch Bedeutungslehre, nennt man die Theorie oder Wissenschaft von der Bedeutung der Zeichen. Zeichen können in diesem Fall Wörter, Phrasen oder Symbole sein. Die Semantik beschäftigt sich typischerweise mit den Beziehungen zwischen den Zeichen und den Bedeutungen dieser Zeichen.

Mithilfe der Wellengenetik können genetische Veränderungen ohne die bekannten Gefahren der konventionellen Genetik durchgeführt werden. So können z. B. genetische Defekte repariert, Krebszellen zur Selbstheilung angeregt werden etc. Das „Heilmittel" ist in diesem Fall kein Medikament, sondern eine Information! Um diese Heilinformation in die DNA einzuspeisen, braucht man nicht einmal den DNA-Code vorher entschlüsselt zu haben, sondern kann sich ganz normaler Sätze der menschlichen Alltagssprache oder der Gedanken bedienen. Wir finden hier auch die Möglichkeit, endlich zu verstehen, wie Suggestionen vermutlich funktionieren. „Die Erkenntnisse der Wellengenetik verleihen aber auch dem bekannten Begriff des ‚Elektrosmogs' eine vollkommen neue Dimension. Bislang haben sich Strahlenschützer fast ausschließlich mit ‚Grenzwerten' beschäftigt, d. h., sie betrachteten nur die Energie einer Strahlung, der ein Mensch ausgesetzt war, und beurteilten, ab welcher Dosis sie das Körpergewebe schädigen kann. Die aufgeprägte Information hingegen wurde jahrelang überhaupt nicht berücksichtigt." (Fosar & Bludorf, raum&zeit, 138/2005)

Wenn aber die DNA in jeder unserer Zellen auch technisch übertragene Informationen speichert, weiterverarbeitet, interpretiert und eventuell wieder zurückstrahlt, was geschieht dann mit uns, wenn wir uns täglich durch den allgegenwärtigen Strahlungsmüll bewegen und in ihm leben? Die heutige Handy-Kommunikationstechnik verwendet Frequenzen im hochfrequenten Mikrowellenbereich. Diese sind nicht nur insofern gefährlich, dass solche Strahlung das Körpergewebe überwärmen kann. Daher gelten nicht zu Unrecht bei der drahtlosen Telefonie besonders strenge Grenzwerte. Doch Grazyna Fosar und Franz Bludorf (raum&zeit, 2005) betonen eine zweite Gefahr, die heute noch kaum bekannt und auch von den vielzitierten Grenzwerten vollkommen unabhängig ist: „Die gängigen Handyfrequenzen liegen heute im Bereich von etwa 900 bzw. 1800 Megahertz. (...). Diese Zahlen sind aber ein Vielfaches von 150 Megahertz, sodass die DNA zu diesen Frequenzen resonanzfähig ist und daher nicht nur die Energie der Handystrahlung aufnimmt, sondern auch die in den übertragenen Gesprächen enthaltene Information!"

9.5 Essay: Das psychische Körperbild – eine Hypothese

Jeder psychische Vorgang übt ohne Zweifel einen wenn auch noch so minimalen Reiz aus, ruft somit auch eine Veränderung im Ganzen des Organismus hervor. Aber auch der Leib oder alles Physiologische wirkt, wie wir weiter oben gesehen haben, auf das Gehirn zurück und beeinflusst das psychische Leben. Die Psyche reagiert somit auf Millionen von Reizen, die vom Körper auf dieselbe ausgeübt wurden.

Im Gehirn entsteht durch Millionen von Nervenreizen, die Rückmeldungen des Körpers an das Gehirn geben, so etwas wie ein tiefenpsychologisches archetypisches Form-Muster in unserer Psyche; ich nenne das unser psychisches Körperbild. Mit diesem Körperbild ist keineswegs unser Spiegelbild gemeint, das uns durch den Sehsinn vermittelt wird. Nein, darunter verstehe ich die (tief in unserer Psyche) gespeicherten unbewussten Erfahrungs-Muster im Gehirn (vermutlich im gesamten Körper und in jeder Zelle) unseres körperlichen Gesamtausdrucks, insbesondere der festen Körper-, Kopf- und Gesichtsausdrucksformen, welche aus Zellen bestehen und wovon jede (direkt oder indirekt) mit dem Gehirn verbunden ist und dadurch Auswirkungen auf die Psyche hat. Auch der umgekehrte Effekt ist möglich.

Dieses Körperbild wirkt meiner Ansicht nach stärker noch als die veränderbaren internalen Erlebniselemente auf unsere Psyche ein, beeinflussen unsere Neigungen und Präferenzen dermaßen, dass sie als typisch (im Sinne von typologisch) betrachtet werden können.

10 Der Eigenschaftsraum und sein Potenzial als Essay zur Erklärung der Wechselwirkung von Körper und Psyche

Das folgende Grundmodel (▶ Abb. 54) habe ich bei Gunther Schmidt entlehnt (▶ Abb. 38), der das Modell zur Darstellung des grundsätzlichen Erlebnispotenzials eines Menschen einsetzt und mit diesem den „Möglichkeitsraum" an Erleben darstellt. Ich verwende das Modell als ergänzende Bereicherung der „Potenzialhypothese" für die Psycho-Physiognomik. Die „Potenzialhypothese" ist die Annahme, dass grundsätzlich jeder Mensch immer schon alle Verhaltensmuster und Eigenschaften in sich trägt, auch wenn diese zunächst schwer zugänglich oder von außen kaum sichtbar sein mögen.

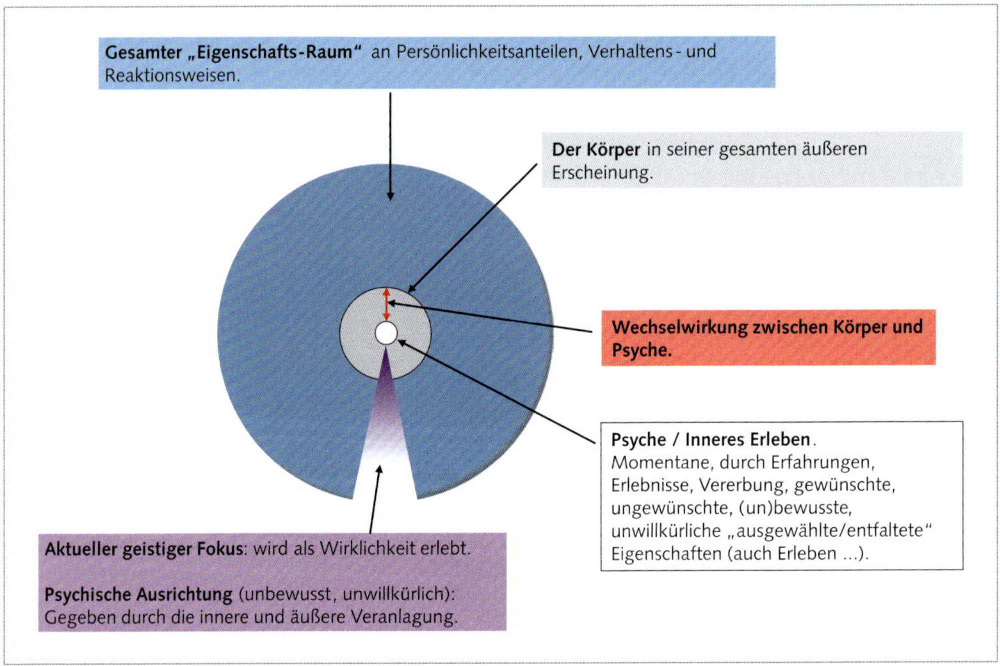

Abb. 54: Der Eigenschafts-Raum nach Schmidt (Schmidt, 2005), leicht verändert

Der große Kreis stellt die gesamten Eigenschaften an Persönlichkeitsanteilen, Verhaltens- und Reaktionsweisen dar, die einem Menschen grundsätzlich möglich wären, ich nenne es deshalb unseren „Eigenschafts-Raum". Das Wort „(Persönlichkeits-)Eigenschaften" verwende ich neutral. Erst der Kontext dazu gibt der Eigenschaft ihr Gewicht/ihre Bedeutung. Das ist der Grund, weshalb ich bei der Namensgebung dieses Raumes vom Wort „Potenzial-" oder „Fähigkeitsraum" abgekommen bin. Letztere sind kontextbezogen; eine Eigenschaft kann sich in einer Situation als Ressource erweisen, in einer anderen jedoch völlig negativ wirken. Schlussendlich bestimmt jeder Mensch selbst, welche Eigenschaft er in welcher Situation als Stärke erlebt und als solche benennen will.

Was wir dann tatsächlich als „ich bin ...", als „das bin ich", als „so einer bin ich also" erleben, wird hier verstanden als jeweils nur ein möglicher Ausschnitt aus diesem Eigenschafts-Raum, also als der Sektor der Persönlichkeits- und Verhaltensmöglichkeiten, den wir (unbewusst, unwillkürlich) auswählen (oder ausgewählt haben). Dieser Ausschnitt, dem wir in Schmidts Modell (▶ Abb. 38) mit dem Namen „aktueller Fokus" begegnen, möchte ich in diesem Zusammenhang als „psychische Ausrichtung" bezeichnen.

Das Vorherrschen dieser Ausrichtung wirkt sich sowohl auf den Körper als auch auf die Psyche aus. Der Körper und die psychische Ausrichtung stehen demzufolge miteinander in Wechselbeziehung. Die psychische Ausrichtung entsteht durch die innere und äußere Veranlagung, bzw. in Anbetracht der zirkulären Sichtweise können wir umgekehrt folgern: Aus der psychischen Ausrichtung ergibt sich die innere, psychische und äußere, somatische Veranlagung. Die psychische Ausrichtung, der Körper und die Psyche können alle sowohl als Ursache als auch als Wirkung fungieren.

Die psychische Ausrichtung wirkt sich auf die Persönlichkeit, die Verhaltens- und Reaktionsweisen und somit wiederum auf das äußere Erscheinen des Menschen aus.

Sie entsteht meist aufgrund von Vererbung, jedoch auch aus Erfahrungen, Erlebnissen etc. und z.T. durch gewünschte und willkürliche Wahl wie auch unbewusst und unwillkürlich, obwohl dies auch als ungewünscht erlebt werden kann. Alle diese genannten Elemente stehen schlussendlich miteinander in Wechselbeziehungen. Die psychische Ausrichtung stelle ich mir metaphorisch so vor: Eine Person leuchtet in einem völlig abgedunkelten Raum mit einer Taschenlampe umher, und die „vorherrschend aktivierten" Eigenschaften der Psyche, die sich in der äußeren Erscheinung dieses Menschen widerspiegeln, entsprechen dem vom Lichtstrahl Erleuchteten.

Alle Menschen haben den Eigenschafts-Raum zur Verfügung. Wir können viele, jedoch nicht alle Eigenschaften auf einmal leben, da diese auch polar entgegengesetzt vorhanden sind. Wir entscheiden uns (meist auf unwillkürliche und unbewusste Weise) immer für eine Ausrichtungstendenz, die sich dann in Mustern und Neigungen äußert. Je nach Kontext werden diese Eigenschaften für uns als günstig oder ungünstig erlebbar. Wir können lernen, sogenannte Defizite (als nicht gewählte Möglichkeiten) neu zu entfalten. Dazu eignet sich z.B. der hypnosystemische Ansatz nach Gunther Schmid und die neurosystemische Methode nach Rolf Krizian hervorragend. Die psychische Ausrichtung ist gestaltbar, entfaltbar und veränderbar durch bewusste Aufmerksamkeitsfokussierung, Mentaltraining und Meditation. Entsprechend wird sich, sozusagen rückwirkend, die äußere Erscheinung eines Menschen verändern, z. B. wird er sich in Verhalten, Mimik, Gestik usw. anders ausdrücken als bisher, wenn auch nur minimal. Stabilisiert sich die veränderte psychische Ausrichtung und wird sie Teil des inneren Erlebens, so wird das mit der Zeit (z. B. mit den Jahren) zusätzlich in den festen Erscheinungsformen (Körper-, Kopf- und Gesichtsausdrucksformen) zutage treten.

Aus der Sicht des Modells „Eigenschafts-Raum" können wir den Versuch, das Innere des Menschen anhand seiner äußeren Erscheinung zu erkennen, wie folgt darlegen:

- Menschen werden als „multiple Persönlichkeiten" in einem sehr positiven Sinne gesehen, bei denen die jeweils gelebte und erlebte „Persönlichkeit" (und die damit verbundenen Persönlichkeitseigenschaften und Muster) durch die Art der psychischen Ausrichtung (deren Tendenz in der äußeren Erscheinung zutage tritt) bestimmt wird.
- Die Persönlichkeitseigenschaften des Menschen ergeben sich aus seiner äußeren Erscheinungsform sowie durch die psychische Ausrichtung.
- Die Körper-, Kopf- und Gesichtsausdrucksformen zeigen die psychischen Ausrichtungstendenzen, die sich im Laufe des Lebens bewährt zu haben scheinen.
- Die Körper-, Kopf- und Gesichtsausdrucksformen zeigen die tendenziell stärksten Persönlichkeitseigenschaften sowie Verhaltens- und Reaktionsweisen und im Kontext, aus lösungs- und ressourcenorientierter Sicht, die Fähigkeiten, Ressourcen und Potenziale.
- Wenn wir Menschen begegnen, können wir durch ihre äußere Erscheinung ihre psychischen Persönlichkeitseigenschaften erkennen. Damit lassen sich tendenziell auch die Reaktions- und Verhaltensweisen feststellen.
- Die Erscheinung des Menschen zeigt uns, welche „Region" des Eigenschafts-Raums durch die psychische Ausrichtung betont wird, was für uns durch die äußere Erscheinung erkennbar und für die betroffene Person erleb- und erfahrbar wird.
- Die äußere Erscheinung des Menschen ist die verdichtete psychische Ausrichtung.
- Die äußere Erscheinung eines Menschen ist ein manifestierter Ausschnitt aus seinem Eigenschafts-Raum!

- Das innere Erleben und die psychische Ausrichtung sind dynamisch, veränderbar und gestaltbar. D. h., jeder Mensch ist veränderbar!

11 Die Naturelle – Grundtypen der Persönlichkeit – Grundbedürfnisse der Seele

Kommen wir nach diesen Erläuterungen der Wechselwirkungen zwischen Individuum und Umwelt, Körper und Psyche sowie den aufgeführten Beispielen zurück zum Menschen. Wir wollen im Folgenden die Körper-, Kopf- und Gesichtsausdrucksformen der Menschen als eine In-Form-ation betrachten und das innere Wesen, die seelischen Bedürfnisse und Persönlichkeitsmerkmale besser erkennen und verstehen lernen.

Jeder Mensch in seiner Erscheinung, Gestalt und Form ist eine Ausdrucksmöglichkeit des Selbst, eine Möglichkeit des Seins oder ein Spiegel der Seele. Aus psycho-physiognomischer Sicht drücken sich also in der äußeren Erscheinung des Menschen – in den Körper-, Kopf- und Gesichtsausdrucksformen, in der Körpersprache, Stimme, im Verhalten etc. – einmal Anteile des Selbst aus, aber auch Anteile der Psyche, wie z. B. die Persönlichkeit, Gedanken- und Verhaltensmuster, Fähigkeiten, Bedürfnisse etc.

In der äußeren Erscheinung des Menschen kommen die Bedürfnisse der Seele zum Ausdruck. Diese Bedürfnisse resultieren aus Impulsen der Seele. Diese Impulse sind die antreibenden Kräfte der Seele, die zielgerichtet zum Handeln dynamisieren und zur Aktivität motivieren. Diese Bedürfnisse treiben den Menschen sozusagen ins Leben und zu seinen Erfahrungen. Es sind die Antriebe der Seele, die sich selbst erleben und Erfahrungen sammeln will. Diese (Haupt-)Bedürfnisse unserer Seele können u.a. an der Gesamtkörperkonstitution, am Grundtyp, erkannt werden.

11.1 Die Grundtypen oder die verschiedenen Neigungen der Psyche

Alle Menschen neigen zu einer bestimmten Körperkonstitution und damit zu einem bestimmten Grundtyp, der im Folgenden als Naturell bezeichnet wird. Durch das Naturell (und alle anderen Körper-, Kopf- und Gesichtsausdrucksformen und Erscheinungs- sowie Ausdrucksarten) drücken sich Aspekte der Psyche aus. Das Naturell entspricht also den offenbarten Anteilen der Psyche, zeigt die vorherrschenden Grundorgansysteme und kann so zu deren Spiegel werden.

Jedes Naturell besitzt typische Gefühls-, Gedanken- und Verhaltensmuster sowie Persönlichkeitseigenschaften und -tendenzen. Diese Aspekte, die sich beim Menschen als seelische Grundkräfte und Bedürfnisse (kurz: Psyche) äußern, haben nun verschiedene Auswirkungen auf den (noch unbewussten) Menschen; sie drängen und treiben ihn in verschiedene Richtungen und äußern sich in Persönlichkeitseigenschaften, Fähigkeiten, Interessen, Wünschen, Bedürfnissen, Lebensaufgaben und der Berufung.

Wir können somit sagen: Die Körper-, Kopf- und Gesichtsausdrucksformen zeigen die seelischen Bedürfnisse und die tendenziell stärksten Persönlichkeitseigenschaften sowie Verhaltens- und Reaktionsweisen und im Kontext die Fähigkeiten, Ressourcen und Potenziale.

Wir dürfen uns nicht „nur" auf unsere Persönlichkeitsebene (Psyche) mit unseren Stärken, Schwächen, unserer Geschichte, den Krankheiten und vielem anderen reduzieren. Wir sind viel mehr als „nur" diese Ebene: Wir sind unvergängliche göttliche Wesen in einem vergänglichen Körper als Ausdrucksinstrument.

So gesehen erkennt die Psycho-Physiognomik auch den Identifikationsgrad des Menschen mit seiner Seele und ihren Elementen. Je mehr ein Mensch sich dessen bewusst ist und je mehr er nach der inneren Wahrheit lebt, desto heliodischer (lichtvoller, innerlich erfüllter, göttlicher) wird er. Die Identifikation mit der körperlichen Ebene und der Psyche schwindet. Sein Bewusstsein öffnet sich für das seelische und kosmische Bewusstsein, er wird zum „Ich bin" und sein Körper zum Instrument des Göttlichen. Deshalb dient die ganzheitliche Psycho-Physiognomik auch der Erkennung des geistig-seelischen Weges eines Menschen.

Ob sich ein Mensch mit seiner Psyche und der körperlichen Ebene identifiziert oder sich für das seelische und kosmische Bewusstsein geöffnet hat bzw. auf dem „Weg nach Hause" ist, ist primär durch seine vorherrschende Energieart – in der Psycho-Physiognomik auch Kraft-Richtungs-Ordnung und Strahlung genannt – zu erkennen. Sekundär äußert sich dies auch in der Art der verbalen Äußerungen, dem nonverbalen Verhalten etc.

Im Folgenden will ich die Ausdrucksmöglichkeiten der oben genannten Naturelle, ihre Psyche und ihre typischen Verhaltensweisen, seelischen Bedürfnisse, Interessen etc. vorstellen. Der Vollständigkeit halber beginnen wir beim Dreiteilungsprinzip in der Natur. Beim Beschreiben der Keimblattentwicklung und der menschlichen, tierischen und pflanzlichen Naturelle habe ich mich an dem Buch von Amandus Kupfer orientiert und inspirieren lassen („Grundlagen der Menschenkenntnis", 1993, bearbeitet und herausgegeben von Paul Schärer).

11.2 Das Dreiteilungsprinzip und die Wechselwirkung zwischen Form, Wesen und Energie

Durch Beobachten und Vergleichen entdeckte Carl Huter ein immer wiederkehrendes Prinzip, welches in der ganzen Natur zum Vorschein kam (▶ Abb. 55). Er unterschied in der ganzen Natur drei verschiedene Grundkörperarten, -formen oder -konstitutionen und entdeckte einen ähnlichen Grundcharakter unter den ähnlichen Formen oder Konstitutionen, sodass er da, wo er diese Form wieder vorfand, tendenziell auf die entsprechende psychische Eigenschaft schließen konnte. Dieses in der ganzen Natur wiederkehrende Prinzip nannte Huter das **Dreiteilungsprinzip.**

Aus dem Grundkörperbau ist die Hauptdisposition oder der Grundcharakter eines Lebewesens zu erkennen.

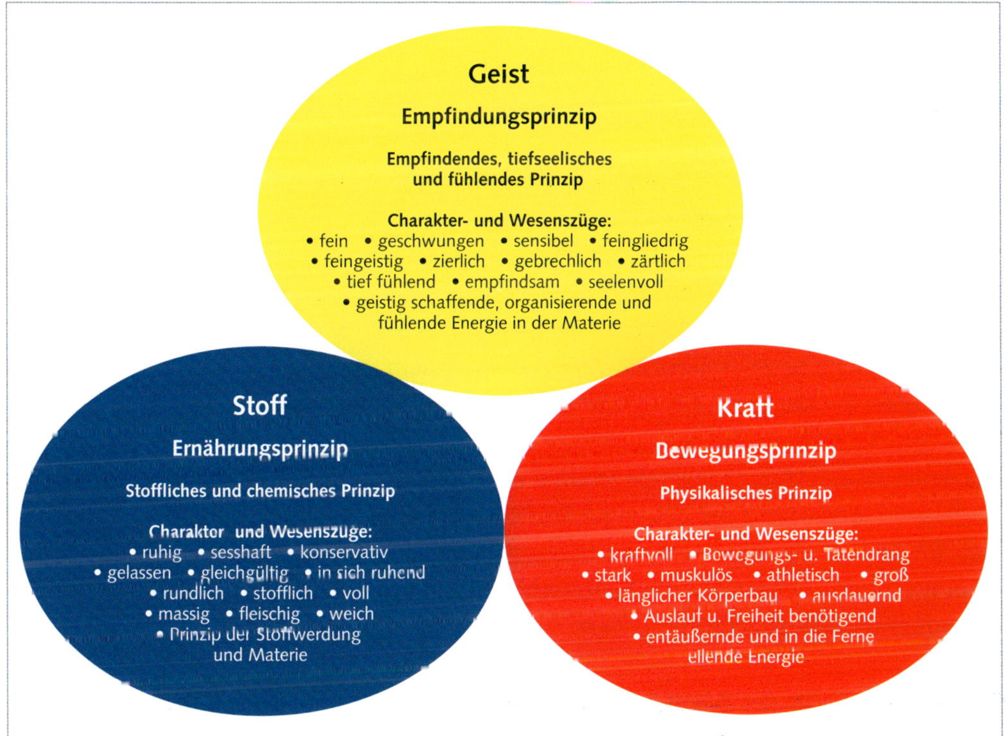

Abb. 55: Das Dreiteilungsprinzip

Hinter jeder Form steht eine Energie (oder Kraft), und so steht auch hinter jeder der drei *Grund*formen eine *Grund*energie (▶ Abb. 56). Jede dieser drei Grundenergien hat bestimmte psychische Eigenschaften und seelische Bedürfnisse, aus denen sich wiederum ganz bestimmte *Grund*körperformen entwickeln. Die Form, oder der Formausdruck, wird durch die Kraftordnung charakterisiert.

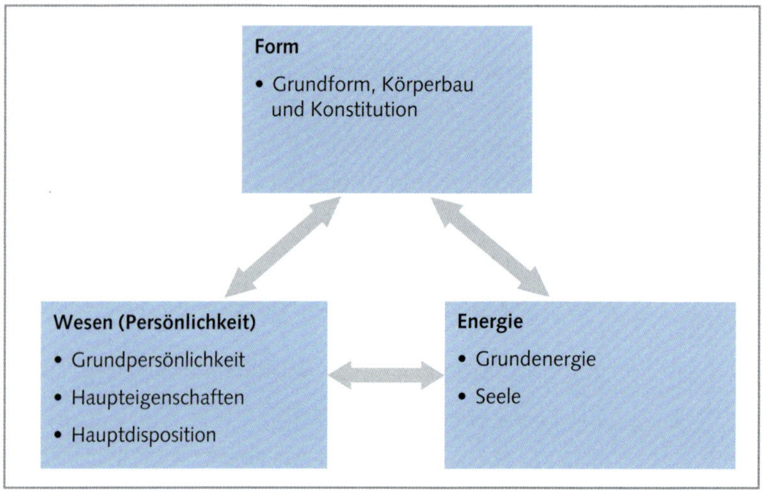

Abb. 56: Wechselwirkungen zwischen Form, Wesen und Energie

(!) Form, Wesen und Energie stehen zusammen in Wechselwirkung.

Wird das eine Element auf einer bestimmten Ebene verändert, verändern sich die anderen Elemente entsprechend auf ihrer Ebene.

Dass die Psyche und die Seele auf den Körper einwirken, stimmt nur zur Hälfte. Wie wir wissen, wirken auch das Körpergeschehen und ebenso die Körperformen rückwirkend auf die Psyche, denn beide (Körper und Psyche – in diesem Falle die Grundkörperformen und die Energien mit der Grundpersönlichkeit) stehen in Wechselwirkung.

Die hinter einem Körper stehende Energie wird durch die Körperformen, deren Ausdruck, die Spannungen und in der gesamten Strahlung erkannt. Es sind dies die drei Grundenergien für Bewegung, Ruhe und Empfindung. **Alles Existierende besteht aus diesen drei Grundenergien, wobei der Anteil unterschiedlich sein kann,** was sich wie oben beschrieben auf unterschiedliche Arten äußert.

(!) Die *Grundform* des Menschen, seine Körper-, Kopf- und Gesichtsform, entspricht seiner *Grundenergie*, also seiner *Grundpersönlichkeit*!

Wir werden uns mit einer kurzen Beschreibung der drei Grundenergien begnügen, um ihre beeinflussende Wirkung auf die Körper-, Kopf- und Gesichtsausdrucksformen im Hinblick auf die noch zu besprechenden Grundtypen (Naturelle) besser verständlich zu machen.

Bewegungsprinzip

Die in diesem Prinzip liegende Energie entspricht der Kraft, Bewegung, Tat und dem physikalischen Prinzip. Wird ein Körper von der Bewegungsenergie stark beeinflusst, so erhält er dadurch ganz bestimmte Charaktereigenschaften, welche auch die Körperform prägen und schließlich durch diese erkannt werden. Die von dieser Energie beeinflussten Körper oder Lebewesen werden groß, stark, zäh, muskulös, athletisch, länglich und ausdauernd. Es sind Wesen, die viel Bewegung, Auslauf und Freiheit benötigen. Es ist die sich äußernde, rastlose und in die Ferne eilende Energie, durch die physikalische Bewegungen jeglicher Art erst ermöglicht werden.

Ruheprinzip

Die in diesem Prinzip liegende Energie entspricht der Ruhe, Ernährung, Sesshaftigkeit und dem stofflichen Prinzip. Körper im Ruheprinzip werden rundlich, stofflich, voll, massig, fleischig und weich. Die von dieser Energie beeinflussten Lebewesen sind im Charakter sesshaft, konservativ, ruhig, gelassen, gleichgültig bis kühl und in sich ruhend. Es ist die Energie, durch welche die Materie erst entstehen konnte, das Prinzip der chemischen Stoffwerdung.

Empfindungsprinzip

Diese Energie entspricht dem empfindenden, tiefseelischen und dem fühlenden Prinzip. Von der Empfindungsenergie beeinflusste Körper werden zart, geschwungen, feingliedrig, zierlich, nahezu gebrechlich. Dementsprechend ist auch der Charakter: empfindsam, tieffühlend, hilfsbereit, zärtlich, feingeistig und seelenvoll. Es ist die geistig schaffende, organisierende, denkende und fühlende Energie in der Materie.

Diese drei Grundenergien für Kraft, Stoff und Geist walten auch in den Zellen, den Bausteinen des Körpers. Da jede Zelle von dem Dreiteilungsprinzip betroffen ist, muss und ist auch jedes Element, das zum Ganzen der Zelle beiträgt, davon betroffen, also z. B. die Moleküle, Atome usw. Umgekehrt lässt sich natürlich auch sagen: Da jede Zelle vom

Dreiteilungsprinzip betroffen ist, muss und ist auch jede größere Anhäufung von Zellen, also ein Individuum, davon betroffen. Denn viele Zellen bilden lebendiges Gewebe, aus Geweben entstehen Organe, viele Organe bilden ein Organsystem, wie es bei lebenden Wesen anzutreffen ist.

11.3 Die Naturelle und die Keimblattentwicklung

Das Naturell

Jedes der drei Grundprinzipien entspricht einem **Grundnaturell (Grundtyp).** Demzufolge gibt es **drei Grundnaturelle, auch primäre Naturelle genannt**. Unter Naturell ist die Grundpersönlichkeit, die Persönlichkeitsrichtung oder die Grundlebensrichtung zu verstehen. Im Zusammenhang mit dem Menschen ziehe ich das Wort „Persönlichkeit" dem Wort „Charakter" vor. „Charakter" verwende ich für eine allgemeine Wesensbezeichnung aller Lebewesen. Beim Menschen scheint mir das Wort „Charakter" zu negativ belastet, weshalb ich hier das neutrale Wort „Persönlichkeit" wähle.

Das Naturell zeigt grundsätzliche Bedürfnisse der Seele und das Verhalten gegenüber Lebenszielen, Problemen, Auffassungen und Erwartungen. Das Naturell gibt Richtungen und Tendenzen im Fühlen, Denken und Handeln vor.

Die Naturell-Lehre lehrt, dass es einen Zusammenhang gibt zwischen dem Bau einzelner Organe, ganzer Organsysteme sowie des Gesamtorganismus und deren Funktionsweisen, Bedürfnissen und deren Tätigkeits- oder Lebensrichtung. Jedes Naturell hat bestimmte Neigungen zu Krankheitsursachen mit Bezug zur Lebensführung (Lebensstil) und Gesundheit. Schließlich liegt der Naturell-Lehre die Beobachtung zugrunde, dass zwischen Form und Wesen, zwischen Körperbau und Persönlichkeit ein Zusammenhang besteht. Die Grundenergie eines Menschen, seine Grundausstattung, seine genetischen Grundeigenschaften, die ihm „in die Wiege gelegt werden", entstehen beim Verschmelzen der Ei- mit der Samenzelle. Aus der so entstandenen Zygote entwickelt sich ein vollständiger Mensch mit individuellen Merkmalen. Die Bestimmung des Naturells beginnt schon bei der Befruchtung der Eizelle und wird im Verlauf der Entwicklung durch verschiedene Faktoren geprägt.

Wenn wir aus irgendeinem Grund unser angeborenes Naturell ablehnen, um einem in der äußeren Welt gegebenen und uns wesensfremden Ideal nachzueifern, dann vergeuden wir viel Energie. Unsere naturgegebenen Bestimmungen, Begabungen und Kräfte werden dabei unterdrückt. Unser Naturell äußert sich durch bestimmte Bedürfnisse, welche sich nun nicht mehr mit unseren Wünschen decken, was auf der körperlichen und seelischen Ebene zu Spannungen führt. Die körperliche, seelische und geistige Gesundheit leidet darunter.

(!) Das Naturell spiegelt die Grundwesensmerkmale, das Gesicht die individuellen Wesensmerkmale.

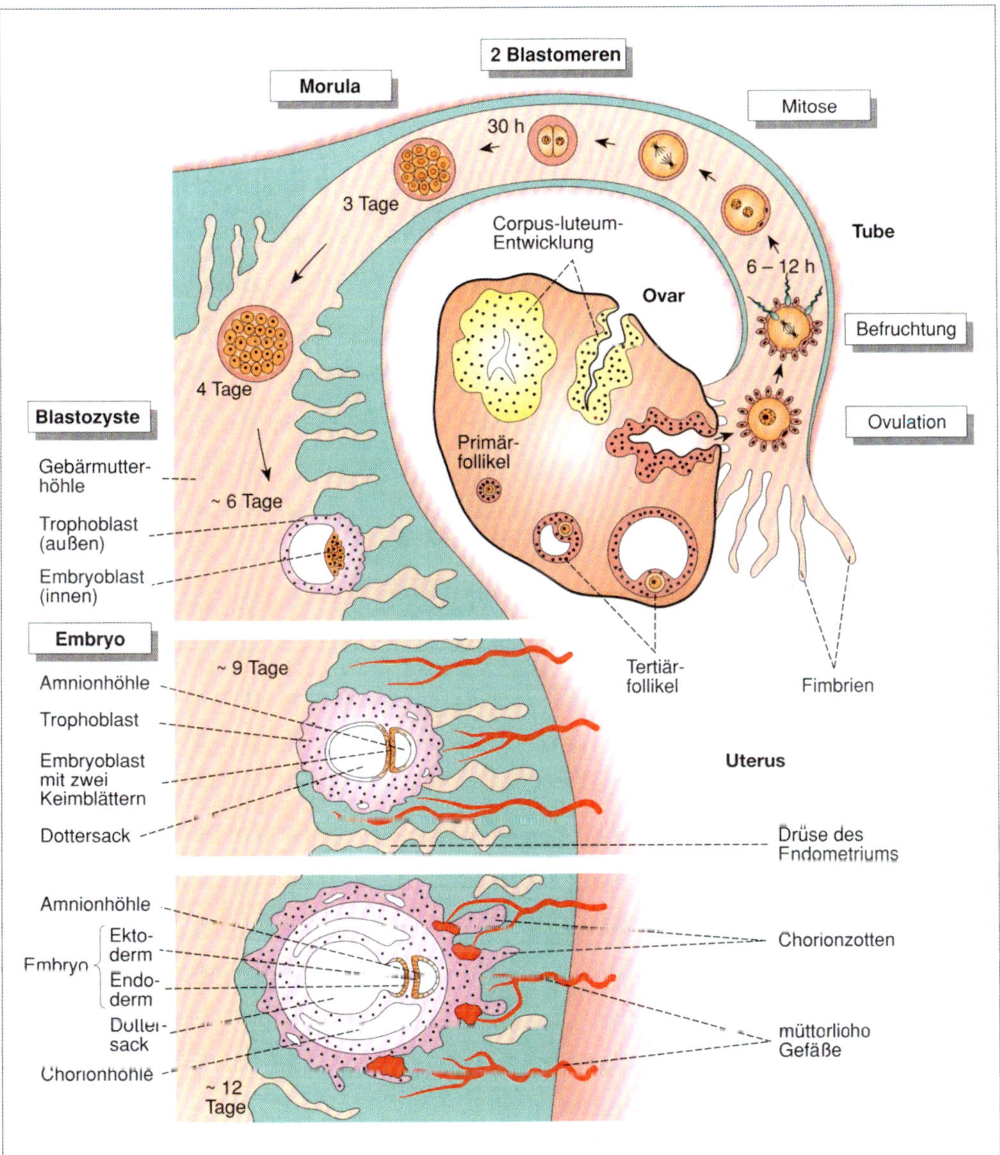

Abb. 57: Entwicklung der befruchteten Eizelle auf dem Weg vom Eierstock bis zur Gebärmutter

Die Zellwand der umgebenden Blase, der Trophoblast, dient nach der Einnistung zusammen mit mütterlichem Gewebe der Ernährung des Embryos, er wird zum Mutterkuchen, zur Planzenta. Kurz darauf bildet sich zwischen Embryoblast und Trophoblast ein weiterer Hohlraum, die Amnionhöhle (▶ Abb. 58), die sich später mit Fruchtwasser füllt. Nach circa sechs Tagen erreicht die Blastozyste die Gebärmutter und nistet sich in deren Schleimhaut ein. Einige Zellen im Inneren des Embryoblasten ordnen sich jetzt zu einer zweiblättrigen Keimscheibe. Man nennt diese beiden Schichten Ektoderm und Entoderm.

Zu Beginn der dritten Woche entsteht durch Einwandern von Ektodermzellen zwischen den beiden Keimblättern ein drittes Keimblatt, das Mesoderm (▶ Abb. 59). Dieser Vorgang wird auch als Gastrulation bezeichnet. Am Ende der dritten Woche nimmt ein sich bildendes Kapillarsystem des entstehenden Embryos mit der Planzenta Kontakt auf. Die jetzt folgende Zeit zwischen der vierten und achten Woche nennt man Embryonalphase, bei dieser laufen viele verschiedene Differenzierungsprozesse ab. Vom dritten Monat an bis zur Geburt dauert die Fetalphase an. Sie ist charakterisiert durch starke Zellvermehrung, wobei die Differenzierungsprozesse zurücktreten.

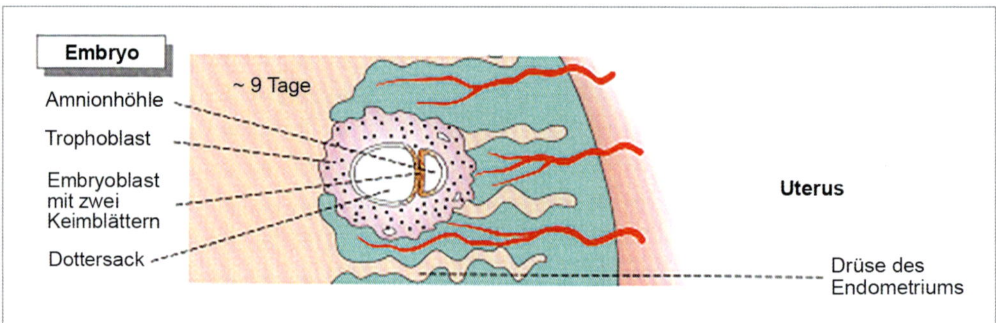

Abb. 58: Der Embryoblast mit den zwei Keimblättern

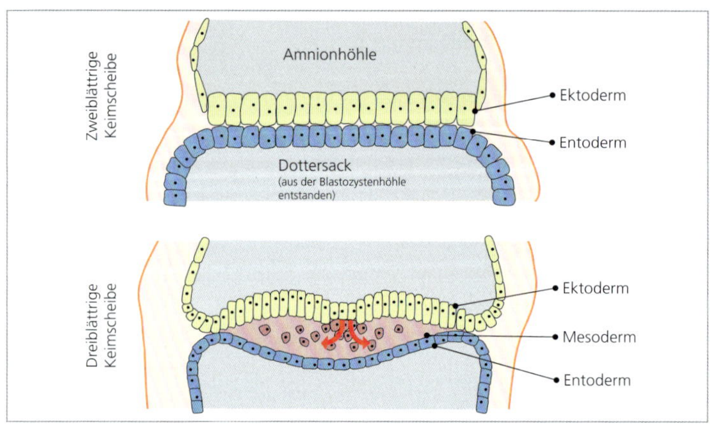

Abb. 59: Entwicklung des Mesoderms

11.4 Die Keimblatt-Theorie

Aus den drei Keimblättern entwickeln sich die Organanlagen. Jedes Keimblatt entspricht einem Grundorgansystem und gehört dementsprechend zu einem der drei Dreiteilungsprinzipien (Bewegung, Ernährung und Empfindung).

Aus jedem der drei Keimblätter bilden sich – vereinfacht erklärt – die entsprechenden Organe. Die entstehenden Organe lassen sich aber nicht *einem einzigen* Keimblatt zuordnen, denn die embryonale Entwicklung ist ein recht komplexer Vorgang, der auch durch Vermischungen der drei Keimblätter gekennzeichnet ist. Wir müssen uns diesen Vorgang eher so vorstellen, dass der **Hauptentwicklungsimpuls** in ein bestimmtes Keimblatt „einfließt", wodurch dieses vorrangig vor den anderen Systemen ausbildet wird. Geht z. B. der Hauptentwicklungsimpuls in das innere Keimblatt (Entoderm), so bildet sich das Ernährungssystem vorrangig vor den anderen Systemen (Empfindung und Bewegung) aus, und es entsteht das Ernährungsnaturell. In diesem Fall liegt der **Hauptleitimpuls** im Entoderm, das somit die Hauptlebensrichtung tendenziell anzeigt.

Dies ändert nichts an der Tatsache, dass sich alle drei Grundorgansysteme aus allen drei Keimblättern entwickeln, denn der Mensch benötigt alle Organe zum Leben.

Die Keimblatt-Theorie Huters lehrt weiter, dass die quantitative und qualitative Anlage der Keimblätter und ihr Verhältnis zueinander zu ganz bestimmten Grundkörperbau- und Grundpersönlichkeitstypen, den Naturellen, führen. Daraus ist ersichtlich, dass die Keimblatt-Anlage darüber entscheidet, welches oder welche Organsysteme sich vorherrschend oder schwächer entwickeln werden. Die Keimblätter wurden der Nachvollziehbarkeit wegen nach ihrer Lage benannt: ▶ Tabelle

Keimblatt-Lage	Dazugehörendes Grundorgansystem
1. Äußeres Keimblatt = Ektoderm	Empfindungssystem
2. Mittleres Keimblatt = Mesoderm	Bewegungssystem
3. Inneres Keimblatt = Entoderm	Ernährungssystem

Parallel zur Differenzierung der Blastozyste in die Keimblätter, die zum Aufbau der Organe und Organsysteme führt, gibt es gleichzeitig eine zweite Differenzierung, die die Ausbildung der Geschlechter zur Folge hat. Der Gewebeaufbau der Geschlechtsorgane vereinigt in sich vollkommene Anteile aller drei Keimblätter. Die Geschlechtsorgane wiederum wirken bestimmend auf die Entwicklung der drei großen Organsysteme. Sie geben diesen eine ihnen eigene Differenzierung, den Geschlechtstypen entsprechend.

Keimblätter und System	Aus dem Hauptleitimpuls des äußeren Keimblattes, des Ektoderms, entwickelt sich das Empfindungs-System, aus diesem entstehen:	Aus dem Hauptleitimpuls des mittleren Keimblattes, des Mesoderms, entwickelt sich das Bewegungs-System, aus diesem entstehen:	Aus dem Hauptleitimpuls des inneren Keimblattes, des Entoderms, entwickelt sich das Ernährungs-System, aus diesem entstehen:
Die hauptsächlichen Apparate und Organe der drei Keimblätter, deren jeweilige Dominanz das Grundnaturell bildet	• Haut mit den peripheren Nervenenden • Haare, Nägel, Hautdrüsen • Nervensystem • Zentralnervensystem mit Sympathikus und Parasympathikus • Schädelknochen • Muskeln des Kopfes • Rückenmark • Gehirn und die Hirnhäute • äußere Sinnesorgane (Ohren, Augen, Nase, Mund) • Hypophyse und Epiphyse • Zahnschmelz • Milchdrüsen • Nebennierenmark	• Skelettknochen • Knorpel • Bänder (Sehnen) • Muskelapparat (Muskeln des Rumpfes, der Extremitäten und die quergestreifte und glatte Muskulatur) • Lederhaut • Bindegewebe • Herz • Blutzellen • teilweise Blut- und Lymphgefäße sowie Blut- und Lymphzellen • Geschlechtsorgane und Keimdrüsen • Milz • Nieren und Nebennierenrinde	• Verdauungsapparat mit dem Magen-Darm-Kanal und den dazugehörenden Drüsen (Pankreas, Leber etc.) • Epithel des Magens, Darms, Schlunds • Atmungsapparat (Lungen) • Haut als äußerer Atmungsapparat • Blutgefäßsystem • Harnblase und Harnröhre • Lymphsystem • Thymus • Mandeln • Kehlkopf • Schilddrüse und Nebenschilddrüse

Tabelle 3: Keimblätter und Hauptleitimpulse

(!) Die drei Keimblätter bilden die Grundlage für die weitere Entwicklung der drei Grundorgansysteme (Bewegungs-, Ernährungs- und Empfindungssystem).

Jedes der drei Keimblätter entspricht einem der drei Dreiteilungsprinzipien bzw. Grundnaturellen, also Grundenergien.

11.5 Der Zusammenhang der Keimblattentwicklung mit den Grundtypen (Naturellen)

Je nachdem, welches der drei Keimblätter am stärksten vorherrscht bzw. entwickelt ist, wird sich auch die dazugehörende Organanlage am stärksten hervorheben bzw. entwickeln.

Ist **ein Keimblatt bzw. Grundorgansystem** eindeutig vorherrschend entwickelt, während die anderen zwei weniger betont sind, so handelt es sich um ein **primäres Naturell**. Primär will hier auf das *eine* vorherrschende Keimblatt bzw. Grundorgansystem hinweisen. Mit jedem Prinzip der genannten Dreiteilung sind besondere körperliche Merkmale verbunden, die später im Zusammenhang mit dem Naturell, also beim Menschen, besser dargestellt werden können. Bei den *primären* Naturellen haben wir jeweils *ein* Organsystem, das die beiden übrigen „überragt".

Ist z. B. das äußere Keimblatt, das Ektoderm, welches dem Empfindungs- und Gefühlsprinzip entspricht, im Verhältnis zu den anderen zwei Keimblättern (Bewegungs- und Ernährungsprinzip) eindeutig vorherrschend entwickelt, so werden alle Organe, welche sich aus diesem Keimblatt entwickeln, beim fertigen Menschen besonders stark, vorherrschend und vordergründig entwickelt sein. Dies wird später beim erwachsenen Menschen durch besondere körperliche Merkmale zur Geltung kommen, sodass wir ihn dem **primären Empfindungsnaturell** zuordnen können.

Das Gleiche gilt auch für das innere und mittlere Keimblatt, also für das Ernährungs- und Bewegungsprinzip. Herrscht das innere Keimblatt, das Entoderm, vor, das dem Ernährungsprinzip entspricht, werden hier alle Organe, die sich aus diesem Keimblatt bevorzugt entwickeln, besonders stark und vorherrschend sein, was sich auch beim Erwachsenen durch besondere körperliche Merkmale zeigen wird. Wir sprechen dann vom **primären Ernährungsnaturell**. Bei einem vorherrschend entwickelten mittleren Keimblatt handelt es sich um ein **primäres Bewegungsnaturell.**

Die Keimblattentwicklung als formendes Prinzip steht in Entsprechung zu den drei primären Naturellen. Da es drei Keimblätter gibt, gibt es auch **drei primäre Naturelle (Grundtypen)**, die durch ihr Erscheinungsbild und ihre Kraftordnung charakterisiert sind.

Unter Kraftordnung verstehen wir hier die von Carl Huter entdeckte Tatsache, dass die Energien/Kräfte durch eine stets bleibende Ordnung (Prinzip) direkten Einfluss auf die Form und das Wesen haben (und umgekehrt). Das Naturell äußert sich entsprechend durch ein bestimmtes Aussehen (Form), durch bestimmte vorherrschende Energien/Kräfte sowie durch das einem Menschen eigene Wesen (Persönlichkeit, Charakter). Zusätzlich tritt der Aspekt der Ausstrahlung hinzu, der vom Beobachter wahrgenommen, interpretiert und der gesamten Gestalt hinzugefügt wird:

1. Das im Empfindungsprinzip liegende Denk- und Empfindungsnaturell	
Ausdruck der Gestalt:	Kopf, Rumpf, Arme und Beine sind zart. Feingliedrige und zierliche Gestalt.
Ausstrahlung:	Vibrationsausstrahlung und Nervenempfindlichkeit.
2. Das im Bewegungsprinzip liegende Tat- und Bewegungsnaturell	
Ausdruck der Gestalt:	Kopf, Rumpf, Arme und Beine sind lang und kräftig. Hohe und kraftbetonte Gestalt.
Ausstrahlung:	Spannungs- und Kraftausstrahlung sowie Dynamik.
3. Das im Ernährungsprinzip liegende Ruhe- und Ernährungsnaturell	
Ausdruck der Gestalt:	Kopf, Rumpf, Arme und Beine, die gesamte Gestalt sind rund und massig.
Ausstrahlung:	Ruheausstrahlung und Stofflichkeit.

Es ist aber auch möglich, dass nicht nur *ein* Keimblatt oder Grundorgansystem, sondern **zwei Keimblätter oder Grundorgansysteme** annähernd gleich stark bzw. vorherrschend entwickelt sind, wobei das dritte Keimblatt oder Grundorgansystem in den Hintergrund tritt. Man spricht dann, da *zwei* Keimblätter vorherrschen, von **sekundären Naturellen.** „Sekundär" hat nichts mit der Qualität zu tun, sondern entspricht der Zahl „zwei" und will in unserem Fall auf die zwei vorherrschenden Keimblätter und somit zwei Grundorgansysteme und ihre Energien hinweisen.

So können z. B. das äußere Keimblatt, das Ektoderm (Empfindungsprinzip), und das mittlere Keimblatt, das Mesoderm (Bewegungsprinzip), im Verhältnis zum dritten Keimblatt, dem Entoderm (Ernährungsprinzip), eindeutig stark vorherrschend entwickelt sein. Dann werden sich auch alle Organe, die sich aus den zwei vorherrschenden Keimblättern bilden, stark und vorherrschend entwickeln, sodass sich später beim erwachsenen Menschen besondere körperliche Merkmale, also eine bestimmte Körperkonstitution zeigt, die wir als **Bewegungs-Empfindungsnaturell** bezeichnen.

Bei drei Keimblättern können sich insgesamt drei solche *Zweierverbindungen* bzw. sekundäre Naturelle herausbilden:

1. **Das Empfindungs-Bewegungsnaturell**
2. **Das Empfindungs-Ernährungsnaturell**
3. **Das Bewegungs-Ernährungsnaturell**

Wenn alle **drei Keimblätter** annähernd gleich stark entwickelt, man könnte sagen, gleichmäßig miteinander verbunden sind, so spricht man von **integrativen Naturellen.** Das Gegenteil ist dann der Fall, wenn die drei Keimblätter nicht ausgeglichen, sondern ungleichmäßig miteinander verbunden sind, man spricht dann vom **desintegrativen Naturell.**

Diese beiden Naturelle wurden von Huter als harmonisches und disharmonisches Naturell bezeichnet. Er hat seine Bezeichnungen „harmonisch" und „disharmonisch" zweifelsfrei ohne Bewertung verstanden, doch dürfte es vielen Menschen schwerfallen, es ihm gleichzutun. In der Zeit nach Huter wurde deshalb eine Anpassung vorgenommen, die weniger im wertenden Sinne zu verstehen ist.

Man nennt die beiden (integratives und desintegratives) Naturelle auch die **polaren Naturelle**, da sich die Keimblätter bzw. die körperlichen und psychischen Eigenschaften entgegengesetzt verhalten. Beide Naturelle zeichnen sich beim Erwachsenen ebenfalls durch typische körperliche Merkmale aus.

Auch die polaren Naturelle erklären sich über die Keimblattlehre. Wenn die Gestalt, die Körper-, Kopf- und Gesichtsformen eine proportionale Gleichmäßigkeit aufweisen, dann ist der Umsetzungsimpuls gleichmäßig in alle drei Keimblätter gegangen. Weisen die Ausdrucksformen proportionale Ungleichmäßigkeiten auf, dann war der Umsetzungsimpuls ungleichmäßig, desintegrierend und oft verbunden mit Störfaktoren.

(!) Jedes Naturell ist durch bestimmte Körper-, Kopf- und Gesichtsformen geprägt.

Das vorherrschende Naturell ist aus der gesamten Körpergestalt, den Körper- und Gesichtsformen zu erkennen.

Durch das Naturell erkennen wir die Bedürfnisse der Psyche!

Das Naturell sagt nichts über den Wert eines Menschen aus, es lasst lediglich seine Grundanlagen, Richtungen und Tendenzen der Persönlichkeit, der Gesundheit und Krankheitsneigung sowie die seelischen Bedürfnisse erkennen.

Sämtliche Begriffe sind völlig wertungsfrei zu sehen, wir erkennen lediglich Eigenschaften. Jede Eigenschaft ist völlig neutral und kann erst im Kontext (den wir bei einer fremden Person nie kennen) als günstig oder ungünstig gedeutet werden.

Aufgrund der bisher erklärten Keimblatt-Verhältnisse zueinander kennen wir acht Grundtypen, also Naturelle. Es sind dies:

3 primäre Naturelle	• Empfindungsnaturell • Bewegungsnaturell • Ernährungsnaturell
3 sekundäre Naturelle	• Ernährungs-Empfindungsnaturell • Empfindungs-Bewegungsnaturell • Ernährungs-Bewegungsnaturell
2 polare Naturelle	• integratives Naturell • desintegratives Naturell
Total	= 8 Grundtypen

Der aufmerksame Leser hat längst gemerkt, dass die den Naturellen zugeordneten Farben von Carl Huter nicht zufällig gewählt sind. Einmal stimmen die Farben mit der Farbpsychologie überein. So ist die Farbe Rot des Bewegungsnaturells die Farbe der Dynamik, der Power und des Aktivismus. Blau ist die Farbe der Ruhe, Geduld und Passivität, also ganz passend zum Ernährungsnaturell, die Farbe Gelb weist farbpsychologisch auf Intellektualität, Sensibilität und Geistigkeit hin und steht für das Empfindungsnaturell. Aber auch die Farbüberbegriffe stimmen mit den Naturellüberbegriffen überein. Wir kennen die **primären Farben** Gelb, Rot und Blau, deren Farben den drei **primären Naturellen** zugeordnet werden. Werden die primären Farben gemischt, so entstehen die **sekundären Farben** Orange, Grün und Violett, deren Farben den **sekundären Naturellen** zugeordnet werden und auch hier wiederum charakterologisch zutreffen sowie auf zwei vorherrschend entwickelte Grundenergien hinweisen. Dasselbe gilt auch bei den polaren Farben und Naturellen.

12 Die körperlichen und psychischen Merkmale der primären Naturelle

Nun werden wir die körperlichen und psychischen Merkmale der drei primären Naturelle vergleichen. Dabei beschreiben wir bei allen Naturellen nacheinander den Körper-, Kopf- und Gesichtsbau und schlussendlich die psychischen Eigenschaften und Bedürfnisse.

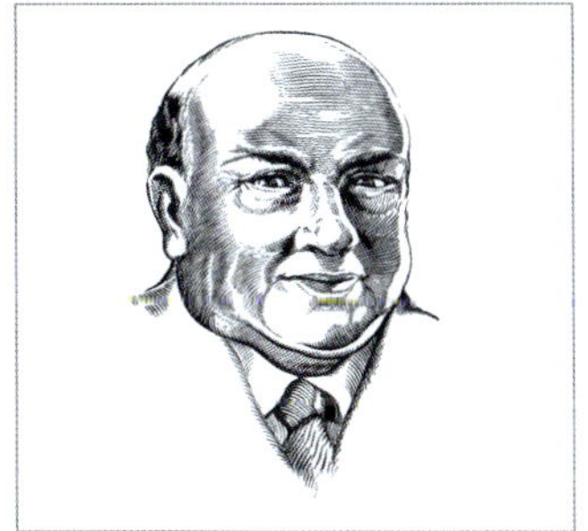

Abb. 60.1: Ernährungsnaturell

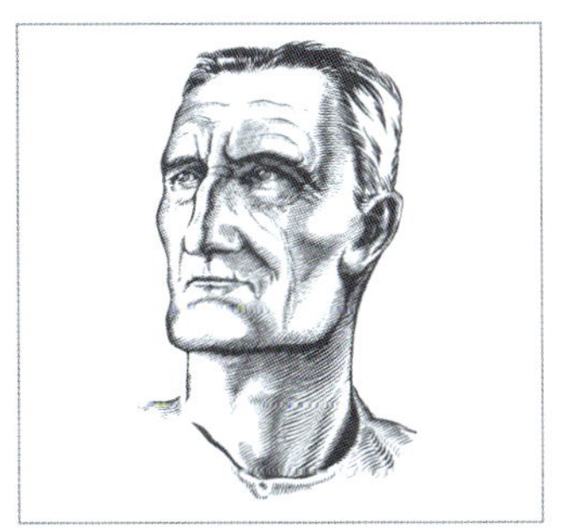

Abb. 60.2: Bewegungsnaturell

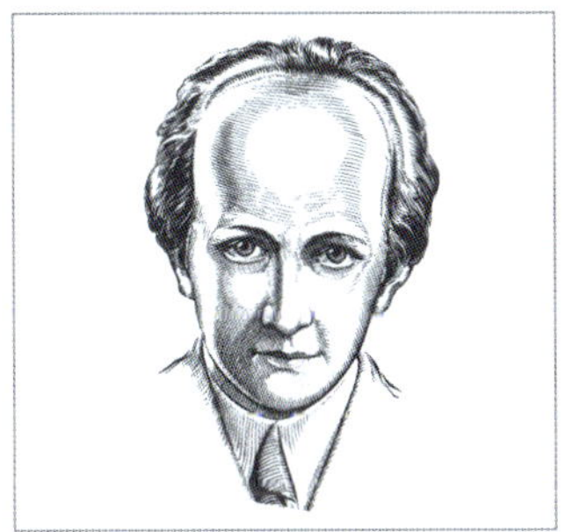

Abb. 60.3: Empfindungsnaturell

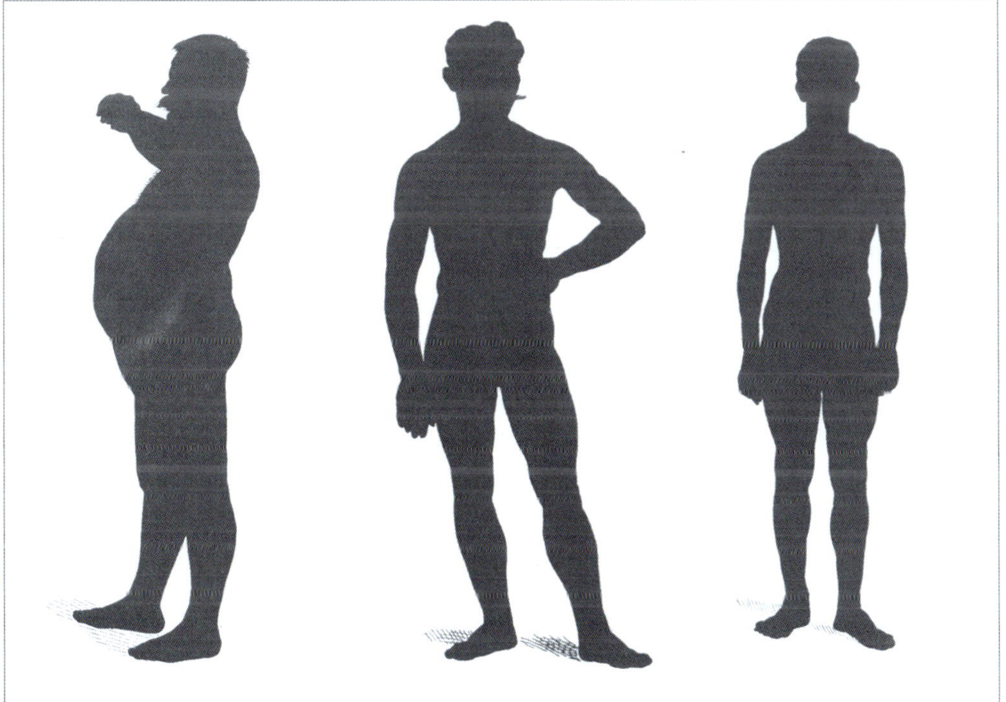

Abb. 60: Körperbau der drei primären Naturelle

12.1 Das Ernährungsnaturell

Der Körperbau des Ernährungsnaturells

Das Ernährungsnaturell hat einen mittelgroßen Körperbau (▶ Abb.60.1). Die Formen gehen eher in die Breite, sind korpulent, rundlich, voll und massig ausgebildet. Es kann durchaus ein Gewicht von 100 bis 150 kg erreichen und dabei völlig gesund sein, sich frei und wohl fühlen.

Der Leibumfang ist größer als der Brustumfang, der Rumpf herrscht vor. Der Hals ist kurz und füllig, ebenso die Arme und Beine.

Hände und Finger sind weich und füllig, die Finger haben eine konische Form. Die Fuß- und Handgelenke erscheinen im Verhältnis zur gesamten Gestalt aber zierlich.

Die Schädel- und Gesichtsform des Ernährungsnaturells

Der Kopf des Ernährungsnaturells (▶ Abb. 61) ist breit und rundlich, das Gesicht hat ausgeprägte Gewebsmassen. Denken wir uns beide Augen durch eine waagrechte Linie verbunden, so liegt mehr Masse unterhalb derselben. Die Nase ist klein und füllig, im oberen Teil wenig ausgebaut und verhältnismäßig schmal, dagegen im unteren Teil rund, massig und voll. Das Kinn ist breit und gerundet. Die Gesichtsmassen treten gegenüber dem oberen Gehirnschädel und damit der Gehirnmasse vor.

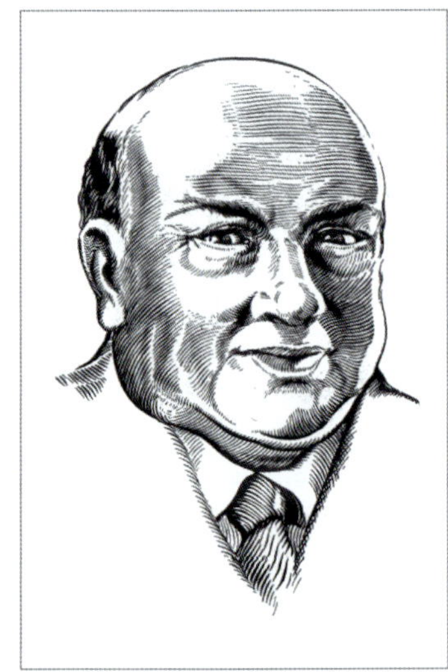

Abb. 61: Der Kopf- und Gesichtsbau des Ernährungsnaturells

Der untere Teil der Stirn und des Seitenhauptes ist breit und plastisch gerundet, hier spiegeln sich die Talente des praktischen Denkens und des Erwerbs- und Wirtschaftslebens wider. Die oberen Schädelpartien treten zurück. Das schwächere obere Hinterhaupt zeigt die Neigung der Ernährungsnaturelle, die Beintätigkeit gerne zu vernachlässigen.

Die Wangen sind breit und voll. Die Augen sind mittelgroß und blicken ruhig und gelassen. Der Mund zeigt weiche und füllige Lippen. Die Ohren sind groß, fleischig und besonders im unteren Teil, bei den Ohrenläppchen, stark entwickelt. Das Haar ist glänzend, weich und oft fettig.

Die psychischen und seelischen Eigenschaften der Ernährungsnaturelle

Wenn wir Körper und Psyche als eine dynamische Einheit betrachten, die in Wechselwirkung stehen, so erscheint es uns als selbstverständlich, dass die Betonung des Ernährungssystems auch eine entsprechende Gedanken- und Seelenwelt zur Folge hat, die mit bestimmten Persönlichkeitseigenschaften und Krankheitsneigungen verbunden ist.

Aus den zurücktretenden oberen Schädelpartien erklärt es sich, dass die Ernährungsnaturelle weniger an idealistischen Lebensbereichen interessiert sind. Sie sind eher realistische, nüchterne und praktisch denkende Menschen. Die im oberen Teil wenig und im unteren Teil stärker betonte Nase wie auch der Mund mit den weichen Lippen zeigen Menschen, die körperliche Genüsse lieben. Dieser Lebensbereich nimmt einen wesentlichen Teil des Denkens in Anspruch. Die Sinne sind mehr auf Ruhe, Bequemlichkeit und den Erwerb der Dinge gerichtet, die zur Befriedigung des starken Ruhe- und Ernährungsbedürfnisses benötigt werden.

Sie brauchen ruhige und mäßig körperliche Arbeit und sind praktisch im Handeln und Denken. Ernährungsnaturelle verstehen es, mit möglichst geringem Kraftaufwand, aber großem Geschick in gute Vermögensverhältnisse zu kommen. Sie neigen zu Wirtschaftlichkeit, Besitzdenken und Häuslichkeit. Ein Ernährungsnaturell kann egoistisch sein, trotzdem lautet sein Motto immer: „Leben und leben lassen." Zuerst wird es das eigene Wohlergehen befriedigen, wenn es ihm dann jedoch gut geht und es selbst noch reichlich Vorrat besitzt, lässt es auch andere gern an seinem Wohlhaben teilnehmen. Am ehesten kann man beim Ernährungsnaturell dann etwas erreichen, wenn es beim Essen sitzt und es ihm gut schmeckt.

Ernährungsnaturelle sind wirtschaftliche Talente und aus Veranlagung sehr lebenspraktisch eingestellt. Der ruhige und nüchterne Blick ist auf das Naheliegende gerichtet, auf die Bedürfnisse, welche die dominierende Ernährungsanlage mit sich bringt. Ein Ernährungsnaturell isst, trinkt, sitzt und denkt in Ruhe. Es spricht wenig, und man sollte auch in seiner Gegenwart nicht allzu viel sprechen. Dafür sind seine Worte gut durchdacht, sie haben Hand und Fuß. Für ein Gespräch interessiert sich ein Ernährungsnaturell vor allem dann, wenn es sich auf die Dinge des praktischen Lebens bezieht. Redet man zu viel von Philosophie, Psychologie und Moral, so wird es leicht teilnahmslos und unmotiviert. Schwere und ausdauernde körperliche Arbeit liegt dem Ernährungsnaturell nicht, diese lässt es gerne durch andere für sich besorgen.

Ernährungsnaturelle sind sesshaft, konservativ und der Tradition verbunden. Sie suchen das Bestehende zu erhalten und stehen dem Fortschritt eher abwartend gegenüber. Sie sind die idealen Bewahrer von Althergebrachtem und Bewährtem (z. B. Rituale, Diverses aus Großmutters Zeiten, Abläufe etc.). Vorhandene Ideen und Überzeugungen sind nur schwer zu beeinflussen. An den Orten, an denen diese Naturelle oft vertreten sind, mangelt es nicht an Ruhe, Bequemlichkeit, kluger Wirtschaftlichkeit, stimmungsvoller Gemütlichkeit, Lebensannehmlichkeit usw.

Das Ernährungsnaturell delegiert gerne Aufgaben. Es sorgt gut für sich und seine Umgebung, für genügend Vorräte und ein gemütliches Zuhause. Am wohlsten fühlt es sich in einer gleichbleibenden Umgebung. Es vermeidet, wo es kann, unnötige Bewegung. Wo diese Naturelle vertreten sind, übertragen sie etwas von sich auf ihre Umgebung, es herrscht eine Atmosphäre der Ruhe, Beschaulichkeit und Behaglichkeit. Ernährungsnaturelle sind schwer aus der Ruhe zu bringen und bilden deshalb einen guten Gegenpol zu Menschen, die zu Extremen neigen.

Sie haben die Tendenz, geistige Arbeiten, von denen keine direkten praktischen Ergebnisse zu erwarten sind, zu missachten. Sie überbewerten Ruhe und Bequemlichkeit. Der Kopfbau, die im oberen Teil zurücktretenden Schädelpartien, zeigt physiognomisch ihr nur mäßiges Interesse an religiösen und ethischen Fragen. Sie pflegen den materiellen Lebensgenuss auf Kosten des Ideellen und haben wenig Kunst- und Schönheitssinn.

Aufgrund der beschriebenen Persönlichkeitseigenschaften eignen sich Ernährungsnaturelle für das Kleingewerbe, für Handel, Handwerk, Büro- und Beamtendienste, Bank- und Wirtschaftswesen, Viehzucht, Gastronomie und für alle Berufe, die mit der Nahrungsmittel- und Wirtschaftsbranche zu tun haben. Für Berufe, die viel Bewegung erfordern, sind sie eher weniger geschaffen.

12.2 Das Bewegungsnaturell

Der Körperbau des Bewegungsnaturells

Das Bewegungsnaturell hat meist einen großen, schlanken und muskulösen Körperbau (▶ Abb. 60). Es erinnert an einen Athleten. Der Hals ist lang und sehnig.

Die Arme, Hände und Finger sind wie die Beine und Füße lang, kräftig, muskulös bis knochig. Im Gegensatz zum Ernährungsnaturell ist beim Bewegungsnaturell der Brustumfang größer als der Leibumfang.

In der ganzen Gestalt tritt das Muskulöse, Markante, Sehnige und Knochige hervor. Die Haut ist straff gespannt und mit kräftigen Adern durchzogen. Bei starker körperlicher Anstrengung treten die Venen hervor. Das Hagere und Markante bei den Bewegungsnaturellen ist ein Ausdruck von Gesundheit.

Schädel- und Gesichtsform des Bewegungsnaturells

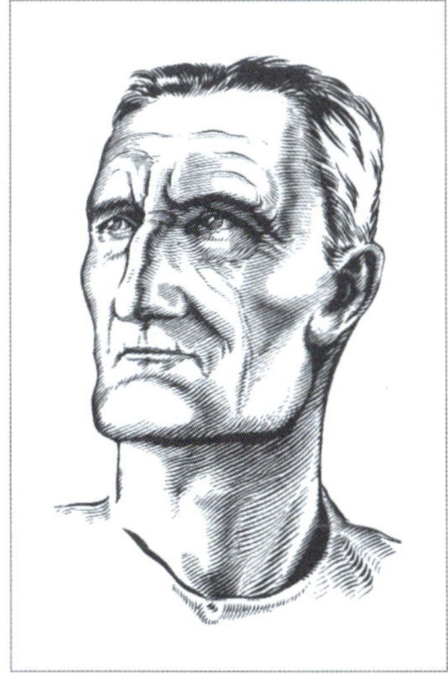

Abb. 62: Der Kopf- und Gesichtsbau des Bewegungsnaturells

Der Kopf des Bewegungsnaturells (▶ Abb. 62) ist länglich und nicht sehr breit. Die Formen sind hager, knochig und markant. Unterhalb der Augenlinie liegt mehr Masse als oberhalb. Die markanten Gesichtsformen treten gegenüber der Masse des Gehirnschädels vor. Die Nase ist groß, lang, kräftig und nach außen gebogen, die Nasenspitze weniger voll. Das Kinn ist breit, kräftig und vorspringend. Die Augen sind klein, klar und scharf geschnitten, der Blick ist nüchtern, beobachtend und zeigt auf die Realität eingestellte Gedanken und den starken Willen.

Die untere Stirn, besonders der Stirnknochen, ist stark entwickelt und vorspringend. Der Schädel ist von oben betrachtet lang und besonders im hinteren oberen Teil sehr kräftig ausgeprägt. Die Oberstirn ist eher weniger entwickelt bzw. nach hinten fliehend. Das Seitenhaupt ist mäßig breit. Das Haar ist dick, hart bis borstig. Die Ohren sind lang, groß und kräftig, der Mund schmal, straff und scharf geschnitten. Die Wangen wirken oft hager.

Die psychischen und seelischen Eigenschaften der Bewegungsnaturelle

Der stark entwickelte Stirnknochen unmittelbar über den Augen zeigt eine stark entwickelte Naturliebe, Beobachtungsgabe sowie einen guten Orientierungs- und Realitätssinn.

Die Oberstirn ist bei den Bewegungsnaturellen z.T. noch weniger ausgeprägt als bei den Ernährungsnaturellen. Entsprechend sind sie ethischen und religiösen Anschauungen oder Bestrebungen gegenüber eher skeptisch eingestellt. Sie können diese (je nach übriger Veranlagung) sogar als Schwachheit ansehen. Im religiösen Bereich wirkende Bewegungsnaturelle sind andersdenkenden Menschen gegenüber vielfach hart, streng und unerbittlich. Sie verlangen Zucht und strenge Selbstdisziplin, welche sie sich auch selbst auferlegen.

Bewegungsnaturelle sind harte Naturen und scheinen beinahe aus Eisen zu sein, das nicht bricht und sich nicht biegen lässt. Ihre Devise lautet: „Gelobt sei, was hart macht." Das Gefühl kann daher in den Hintergrund treten, es kann ihnen an Einfühlungsvermögen und ethischen Idealen fehlen. Sie handeln oft nach übernommenen Grundsätzen. Werden Bewegungsnaturelle zu Gewohnheits- und Gesetzesmenschen, so können sie leicht fanatisch, rücksichtslos und herrschsüchtig werden. Sie verlangen viel von sich und erwarten dies auch von anderen.

Das stark entwickelte obere Hinterhaupt zeugt von Selbstbewusstsein, Stolz und von der Überzeugung der eigenen Person. Sie neigen deshalb zu Überheblichkeit und harter Herrschaft über andere. Sie sind entschlossen, tatfreudig, kühl und berechnend.

Sie führen realistische und nüchterne Aufgaben mit Freude und Fleiß durch, selbst wenn Strapazen damit verbunden sind. Sie neigen zu körperlicher Überanstrengung und zur Vernachlässigung von Ruhe, Schlaf und Ernährung. Sie lieben Freiheit, Unabhängigkeit und Ungebundenheit. Das stark vorspringende Kinn deutet auf starke körperliche Impulskraft hin. Der breite, lange und starke Unterkieferbogen weist auf Beharrlichkeit, Hartnäckigkeit und Durchsetzungskraft beim Verwirklichen von Ideen und Absichten hin. Die markant sich abhebenden Jochbeine zeigen Eigenwilligkeit, Angriffs- und Überwindungskraft sowie den Unwillen, sich Fremdbestimmungen zu unterwerfen.

Das dicke und strähnige Haar ist ein Zeichen für robuste und kräftige Nerven. Am schmal und scharf geschnittenen Mund kommt die Entschlossenheit und Bestimmtheit dieser Naturelle zum Ausdruck. Das Markante, Hagere und Knochige ist nicht etwa krankhaft, sondern beim Bewegungsnaturell ein Zeichen von Gesundheit und Kraft und zeugt von einer Bedürfnislosigkeit, Einfachheit und von einer Abneigung gegen Bequemlichkeit sowie von einem wenig differenzierteren Gefühlsleben.

Diese Menschen sind mutig, ausdauernd und lieben körperliche Anstrengungen, Muskelarbeit, Bewegung in frischer Luft und gefahrvolle, strapaziöse Herausforderungen, die sich durch körperliche Verausgabung kennzeichnen, wie z. B. beim Klettern, Fliegen, Bergsteigen, Skifahren, Motorsport, Laufen oder Eishockey. Wir könnten die Bewegungsnaturelle auch Tat- oder Handlungsnaturelle nennen, da sie ständig am Machen, Tun, Agieren und Reagieren sind.

Ihr gesellschaftlicher Beitrag liegt in der Förderung neuer Ideen und Erhaltung vorhandener Institutionen. Bewegungsnaturelle lieben Uniformen, Orden, Pokale und Rangabzeichen und haben eine Tendenz zu Ruhm, Ehre und Auszeichnungen. Sie stehen gerne im Mittelpunkt und werden gerne bewundert. Es sind weniger Gruppenmenschen, sondern eher die Einzelgänger.

Sitzende Tätigkeiten und Mangel an Bewegung macht sie unzufrieden, krank und nervös. Bewegungsnaturelle eignen sich durch den starken Tatendrang für alle Berufe, die viel

Bewegung und Kraft erfordern, wie im Häuser- und Straßenbau, Forst- und Jagdwesen oder Verkehrswesen. Aber auch für gefahrvolle und kühne Berufe eignen sie sich, wie z. B. in der See- und Luftfahrt oder für militärische Berufe.

Bewegungsnaturelle verachten Weichheit und zarte Gefühlsregungen, da das Empfindungssystem bei ihnen im Verhältnis zum Bewegungssystem stark zurückgedrängt ist, das Gefühl wird leicht zugunsten des Willens ausgeschaltet.

Bewegungsnaturelle haben die Tendenz, leicht zu große Härte bei der Verwirklichung der Ziele zu entwickeln, und neigen dementsprechend dazu, ihre spartanische Lebensweise und eiserne Selbstdisziplin anderen aufzuzwingen; sie unterdrücken ihr vielleicht vorhandenes feineres Empfinden.

Ein entsprechend starker Einfluss von außen kann jedoch bei ihnen idealistische Vorstellungen wachrufen; sich selbst überlassen, würde es Ihnen schwerfallen, sich an diesen Vorstellungen festzuhalten. Durch positiven Einfluss und geistige Anregung von außen werden sie motiviert, entsprechend ihrem starken Willen, Mut und ihrer körperlichen Kraft die Ideen tatkräftig durchzuführen und zu verwirklichen.

Unter negativem Einfluss können sie sehr viel Unheil und Unterdrückung verursachen, weil sie ihrer Einstellung entsprechend handeln. Sie sind das Zünglein an der Waage, und ihr Einfluss ist von entscheidender Bedeutung.

12.3 Das Empfindungsnaturell

Der Körperbau des Empfindungsnaturells

Der Körperbau des Empfindungsnaturells (► Abb. 60) ist ebenfalls schlank, doch zierlich und klein bis mittelgroß. Rumpf und Glieder sind zart und schmal, der Brust- und Leibumfang sind weder massig noch muskulös, sondern schlank und mäßig.

Die Gestalt ist feingliedrig mit einem dünnen Knochenbau und zarten Muskeln. Es fehlen die markanten und harten Formen des Bewegungsnaturells wie auch die vollen und massigen Formen des Ernährungsnaturells. Hals, Nacken, Arme, Hände und Finger sind dünn, fein und zart gebaut. Die Beine sind schlank, aber nicht schwächlich. Eine nervenreiche, wie durchsichtige Haut, welche in der Regel eine blasse, gelbliche Farbe aufweist, ist typisch für das Empfindungsnaturell.

Ernährungs- und Bewegungsorgane stehen im Verhältnis zur Empfindungsanlage zurück, sind aber in der oben beschriebenen verfeinerten Art voll leistungsfähig und gesund und dürfen nicht für schwächlich und krank gehalten werden.

Schädel- und Gesichtsform des Empfindungsnaturells

Der Kopf der Empfindungsnaturelle (▶ Abb. 63) ist schmal, zart und oval. Diesmal liegt oberhalb der Augenlinie mehr Masse als unterhalb derselben. Die Gehirnmasse herrscht vor, dabei ist die Stirn meist hoch, breit und fein.

Das Untergesicht ist eher schwach gebaut, wobei Oberkiefer und Kinn zurücktreten. Die blass-gelbliche Tönung der zarten Haut ist kein Krankheitszeichen, sondern entspricht dem Naturell. Das Haar ist dünn, seidenweich und meist natürlich gewellt. Das Hinterhaupt, welches die motorische Kraft zeigt, ist zwar gerundet, jedoch zarter und leichter gewölbt als bei den anderen Naturellen. Dasselbe gilt auch für den Jochbein-, Ober- und Unterkieferbau. Das Kinn ist klein und fliehend geformt und zeigt einen lebhaften geistigen Impuls sowie Sensibilität.

Die Nasenwurzel ist breit, tritt im Gegensatz zum Ernährungsnaturell gegenüber dem mittleren und unteren Nasenteil hervor und zeugt vom vorherrschenden Gedankenleben. Die Nasenspitze ist dünn und zierlich und deutet auf Geschmack hin. Die Ohren sind eher klein, im oberen Teil betont und gerundet, dagegen im unteren Teil etwas schwächer gebaut, dabei sind die Ohrenläppchen eher dünn.

Das Gewebe unterhalb der Augen, am Mittelgesicht, um Mund, Nase und Wangen ist sehr zart, weich und quellend, was auf ein ausgeprägtes Gefühlsleben schließen lässt. Die Oberkieferpartie und der Mund sind klein und zierlich geformt, was die Bescheidenheit der Empfindungsnaturelle erkennen lässt. Die Augen sind groß und haben einen leuchtenden, seelenvollen und geistreichen Ausdruck.

Der ganze Körper-, Kopf- und Gesichtsbau ist beim Empfindungsnaturell von zarter Qualität und Ausdruckskraft. Man beachte das Dominieren der oberen Teile der einzelnen „Organe"; das Obergesicht dominiert gegenüber dem Untergesicht, die Oberstirn gegenüber der Unterstirn, das obere Augenlid gegenüber dem unteren Lid, der obere Teil der Nase gegenüber dem unteren, der obere Teil des Ohres gegenüber dem unteren sowie die Oberlippe gegenüber der zurücktretenden Unterlippe.

Die psychischen und seelischen Eigenschaften der Empfindungsnaturelle

Das Geistleben herrscht bei Empfindungsnaturellen vor, es sind Gefühls- und Ideenmenschen, die innerlich großen Anteil nehmen, sich daher stark mitfreuen oder mitfühlen bis -leiden können. Über ihren milden Formen liegt ein zarter Hauch. Sie sind geistig sehr rege und schöpferisch, es fehlt ihnen jedoch an Kraft, um ihre Gedanken und Ideen in die Tat umzusetzen.

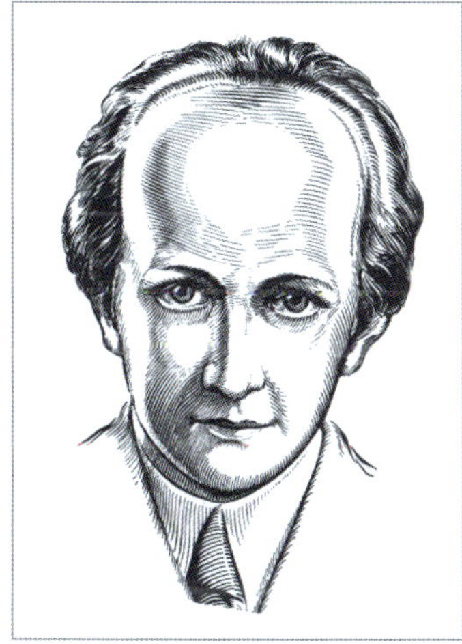

Abb. 63: Der Kopf- und Gesichtsbau des Empfindungsnaturells

Sie neigen nicht zu andauernder körperlicher Kraftentfaltung und sind meist auch im praktischen und wirtschaftlichen Erwerbsleben weniger zu Hause. Das untere Seitenhaupt, welches die Anlagen für das praktische Wirtschaftsleben zeigt, ist in der Regel nur mäßig breit und eher schwach ausgebildet, daher vernachlässigen sie vielfach den Erwerb von Geld und materiellen Gütern, pflegen lieber ihre ideellen, oft auch selbstlosen Interessen und können dadurch finanziell abhängig werden. Ihre Sinne sind auf Ideale gerichtet, welche aus ihrer seelischen Eigenart, ihrer inneren Geisteswelt entstanden sind.

Während sie auf Materielles verzichten und es geringachten und sogar aus Mitleid verschenken und weggeben können, halten sie an ihren Idealen fest, diese opfern sie nicht und geben sie nicht her.

Die Nasenwurzel ist breit, aber fein geformt, tritt gegenüber der mittleren und unteren Nasenregion hervor und zeigt somit geistige Konzentration und die Beherrschung des Materiellen durch das Geistige. Die zarte Nasenspitze zeigt Bescheidenheit in der Nahrungsaufnahme, sie kommen mit wenig aus, aber dieses sollte ausgewählt und dem eigenen Geschmack gut angepasst sein (Qualität vor Quantität). Feinduftende und (natürlich) gesüßte Getränke und Speisen, Fruchtsäfte, reifes Obst und Gemüse bekommen ihnen gut.

Da Empfindungsnaturelle besonders zart, grazil und schlank gebaut sind, trifft man oft auf die irrige Meinung, diese Menschen durch vieles Essen und Trinken mästen zu müssen, um sie robuster und kräftiger zu machen. Gerade Kinder in diesem Naturell werden von besorgten Eltern zum Essen und Trinken „gezwungen“, was für die Kinder oft zur Qual wird und seinen Zweck verfehlt, denn dadurch werden sie nicht kräftiger, sondern büßen ihre Lebensfreude ein, werden krank und leistungsunfähig als Folge der überlasteten Verdauungsorgane. Mit der Naturell-Lehre sollte sich die Erkenntnis durchsetzen, dass das Feine und Grazile beim Empfindungsnaturell Veranlagung ist und von Gesundheit zeugt.

Wegen ihres zarten Körperbaus werden Empfindungsnaturelle auch oft als minderwertig angesehen, dies ist jedoch unter keinen Umständen der Fall, es ist einfach so, dass ihr Leistungsbereich nicht im körperlichen, sondern im geistig-seelischen Bereich liegt. Auch die große Stirn lässt das vorherrschende Geistes- und Gedankenleben erkennen. Es ist das Naturell der Innerlichkeit, welches die ideellen Güter des Lebens pflegt.

Die über die Augenachse nach oben gesetzte Iris spiegelt die reiche Ideenwelt und Fantasie wider. Aus den wohlgeformten Ohren spricht die ganze seelische Sensibilität und das Überwiegen der feingeistigen Impulse. Die mittlere Gesichtspartie unterhalb der Augen um Nase und Mund ist besonders weich und quellend, was ebenfalls ein tiefes Gefühlsleben offenbart.

Empfindungsnaturelle sind sehr bescheiden, wohlwollend, gütig und hilfsbereit, neigen dadurch zum „Sich-Opfern" und lassen sich von rücksichtslosen Menschen leicht ausnutzen.

Den Empfindungsnaturellen fehlt die robuste Körper- und Tatkraft der Bewegungsnaturelle, um sich selbstständig und kraftvoll zu behaupten, sie verlieren dadurch leicht die feste Lebens- und Erwerbungsgrundlage, wodurch sie rasch in Not und als Folge davon in tragische Stimmungen und Unlust geraten können. Sehen sie jedoch in einer Sache eine höhere Führung oder im „Sich-Opfern" eine tugendhafte Leistung, so sind Empfindungsnaturelle in der Lage, Leiden und Unannehmlichkeiten auf sich zu nehmen, obwohl sie sich auf der anderen Seite nach Schicksalsschlägen kaum mehr aufzuraffen vermögen.

Es lohnt sich, Empfindungsnaturelle richtig verstehen zu lernen, denn es sind im Grunde ihres Wesens kreative, liebevolle und blumige Menschen, die in sich den Himmel tragen. Allein schon die bloße Anwesenheit kann ihre Umgebung in edler und oft unauffälliger Art beglücken. Sie sind wahre Schöpfer von Ideen und Idealen in allen Bereichen des Lebens und hinterfragen jegliche Gegebenheiten auf Sinnhaftigkeit und Moral.

Sie lieben verfeinerte Lebenskultur, Kunst und Schönheit, sind interessiert an Wissenschaften und oft zum Studium geneigt. Sie eignen sich für Poesie, Literatur, Musik, Dichtung, Kunstgewerbe, Optik oder Feinmechanik ebenso wie zu betreuender, pflegender und psychischer Arbeit. Sonnige, schöne und warme Räume sind ihnen angenehm und ein

Bedürfnis und steigern ebenso wie freundliche, liebe- und verständnisvolle Worte und Behandlung ihre Arbeits- und Leistungsfähigkeit.

Empfindungsnaturelle haben die Neigung, die real-praktischen Werte zu unterschätzen. Sie haben wenig Ausdauer und Kraft, sich im harten Lebenskampf zu behaupten und durchzusetzen.

Empfindungsnaturelle sind sehr dankbare Menschen, allein schon ein gutes und freundliches Wort kann sie außerordentlich erfreuen und glücklich machen. Sie lieben Düfte, Blumen, zierliche Gegenstände und farbige Dekoration.

Das Unverständnis und die Rohheit von Eltern oder ihrer übrigen Umgebung, die die Natur des Empfindungsnaturells nicht verstehen, machen solche Menschen oft zu wahren Märtyrern, denn sie opfern sich lieber, als dass sie ihre Ideale aufgeben würden. Empfindungsnaturelle haben einen sehr starken Sinn zum Erfassen von menschlichen Problemen, für Ethik und Philosophie und ein sehr gutes Einfühlungsvermögen für Menschen und Situationen.

13 Die körperlichen und psychischen Merkmale der sekundären Naturelle

Bei den primären Naturellen ist ein Grundorgansystem vorherrschend entwickelt, während die anderen zwei Grundorgansysteme weniger entwickelt sind, also im Hintergrund stehen. Man rufe sich in Erinnerung: Jedes Grundorgansystem entwickelt sich bevorzugt aus einem der drei Keimblätter.

Bei den sekundären Naturellen steht jetzt nicht mehr nur ein Grundorgansystem im Vordergrund, sondern es sind zwei Grundorgansysteme. Diese zwei Organsysteme sind dabei im Verhältnis zum dritten Organsystem bevorzugt bzw. vorherrschend entwickelt. Die beiden betonten Organsysteme prägen die psychischen (Persönlichkeit) und seelischen Eigenschaften eines Menschen in eine bestimmte Richtung hin. Man bedenke, dass das Wort „sekundär" nichts mit der Qualität zu tun hat, sondern nur auf die zwei vorherrschenden Keimblätter hinweisen will!

Bei **drei einzelnen** vorherrschend entwickelten Grundorgansysteme lassen sich, wie wir wissen, **drei primäre** Naturelle bilden. Daraus lassen sich **drei Zweierverbindungen** bilden, es sind die sogenannten **drei sekundären Naturelle.** Sind z. B. das **Ektoderm** und das **Mesoderm,** also das Empfindungs- und Bewegungssystem, ähnlich stark und vorherrschend entwickelt, während das dritte Keimblatt, das **Endoderm,** schwächer entwickelt ist und somit im Hintergrund steht, so haben wir ein **Empfindungs-Bewegungsnaturell** vor uns. Auf die gleiche Weise können sich das Bewegungs- mit dem Ernährungssystem und das Ernährungs- mit dem Empfindungssystem verbinden. Demzufolge gibt es also drei sekundäre Naturelle:

- **Das sekundäre Ernährungs-Bewegungsnaturell**
- **Das sekundäre Ernährungs-Empfindungsnaturell**
- **Das sekundäre Empfindungs-Bewegungsnaturell**

Wir wissen, dass jedes der drei Grundorganprinzipien mit bestimmten Lebensrichtungen, Interessen und Bedürfnissen verbunden ist.

Die primären Naturelle können für die Befriedigung des einen vorherrschenden Prinzips leben und die zwei anderen Prinzipien vernachlässigen. Sie haben es tendenziell einfacher, sich z. B. für eine Tätigkeit oder einen Beruf zu entscheiden, denn bei einem vorherrschenden Grundorgansystem gibt es auch „nur" ein Grundlebensthema bzw. Lebensgebiet oder Grundinteresse, somit können die zwei anderen Lebensthemen leichter außer Betracht gelassen werden.

Eine bevorzugte Entwicklung von zwei Grundprinzipien hat nun zur Folge, dass sich daraus grundverschiedene Interessen, Bedürfnisse und Lebensrichtungen ergeben, zwei Seiten, die in unterschiedliche Richtungen drängen können. Die sekundären Naturelle haben es also etwas „schwieriger", denn sie haben den Drang, beiden vorherrschenden Prinzipien nachzugehen und gerecht zu werden.

Durch diese verschiedenen Interessen kommt es bei ihnen oft zu starken inneren Spannungen, sodass die sekundären Naturelle hin- und hergerissen sein können. Sie werden sich z. B. in Entscheidungsfragen oft in einer Art „Zwickmühle" befinden, weil sich die zwei ausgeprägten Grundlebenstendenzen wie zwei „Seelen" in ihrer Brust bemerkbar machen. Durch diese innere Spannung sind sie jedoch zu außergewöhnlichen Leistungen fähig. Als Folge davon interessieren sich die sekundären Naturelle auch für viele unterschiedliche Themen. Sie werden in verschiedene Bereiche getrieben.

Die sekundären Naturelle besitzen wie die primären Naturelle ihrem Naturell entsprechende körperliche Merkmale und Persönlichkeitseigenschaften.

13.1 Das sekundäre Ernährungs-Bewegungsnaturell

Das sekundäre Ernährungs-Bewegungsnaturell besitzt die körperlichen Merkmale und Persönlichkeitseigenschaften des primären Ernährungs- und primären Bewegungsnaturell, während das dritte Organsystem, das Empfindungssystem (und mit diesem die entsprechenden Merkmale und Eigenschaften), schwächer entwickelt ist.

Der Körperbau des Ernährungs-Bewegungsnaturells

Der Körperbau ist wie beim Ernährungsnaturell voll, füllig und massig, und durch das starke Knochen- und Muskelsystem des Bewegungsnaturells tritt die reale Tatkraft vereint mit dem praktischen Sinn für Erwerbs- und Wirtschaftsleben hervor. Gleichzeitig werden die Handlungen durch das weniger entwickelte Empfindungssystem kaum durch Gefühle oder Empfindungen gehemmt. Dadurch können diese Naturelle auf ihr Umfeld rücksichtslos, kalt und egoistisch wirken.

Die Gewebe sind zäh, stark, kräftig, gleichzeitg mollig und voll sowie unempfindlich. Der Körper ist gewichtig, trotzdem ist die Haltung straff, gespannt und energisch. Der Gang ist fest und bestimmt. Es sind die widerstands- und leistungsfähigsten Naturelle. Ihre Verdauungskraft ist enorm.

Der Kopf- und Gesichtsbau des Ernährungs-Bewegungsnaturells

Der Kopf- und Gesichtsbau (► Abb. 64) ist länglich und breit, das Gesicht eher kräftig, voll und straff. Die Haut der Gesichtspartien weist oft rötliche und bläuliche Farbtöne auf.

Die Nase tritt kraftvoll und gespannt hervor und deutet auf große Energie und praktische Klugheit, Übersicht und Ruhe hin. Das Untergesicht ist betont, das Kinn und der Unterkiefer sind stark gebaut, breit und voller Spannkraft und drücken physiognomisch eine enorme Tat- und Umsetzungskraft aus.

Das Hinterhaupt ist plastisch betont, breit und kräftig gebaut, der starken motorischen Spannkraft entsprechend. Diesen Naturellen genügen acht Stunden Arbeit am Tag noch nicht, dabei arbeiten sie fast ohne Unterbrechung. Sie kommen dabei meist mit wenig Schlaf aus. Der Nacken ist füllig, kräftig, breit und das Gewebe gespannt. Auf entsprechender Höhe steht die Geschlechtskraft.

Die Ohren sind groß, markant, fest und füllig. Beim Schädel liegt die Kraft in der Unter- und Mittelstirn, im unteren und mittleren Seitenhaupt, in den Schläfenpartien sowie im Hinterhaupt. Die Formen sind hier gerundet, breit und gespannt. Entsprechend sind die Sinne für realistisches und praktisches Denken, Ökonomie, selbstsicheres Auftreten, Selbstbewusstsein und Tatendrang stark ausgeprägt. Der Kopf ist im Verhältnis zur massigen Gesamtkonstitution nicht sehr groß, das Gehirn wird aber durch die reichlich produzierten Körpersäfte gut ernährt, daher haben Ernährungs-Bewegungsnaturelle eine enorme Arbeitskraft, erholen sich rasch und sind schnell wieder ausgeruht. Die Augen blicken nüchtern und realitätsbezogen.

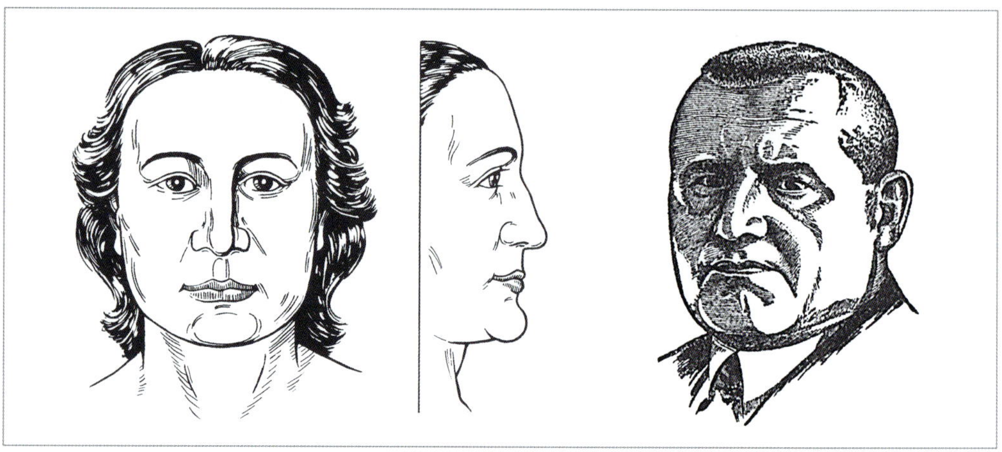

Abb. 64: Der Kopf- und Gesichtsbau des Ernährungs-Bewegungsnaturells

Die psychischen und seelischen Eigenschaften der Ernährungs-Bewegungsnaturelle

Die Ernährungs-Bewegungsnaturelle sind lebenspraktisch und ökonomisch veranlagt, gleichzeitig willensstark, ausdauernd und tatfreudig. Sie vermögen mit viel Kraft und Tatendrang bei gleichzeitiger Ruhe, Gelassenheit und wirtschaftlichem Talent an eine Sache heranzugehen.

Dabei verstehen sie es, wie auch das Ernährungsnaturell, mit möglichst wenig Aufwand möglichst viel zu erreichen, und deshalb wundert es nicht, dass dieses Naturell besonders bei Unternehmern oft zu finden ist. Gerade deshalb bezeichnet man das Ernährungs-Bewegungsnaturell auch als **Typus des erfolgreichen Unternehmers.**

Am besten sind diese Naturelle da eingesetzt, wo sie kleinere oder größere Aufgaben in praktisch-wirtschaftlicher Richtung lösen können. Sie besitzen ein kraftvolles und bestimmendes Wirken im geschäftlichen und gesellschaftlichen Bereich. Als Typus des Unternehmers haben sie die Fähigkeit, für viele Menschen Arbeitsstellen zu organisieren und aufzubauen. Sie sind die unermüdlichen Antreiber und Führungspersönlichkeiten in der Wirtschaft, Industrie- und Geschäftswelt.

Die angesprochene innere Spannung entsteht bei diesem Naturell durch das Bewegungs- und das Ruheprinzip. Dabei kann es sein, dass sich die innere Ruhe mit dem Bewegungsprinzip harmonisch vermischt. Der betroffene Mensch hat dann die Eigenschaft, dass sich sein Bewegungstrieb mit Ruhe und Kraft ergänzt. Die ganze Tatkraft, das Feuer und der Bewegungsdrang sind dann mit Ruhe, Gemütlichkeit und Gelassenheit gepaart. Es sind dies unermüdliche, ausdauernde und von Ruhe durchdrungene Menschen, welche gleichzeitig bestrebt sind, tatkräftig und anpackend zu agieren.

Sind die beiden Prinzipien der Ruhe und Bewegung jedoch unausgeglichen miteinander verbunden, so entstehen dabei starke innere Spannungen, denn grundsätzlich sind ja Ruhe und Bewegung Gegensätze. Der eine Teil möchte sich z. B. durch Fernreisen verwirklichen, während der andere Teil das Häusliche sucht. Jene Ernährungs-Bewegungsnaturelle, deren zwei vorherrschende Organsysteme wie oben beschrieben verbunden sind, haben es schwer, sich für etwas zu entscheiden, denn zum einen strebt das Bewegungssystem nach Entäußerung, Aktivität und Ungebundenheit und zum anderen das Ernährungssystem nach Ruhe, Passivität, Geselligkeit und Häuslichkeit. Wir finden hier also die zwei Pole Aktivität – Passivität, die getrennt gelebt werden müssen.

Das zu wenig entwickelte Prinzip, also das Empfindungsprinzip, deutet auf eine Vernachlässigung des Gefühlslebens, dieses steht eher im Hintergrund. Diese Naturelle sind robust im Nehmen und Geben und können je nach übriger Veranlagung auch grob und rücksichtslos wirken. Sie unterschätzen die feinen seelischen und geistigen Strukturen. Sie neigen dazu, ihre Nächsten auf Kosten des Gewinns zu überfordern. Sie brauchen nicht viel Schlaf und Ruhe und ignorieren meist Zeichen von Erkrankungen, da sie wenig Gespür für den Körper und Geistiges haben.

Da bei ihnen das Einfühlungsvermögen für andere Menschen nicht stark entwickelt ist, können sie es manchmal schwer begreifen, wenn andere Menschen wie z. B. das Empfindungsnaturell „mimosenhaft" reagieren. Ernährungs-Bewegungsnaturelle neigen durch ihr höheres Gewicht und den Bewegungsdrang zur Überlastung des Bewegungsapparates.

13.2 Das sekundäre Ernährungs-Empfindungsnaturell

Das Ernährungs-Empfindungsnaturell trägt in sich die körperlichen Merkmale und Persönlichkeitseigenschaften des primären Empfindungs- und primären Ernährungsnaturells, während das dritte Organsystem, das Bewegungssystem (und mit diesem die entsprechenden Merkmale und Eigenschaften), schwächer entwickelt ist.

Der Körperbau des Ernährungs-Empfindungsnaturells

Der Körperbau ist voll, massig und rund, ähnlich wie beim Ernährungsnaturell, jedoch verfeinert. Die Gewebe sind von starkem Empfinden durchsetzt und wirken zarter, sanfter und feiner. Der Leibumfang ist füllig und massig, die Glieder voll und weich. Stets aber sind die Formen lichter, heller und stärker durchstrahlt. Die Bewegungen sind nicht so behäbig, sondern leichter, gewandter und eleganter.

Der Kopf- und Gesichtsbau des Ernährungs-Empfindungsnaturells

Das Gesicht (▶ Abb. 65) ist nicht so rund, voll und massig wie beim primären Ernährungsnaturell. Mund und Kinn sind zierlicher geformt, die Augen blicken ausdrucksvoller und empfindungsreicher, die Stirn ist höher, die Ohren feiner, das Oberhaupt betonter, das Haar weicher. Es liegt eine größere Zartheit und feine Strahlung über den weichen und vollen Formen. Das obere Hinterhaupt zeigt weniger Spannkraft, ist aber im unteren Teil – wo das Feingefühl für Hand- und Fingertätigkeit liegt – stark gespannt und sanft gerundet. Der Unterkiefer ist weich, entsprechend der schwachen körperlichen Ausdauer. Wir erkennen daraus eine freundliche Beharrlichkeit und die weiche Durchsetzungskraft. Das weiche Kinn zeigt wenig körperliche Tatkraft.

Der Bau des Schädels ist wie beim primären Empfindungsnaturell an der Oberstirn und am oberen Seitenhaupt sowie beim Ernährungsnaturell an der Unterstirn und am unteren Seitenhaupt plastisch betont und ausgeglichen gerundet. Daraus erkennen wir die Befähigung zu geistiger Tätigkeit, gepaart mit dem praktischen und ökonomischen Sinn.

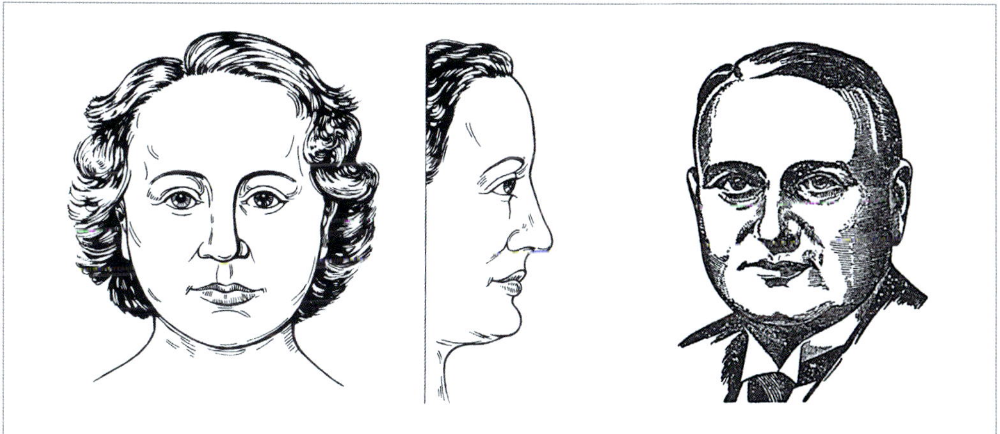

Abb. 65: Kopf- und Gesichtsbau der Ernährungs-Empfindungsnaturelle

Die psychischen und seelischen Eigenschaften der Ernährungs-Empfindungsnaturelle

Das sekundäre Ernährungs-Empfindungsnaturell hat wie auch das primäre Ernährungsnaturell eine starke gesellschaftliche und wirtschaftliche Ader.

Gleichzeitig hat es die menschliche und soziale Lebenseinstellung des primären Empfindungsnaturells. Dementsprechend eignet es sich zum Verwalten und Behüten sowie für den Sozial-, Pflege- und Spitalbereich. Sie sind außerordentlich tüchtig in Büros und Verwaltungen. Ernährungs-Empfindungsnaturelle können kommunale, fürsorgliche, praktisch-kulturelle und staatliche Interessen in sozialer Weise vertreten. Wenn sie unter harmonischen Umständen arbeiten, fühlen sie sich erfüllt, werden glücklich und zu wahren Menschenfreunden. Ob im Beruf oder im privaten Umfeld, sie sind oft beliebt, denn sie bringen ihren Mitmenschen Verständnis, Wohlwollen, Freundlichkeit und Herzlichkeit entgegen.

Es sind feinfühlende, sensible, anteilnehmende und gemütliche Menschen. Sie registrieren Disharmonien in ihrem Umfeld wie ein Seismograf die kleinsten Erschütterungen. Frauen in diesem Naturell besitzen die mütterlichste Ausprägung, weshalb dieses Naturell auch als das **mütterliche Prinzip** betrachtet werden kann.

Ernährungs-Empfindungsnaturelle haben eine besondere Gabe und Neigung zum Umgang mit kleinen Kindern und eine wohltuende Wirkung auf kranke Menschen. Sie sind ruhige, verständnisvolle und gefühlsbetonte Naturen. Sie lieben jedes zarte Leben, Tiere und Blumen und besitzen Sinn für Häuslichkeit. Ernährungs-Empfindungsnaturelle bevorzugen eine sitzende und ruhige Tätigkeit, bei der sie mit praktischer Tüchtigkeit menschlich verwalten und ihre **sozialwirtschaftlichen Talente** zeigen können. Deshalb nennt Huter diese Naturelle auch den **Typus des erfolgreichen Bürokraten.**

Die innere Spannung ist geringer als bei den zwei anderen sekundären Naturellen, denn bei günstiger Verbindung der zwei vorherrschenden Organsystemen vermischt sich die soziale Einstellung mit dem Ruheprinzip zu einer gemütvollen und menschlichen Wärme. Bei einer ungünstigen Verbindung der zwei Prinzipien kann z. B. Unentschlossenheit entstehen zwischen Ruhe, Zurückgezogenheit und Passivität und dem Lern- und Umsorgungsdrang und Helferwillen. Steht ein solches Naturell vor der Wahl, eine Familie zu gründen oder eine pflegerische Ausbildung zu beginnen, so wird es sich schwertun, sich zu entscheiden.

Ernährungs-Empfindungsnaturelle bevorzugen fein gewählte Nahrung. In ihrer Lebenskultur stehen Ruhe, Ernährung, Bequemlichkeit – das Lebenspraktische – sowie Wirtschaftlichkeit im Vordergrund, wobei sich dieses mit Geistigkeit, Gefühl und einem sozialen Denken und Verhalten paart.

Ernährungs-Empfindungsnaturelle eignen sich nicht für anstrengende körperliche Arbeiten und sind nicht für Kampf und harte Auseinandersetzungen geeignet. Sie lieben hegende, pflegende und soziale Tätigkeiten, und sie entfalten bei einer sitzenden Beschäftigung eine erstaunliche und vielseitige Arbeitskraft. Da Ernährungs- und Empfindungsanlage auf gleicher Höhe stehen, wird das Gehirn gut mit Kräften versorgt, d. h., Menschen in diesem Typus sind zu ausdauernder geistiger Tätigkeit befähigt.

Da das Bewegungsprinzip und damit die Bewegung des Öfteren vernachlässigt werden, können dementsprechende gesundheitliche Störungen wie Stoffwechselkrankheiten, eine Überlastung des Ernährungsapparates oder Herz-Kreislauf-Probleme entstehen. Außerdem besitzen sie meist untrainierte und schlaffe Muskeln. Mäßige Bewegung hilft vorzubeugen. Gerade durch angemessene körperliche Betätigung erhält die sekundäre Naturellanlage eine integrative Ausrichtung.

Diese oft wohlbeleibten und feinfühligen Menschen sind gutmütig, liebevoll, zwar stark auf Erwerb ausgerichtet, aber verbindlich und sozial denkend. Sie vereinen Ruhe, Wirtschaftlichkeit und den Sinn für das Naheliegende mit geistiger Regsamkeit und Anteilnahme.

13.3 Das sekundäre Empfindungs-Bewegungsnaturell

Das Empfindungs-Bewegungsnaturell besitzt die körperlichen Merkmale und Persönlichkeitseigenschaften des primären Empfindungs- und primären Bewegungsnaturells, während das dritte Organsystem, das Ernährungssystem (und mit diesem die entsprechenden Merkmale und Eigenschaften), schwächer entwickelt ist.

Der Körperbau des Empfindungs-Bewegungsnaturells

Die Gestalt ist meist groß, mit schlanken, kräftigen und markanten Formen, die jedoch gleichzeitig sehnig, schmiegsam, biegsam sowie ausgesprochen elegant wirken. Die Arme und Beine sind lang, sehnig, kräftig und gleichzeitig feinnervig gebaut. Das Feine, Zarte, Sanfte und Liebliche des Empfindungsnaturells ist überall gestärkt, das Harte, Robuste und Knochige des Bewegungsnaturells gemildert. Dagegen tritt die Körperfülle vollständig zurück.

Der Kopf- und Gesichtsbau des Empfindungs-Bewegungsnaturells

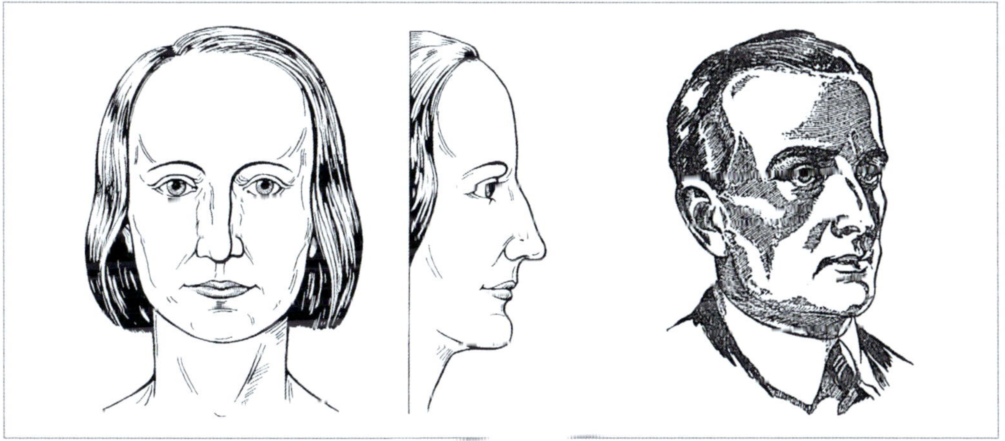

Abb. 66: Der Kopf- und Gesichtsbau des Empfindungs-Bewegungsnaturells

Das Gesicht (▶ Abb. 66) ist länglich und schmal, die Formen sind dabei klar und rein und die Züge fein geschnitten. Die Gesichtsorgane wie Kinn, Nase, Mund, Ohren, Augen und Unterkiefer treten bestimmt, kräftig und gleichzeitig fein modelliert hervor. Die Augen spiegeln geistige Präsenz, und der gesamte Körperausdruck, Haltung und Bewegungen wirken energisch, beherrscht und elegant und zeigen Feingefühl und Ausdauer.

Die Nasenform ist lang und gespannt. Sie zeigt einen lebhaften geistigen Impuls, Disziplin und die Neigung, den Geschehnissen auf den Grund zu gehen. Das kräftige Kinn und der betont entwickelte Unterkiefer spiegeln körperliche Tatkraft, Initiative und Ausdauer. Ideen, Vorhaben, Pläne und die geistigen Interessen gehen unmittelbar in das Tat- und Bewegungsleben über.

Die Stirn ist höher und oft auch breiter als beim primären Bewegungsnaturell. Wir finden ein betont ausgebautes Oberhaupt. In Kombination erkennen wir eine Betätigung der Vernunft-, Verstandes- und Gefühlskräfte. Das Hinterhaupt ist betont gerundet und zeigt Tatendrang, den Impuls zur körperlichen Aktivität, Körperbeherrschung, Gewandtheit, Unternehmungsfreude sowie eine gesunde Portion Selbstbewusstsein. Der Nacken ist kräftig und fein geschwungen. Wir erkennen ein ausgeglichenes Geschlechts- und Liebesleben.

Die psychischen und seelischen Eigenschaften der Empfindung-Bewegungsnaturelle

Das Empfindungs-Bewegungsnaturell kennzeichnet sich durch starke körperliche und geistige Impulse aus, es ist also tat- und willensstark, liebt die Freiheit und Unabhängigkeit und ist gleichzeitig feinfühlig und geistig aktiv. Es strebt danach, seine ideenreichen Vorstellungen in die Realität umzusetzen. Im Gegensatz zum primären Empfindungsnaturell besitzt dieses Naturell die nötige Kraft, die Gedanken Wirklichkeit werden zu lassen.

Diese Naturelle sind geistig und körperlich aktiv und fördern den Fortschritt. Entsprechend sind sie auch in Berufen zu finden, welche körperliche und geistige Gewandtheit verlangen.

Empfindungs-Bewegungsnaturelle sind Praktiker und Theoretiker zugleich, sie vermögen ihre Gedanken und Ideen darzustellen bzw. umzusetzen, weshalb man sie auch als **Typus des erfolgreichen Gelehrten** bezeichnet. Sie bevorzugen forschende, wissenschaftliche, beraterische und lehrende Tätigkeiten und eignen sich für analytische und exakte Arbeiten.

Beruflich fühlen sich Empfindungs-Bewegungsnaturelle wohl als Wissenschaftler, Ingenieure, Techniker, Lehrer, Berater, Erwachsenenbildner, Spezialisten in Presse- und Verlagswesen, bei Film und Theater, im Verkehrs- und Flugwesen etc. Erfindungen, Optimierungen, kreative Lösungssuche, Verbesserungen, Reformen und Neuerungen gehen oft von diesen Naturellen aus. Sie lehren und forschen der Lehre und Forschung wegen, sie stellen sich also nicht aus innerer Veranlagung in den Dienst der Wirtschaft. Sie fördern den Fortschritt im naturwissenschaftlichen und humanistischen Bereich.

Das Empfindungs-Bewegungsnaturell fühlt eine starke innere Spannung, es ist eines der am stärksten hin- und hergerissenen Naturelle, denn zum einen hat es durch das Empfindungsprinzip den Wunsch nach Geborgenheit, Zärtlichkeit und Verstandenwerden, zum andern will es durch das Bewegungsprinzip unabhängig, frei und ungebunden bleiben. Wir finden das „Nähe-Distanz-Thema". Wer wäre da nicht hin- und hergerissen?

Entscheidet es sich für das eine, so kann das Gefühl entstehen, das andere zu verpassen, und umgekehrt. Dazu kommt der Drang, die schöpferischen Ideen und Gedanken in die Tat umzusetzen. Dabei wird das dritte im Hintergrund stehende Lebensprinzip, die Ruhe, leicht vernachlässigt, was dazu führt, dass sich diese Naturelle zu wenig schonen und dadurch zu schnell verbrauchen. Durch diese starke innere Spannung kommt es auch leicht zur Auslösung innerer und äußerer Konflikte. Bei den anderen zwei sekundären Naturellen ist dieses Hin-und-hergerissen-Sein nicht so stark ausgeprägt, da sich das Empfindungs- bzw. das Bewegungsprinzip mit dem Ruhe- und Ernährungsprinzip vermischt, wodurch die innere Spannung etwas „abgekühlt oder gedämpft" wird.

Oft erkranken die sekundären Empfindungs-Bewegungsnaturelle am vernachlässigten Prinzip, d. h., sie gönnen sich zu wenig Ruhe, Regeneration und Schlaf und leiden dadurch an schwachen Nerven. Empfindungs-Bewegungsnaturelle sollten also viel schlafen, ruhen und bei der Arbeit Pausen einlegen, um Krankheiten vorzubeugen. Dabei ist es wichtig, nicht nur körperlich abzuschalten, sondern auch geistig. Denn bei körperlicher Passivität neigt dieses Naturell zu geistiger Aktivität.

14 Die körperlichen und psychischen Merkmale der polaren Naturelle

Durch die Kennzeichnung der drei Lebensgrundformen haben wir erfasst, dass sich durch das Vorherrschen des einen oder anderen Keimblattes oder Grundorgansystems eines der drei primären Naturelle entwickeln muss.

Die Begriffe der polaren Naturelle sind wertungsfrei zu sehen. Auch die polaren Naturelle erklären sich über die Keimblattlehre. Es wird einzig die Gleichmäßigkeit bzw. Ungleichmäßigkeit der Entwicklung bezeichnet.

Dort, wo die Gestalt eine proportionierte Gleichmäßigkeit der Formen aufweist, sich alle drei Grundanlagen zu gleich starker, zugleich aufeinander abgestimmter Entwicklung miteinander verbinden, ist der Umsetzungsimpuls gleichmäßig in allen drei Keimblätter vorhanden. Wir haben dann die Körperbauentwicklung des **integrativen Naturells** vor uns.

Jedoch ist auch eine dieser Entwicklung entgegengesetzte Entwicklung möglich, nämlich wenn die Organsysteme der Ernährung, Bewegung und Empfindung unausgeglichen, ungleichmäßig und in sich mehr oder weniger zerfahren sind. Dies ist die Körperbauentwicklung des **desintegrativen Naturells.** Die Gestalt weist Ungleichmäßigkeiten in der Proportion auf, durch Störfaktoren erfolgte der Umsetzungstrieb ungleichmäßig.

Der integrative und desintegrative Typus liegen sich polar gegenüber, in ihren körperlichen Merkmalen wie auch in den psychischen, daher der Name **polare Naturelle.**

Dem Hauptwerk von Carl Huter entnehmen wir bei den polaren Naturellen andere Bezeichnungen. Huter spricht vom harmonischen und disharmonischen Naturell. Die Bezeichnungen „Harmonie" und insbesondere „Disharmonie" werden oft zu sehr mit negativen und damit bewertenden Aspekten assoziiert, wodurch der Grundsatz, dass die Naturellbezeichnung keine Wertung sein soll, erschüttert wird. Die verwendeten Bezeichnungen „integrativ" und „desintegrativ" sind hier völlig neutral zu verwenden. Andere Autoren verwenden für das desintegrative Naturell auch die Bezeichnung „Veränderungsnaturell". Eine Bezeichnung, die zwar auf dieses Naturell passt, jedoch könnte die Bezeichnung mit dem Bewegungsnaturell assoziiert werden.

14.1 Das integrative Naturell

Der Körperbau des integrativen Naturells

Der Körperbau des integrativen Naturells ist wohlproportioniert, harmonisch, ausgeglichen und symmetrisch. Integrative Naturelle sind von voller, starker und gleichzeitig feiner und mittelgroßer Gestalt. Die Haltung ist edel und von Kraft, Würde und Fülle durchdrungen. Alle Anlagen sind harmonisch in einer verbindenden Art und Weise aufeinander abgestimmt – sie integrieren einander.

Schädel- und Gesichtsbau des integrativen Naturells

Unterhalb der Augenlinie liegt etwa so viel an Formmasse wie oberhalb derselben (▶ Abb. 67). Die Entfernungen vom unteren Kinn bis zum unteren Nasensteg, von diesem bis zum Stirnknochen über den Augen und von da aus bis zum Haaransatz, also die sogenannte Dreiteilung des Gesichts, sind ungefähr gleich lang.

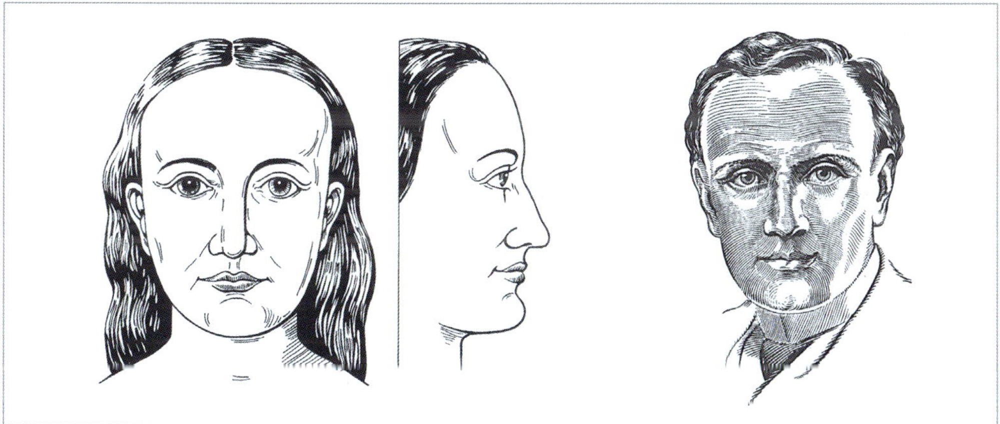

Abb. 67: Kopf- und Gesichtsbau der integrativen Naturelle

Die Stirn-, Kopf- und Oberhauptbildung ist hoch und allseitig ausgeglichen abgerundet. Das Hinterhaupt ist voll und gleichmäßig gewölbt. Hals und Nacken sind elastisch und kräftig gebaut und edel geschwungen. Das Seitenhaupt ist vom unteren bis zum oberen Teil gerundet, plastisch, breit und hoch. Der gesamte Schädel besitzt eine mittlere Länge und Breite. Die Ohren sind wohlgeformt, weder zu groß noch zu klein, sie sind ebenmäßig am Kopf angesetzt und stehen nur wenig ab. Der Mund ist fein geformt, und es liegt ein edler Schwung auf Ober- und Unterlippe. Das Auge blickt klar, offen und fest.

Die Haut ist gespannt, frisch und vital durchstrahlt. Das Kopfhaar ist meist leicht und gleichmäßig gewellt und weder zu dünn noch zu stark. Der gesamte Ausdruck des Gesichtes mit Augen, Nase, Kinn usw. ist offen, klar, fest, bestimmt, füllig und von einer gesunden Strahlung durchdrungen.

Die psychischen und seelischen Eigenschaften der integrativen Naturelle

Das integrative Naturell vereinigt (integriert) alle drei Grundnaturelle im harmonischen Dreiklang. Keine Form ist dominant. Die Anlage entspricht der Form.

Aus der gleichmäßigen Dreiteilung des Gesichts ergibt sich, dass Körper, Geist und Seele sich die Waage halten. Der gesamte Schädel zeugt von einem ausgeglichen entwickelten Verstandes- (Stirn), Tat- (Hinterhaupt), Gemüts- (Oberhaupt), Willens- (Nase) und Wirtschaftsleben (Seitenhaupt).

Die Augen sind groß und ausdrucksstark, sie blicken ruhig, konzentriert, gefestigt, klar und offen. Das zeigt geistige Aufmerksamkeit, gepaart mit Ruhe und Bestimmtheit. Integrative Naturelle haben die Veranlagung, eine Idee oder einen Gedanken (Empfindungsprinzip) mit viel Ruhe und Gelassenheit (Ernährungsprinzip) in die Tat umzusetzen (Bewegungsprinzip) oder auf eine originelle Art und Weise zu präsentieren. Dabei werden wirtschaftliche Aspekte berücksichtigt. Sie sind in allen Lebensbereichen bestrebt, das harmonische Gleichgewicht von Empfinden, Dynamik und Wirtschaftlichkeit, das sie in sich tragen und lebendig verkörpern, zu erhalten, und vermögen dieses auf die Außenwelt zu übertragen.

Sie sind die Förderer des Fortschritts bei Würdigung und Erhalt des Bestehenden. Als führende Kraft übernehmen sie Verantwortung und setzen sich für volle Gerechtigkeit und Integration ein. Sie vollführen wohlüberlegte und ausgeglichene Handlungen zum Wohle aller. Mit Edelmut suchen sie das Gute zu erhalten und zu fördern. Integrative Naturelle sind vielseitig begabt und haben die unterschiedlichsten Interessen. Sie über- und unterschätzen den Wert materieller und geistiger Werte nicht.

Sie suchen aus natürlicher Veranlagung stets den goldenen Mittelweg des Lebens, sind nach allen Seiten hin verbindlich, aussöhnend, verbindend, ganzheitlich, ausgeglichen, integrierend und schaffen es gleichzeitig, Extreme zu meiden. Sie sind leistungsfähig und produktiv, in wirtschaftlicher, technischer und wissenschaftlicher Beziehung ebenso wie in Kunst, Religion oder Kultur. Sie sind die geborenen Führungspersönlichkeiten in Haus, Werkstatt, Fabrik, Gastronomie, Büros, Politik, Verwaltungen und Staat.

Integrative Naturelle sind oft kompetente Leiter für jegliche Lebensgebiete. Sie wenden alles zum harmonischen Ausgleich und suchen mit der nötigen Autorität ihren Ansichten und Entschlüssen Beachtung und Geltung zu verschaffen. Doch der integrative Mensch drängt sich nicht vor, er bleibt oft bescheiden im Hintergrund. Huter nannte dieses Naturell auch das „universal integrale Naturell", da es den Ausgleich anstrebt und fähig ist, diplomatisch zu handeln. Seine Ausstrahlung signalisiert Selbstbewusstsein ohne Selbstgefälligkeit.

Integrative Naturelle begegnen uns eher selten. Da bei ihnen alle drei Grundanlagen harmonisch miteinander verbunden oder eben ineinander integriert sind, sind auch Körper, Geist und Seele sehr ausgeglichen. Alles scheint im richtigen Maß vorhanden zu sein, es fehlt sozusagen an nichts. Doch es gibt integrative Naturelle, die ihr „Ausgeglichensein" als selbstverständlich betrachten, diese können dann unter Umständen wenig verständnisvoll reagieren, wenn es einer ihnen nahestehenden Person z. B. an einer Eigenschaft mangelt oder diese nicht ausgeglichen ist. Auch integrative Naturelle können sich dann arrogant benehmen und verletzend wirken. Es sind „Allrounder", die im geistigen, wirtschaftlichen, praktischen und seelischen Leben ihr Wissen und Können einsetzen können und diese Lebensbereiche zu fördern verstehen. Es fehlt ihnen jedoch an Spezialistentum wie bei den differenten Naturellen (primäre und sekundäre Naturelle).

14.2 Das desintegrative Naturell

Man bedenke, dass es **mindestens 7 deutliche Dissonanzen** braucht, damit bei einem Menschen von einem **desintegrativen Naturell** gesprochen werden kann. Nicht jede Person, welche eine kleine Ungleichheit besitzt, wird zum desintegrativen Naturell gezählt. Auch sind bei keinem Menschen beide Gesichtshälften völlig symmetrisch, und sie sind trotzdem kein desintegratives Naturell. Alle Menschen haben ein gewisses Maß an Disharmonie, spüren entsprechend innere Zerrissenheit und Spannungen oder haben Konflikte mit der Umwelt auszutragen. Ein absolut harmonisches Leben, in dem alles rund läuft, ohne Konflikte und Reibungen, gibt es nicht. Es geht also bei diesen Dissonanzen um klar auffallende Unterschiede oder hervortretende Verformungen, die den Körper-, Kopf- und Gesichtsbau sowie das Gewebe betreffen und die nicht durch einen Unfall oder eine Krankheit entstanden sind.

Der Körperbau des desintegrativen Naturells

Beim Körperbau des desintegrativen Naturell fehlt die wohlproportionierte Ausgeglichenheit der Formen. Die Gestalt kann roh, eckig oder unharmonisch aussehen.

Das Gewebe ist hart, grob, dumpf und schwer und nicht wie beim integrativen Naturell mit Lebenswärme durchhaucht. Beine, Rumpf, Arme und Kopf verlaufen unharmonisch ineinander, sie sind unproportioniert. Die Körperhaltung kann unnatürlich, steif oder verkrampft sein.

Schädel- und Gesichtsformen des desintegrativen Naturells

Der Hals ist versteift, das Kinn hammerartig und das Gesicht unproportioniert (▶ Abb. 68). Die gesamten Gesichtsformen sind gröber, schwerer und eckiger als bei den anderen Naturellen. Die Stirn ist klein und eckig und im oberen Teil fliehend, seitlich schmal und weniger entwickelt. Augen und Ohren sind auf ungleicher Höhe angesetzt. Die Gesichtshälften sind auffällig verschieden, den inneren Widerspruch verratend. Der Schädel ist niedrig und über den Ohren sehr breit und nach oben schmal.

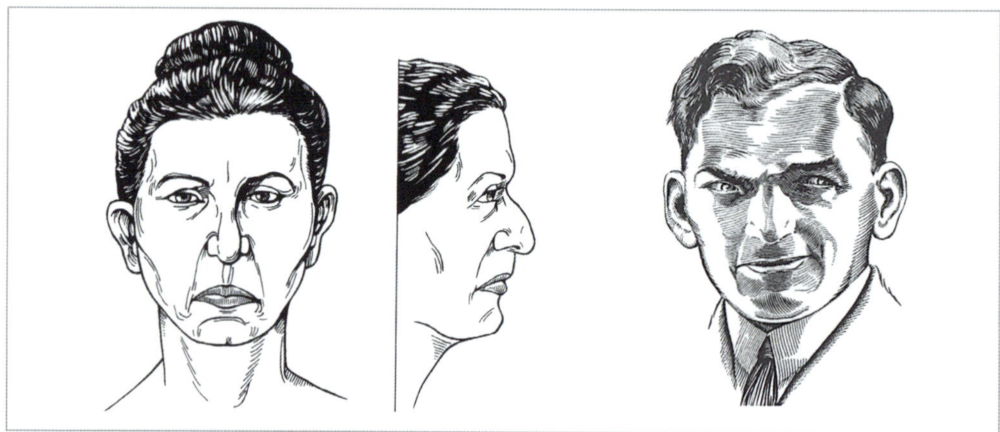

Abb. 68: Kopf- und Gesichtsbau der desintegrativen Naturelle

Die Ohren sind querabstehend, hart und grob, und es liegt darin etwas Disharmonisches. Der Blick kann kritisch, hart, streng, aus der Ecke lauernd und je nach übriger Veranlagung auch gefühlslos sein.

Der Mund besitzt übergroße, schwere und dicke Lippen oder zu kleine, straffe und harte. Der Mund ist verzogen, die Mundwinkel sind herabgezogen, die gesamte Mundbildung wirkt nicht weich, entspannt, frei und natürlich. Die Nase ist zu wenig ausgebildet, klobig und schief, es fehlt die gesunde Spannung und Durchstrahlung. Mund, Ober- und Unterkiefer scheinen im Verhältnis zum Stirnbau das Übergewicht zu haben. Das Haar ist wirr, verwirbelt und borstig, gleichzeitig ist der Haaransatz ungleichmäßig.

Die psychischen und seelischen Eigenschaften der desintegrativen Naturelle

Desintegrativ bedeutet hier, dass die Grundprinzipien Fühlen, Dynamik und Ruhe unstimmig und unausgewogen sind.

Im desintegrativen Naturell wirken Energien, die unausgeglichene und schiefe Formen bilden. Deshalb sind auch die seelischen Kräfte so wie die Körperproportionen unausgewogen.

Das desintegrative Naturell kann dabei durchaus attraktiv und liebevoll sein. Die in ihm wirkenden Energien können bei zielgerichtetem Einsatz zu großer Kreativität führen, sie können bei unbeherrschter Entladung aber auch zerstörerisch wirken. Die Entladung kann sich z. B. äußern als:

- Hoffnungslosigkeit
- Zorn, Ärger (Jähzorn)
- Antriebslosigkeit
- Aussichtslosigkeit
- Misstrauen
- Lieblosigkeit
- Gefühlskälte
- Gleichgültigkeit
- Zerstörung

Ein Mensch mit desintegrativem Naturell befindet sich schnell mit sich und seiner Umwelt im Widerspruch, ohne diesen Konflikt bewusst wahrzunehmen.

Ein desintegratives Naturell in einem intakten, harmonischen Umfeld, getragen von Liebe und Geborgenheit, kann seine Empfindsamkeit entwickeln und mehr Ausgeglichenheit erlangen. In einem unausgewogenen Umfeld hingegen führen die desintegrativen Anlagen häufig zu negativen Gedanken und Handlungen. In diesem Fall wird das Verhalten von Misstrauen, Zorn oder gar Gleichgültigkeit und Antriebslosigkeit bestimmt. Dann kann das desintegrative Naturell in seinen wechselnden Stimmungen unvorhersehbar und im Seelenleben hart, grob und verständnislos sein. Unter diesen Umständen können Leid, Sorge, Kummer, Verdruss und Bitternis von ihm in die Welt gelangen. So wie die Kopf-, Stirn- und Gesichtsformen uneben, eckig, kantig und unausgeglichen sind, so können es auch die geistigen Anlagen, Fähigkeiten und körperlichen Triebe sein. Die übermäßige Breite über den Ohren zeugt von (zu) starkem Widerspruchsgeist.

Huter fand, dass auch die desintegrativen Naturelle ihre Daseinsberechtigung haben. Sie sind das treibende Element der Entwicklung aus Kritik, Hinterfragung, impulsiven Anregungen und Lebensnot. Denn dadurch werden die anderen Lebewesen zu größerer Lebensenergie angespornt, sie werden dadurch kräftiger, gewandter und entwickeln dadurch den Geist und die Seele.

(!) Feststehende körperliche Formen und Gesichtszüge gibt es nicht. Alles ist der Veränderung unterworfen. Die Psyche ist nichts Abgeschlossenes, Konstantes.

Die Seelenenergie des Bewusstseins und des Unterbewusstseins schafft aus den Erlebnissen eine ständige Differenzierung der Seele.

Wie wir wissen, besitzt jedes Naturell eine Körperkonstitution, bei der ein oder mehrere Grundorgansysteme mehr oder weniger vorherrschend oder ausgeglichen entwickelt sind. Jedes Naturell hat eine Grundveranlagung mit verschiedenen Interessen, Talenten und Bedürfnissen. Aus den Grundinteressen ergibt sich eine bestimmte Berufsneigung, also eine grundsätzliche Berufsrichtung.

Bei allen Naturellen bewirkt das jeweils zu wenig entwickelte Prinzip stets ein vermindertes seelisches Bedürfnis für die entsprechenden Bereiche bzw. eine Vernachlässigung der dazugehörenden Themen. Deshalb können die verschiedenen Naturelle für bestimmte Krankheiten anfällig sein.

Ein Bewegungsnaturell als Buchhalter oder Bibliothekar, ein Empfindungsnaturell als Sportlehrer oder Maurer und ein Ernährungsnaturell als Läufer oder Eisenleger ist die verkehrte Welt. Wenn einem Menschen verwehrt wird, sich gemäß seiner Naturell- und sonstigen individuellen Anlage zu betätigen und zu verwirklichen, wie es in der heutigen Gesellschaft oft der Fall ist, können schwerwiegende, ja oft tragische Lebensverhältnisse entstehen. Wenn die Naturellanlage eines Kindes nicht erkannt wird, wird diesem eine naturellgemäße Entwicklung verwehrt, dann wird es unglücklich und/oder neurotisch und leidet unter Umständen sein ganzes Leben darunter. Denn eine aufgezwungene Lebensweise führt zu Unzufriedenheit, zu schwachen und schlechten Leistungen, Unlust und schließlich zu körperlichen, geistigen und seelischen Krankheiten.

Das Gleiche gilt bei den Erwachsenen, denen es vorenthalten bleibt, sich ihren Platz in der Gesellschaft zu suchen, um sich nach ihrer Wesensart zu betätigen: Da ist viel Leid die Folge, die es möglichst zu verhindern gilt. Deshalb ist es von großem Vorteil und Nutzen, sich mit der Psycho-Physiognomik vertraut zu machen, dadurch können mögliche „Schwächen", krank machende Muster vorzeitig erkannt, Stärken gefördert und verborgene Talente entfaltet werden. Wichtig erscheint mir hier der Hinweis, dass „Schwächen" Eigenschaften in einer Situation sind, in der sie nicht positiv zum Tragen kommen. Erst im Kontext werden Eigenschaften vom Betroffenen als „Stärke" oder „Schwäche" erlebt.

In der heutigen Gesellschaft streben viele Menschen mit allen möglichen Naturellen aus modischen, finanziellen oder Selbstwertgründen eine hohe soziale Stellung an. Dadurch wollen manche Menschen mehr, als sie wirklich können.

So erwartet z. B. ein Patient von Ärzten und Krankenschwestern Hilfe, Menschlichkeit und Fürsorge. Deshalb nimmt er auch an, dass die Motive bei dieser Berufswahl Herzlichkeit, Wärme, ein gesunder Helferwille und Hilfsbereitschaft sind. Nun kann ein Arzt aber auch Arzt werden, weil er darin eine große Verdienstmöglichkeit, Ansehen, Ruhm und Ehre sieht, wie dies beim typischen Bewegungsnaturell vorkommen kann. Wenn ein solches Bewegungsnaturell ein Spital betreibt, geht die warmherzige Atmosphäre verloren, dafür werden Unnahbarkeit, Kälte, Automatisierung und Bürokratie vorherrschen. Dasselbe wird dann auch vom Pflege- und Hilfspersonal verlangt. Diese werden dann nicht mehr nach menschlichen Qualitäten ausgesucht, sondern nach dem technischen und administrativen Können.

Ein anderes Beispiel ist das in letzter Zeit zunehmende Fast Food. Dabei handelt es sich um eine vom Bewegungsprinzip bestimmte Nahrungsmittelbranche, organisiertes, eiliges, stehendes und von viel Hast und Hektik geprägtes Essen. Die feine Esskultur und die subtilen psycho-physiologischen Vorgänge beim Essen und Verdauen gehen verloren, als Folgen treten oft gesundheitliche Störungen zutage.

Die heutige Modebranche ist ebenfalls vom Bewegungsprinzip beherrscht, vor allem durch die Models, da bei vielen von ihnen das Bewegungsnaturell überwiegt. Die Modebranche setzt auf mager, hager und schlank und hebt dies jauchzend in den Himmel. Die Auswirkungen sind bekannt; vom Teenager bis zur Großmutter streben alle danach, diesem Typus zu entsprechen. Man will gefallen, Aufsehen erregen und tolle Kurven besitzen, es werden Diäten gemacht, Sport getrieben, Vitamine und anderes geschluckt, geliftet und operiert und noch vieles mehr. „Glück" für jene, die ein Bewegungsnaturell sind, denn diese halten solche Torturen aus. Viel „Leid" für jene, die nicht diesem Typus entsprechen. Es scheint, als möchte die heutige Gesellschaft die Ernährungsnaturelle hungern lassen und die Empfindungsnaturelle mästen, damit auch diese der Idealfigur vom Bewegungstypus entsprechen, welche sich in den Köpfen der heutigen Menschen festgefahren hat. Glücklicherweise gibt es immer mehr Modemacher, die auch andere Naturelle mit einbeziehen.

Gesegnet, wer die Naturell-Lehre kennt, denn der ist gegen diese „Einheitsmacherei" immun und erspart sich körperliches, geistiges und seelisches Leid.

Die allgemein gültigen Formeln zum Errechnen des Idealgewichtes, wie sie heutzutage üblich sind, scheinen uns eher unrealistisch, da sich diese nicht auf die einzelnen Naturelle richten, sondern spezifisch für das Bewegungsnaturell berechnet sind.

Ferner können wir uns natürlich fragen, warum es gerade das Bewegungsprinzip ist, das einen so großen Einfluss auf unsere heutige Zeit hat und nicht etwa das Ernährungs- oder Empfindungsprinzip. Wie wir wissen, ist es das Bewegungsprinzip, das nach Ruhm, Ehre und Auszeichnungen strebt und diese auch aktiv zu erreichen versucht. Dem Ernährungsprinzip ist dies zu anstrengend, es will nicht aktiv nach außen wirken, sondern passiv bleiben. Es bleibt beharrlich bei dem, wie es gerade ist. Dem Empfindungsprinzip hingegen widerstrebt es, so stark aufzufallen wie das Bewegungsprinzip, dazu fehlen ihm die Kraft und das Durchsetzungsvermögen.

Anhand der Naturelle lassen sich auch die Konstellationsmöglichkeiten, also Harmoniemöglichkeiten, unter zwei oder mehreren Menschen feststellen. Zwischen den verschiedenen Naturellen bestehen betonte, neutrale und schwache sympathische Berührungspunkte und somit Harmonien. Nicht jedes Naturell kommt mit den anderen Naturellen gleich gut aus. Die Körperbautypen oder Naturelle sind verkörperte Energie. Jede Energie schwingt, und alles, was schwingt, geht in unterschiedliche Resonanz. Die Naturelle stehen in unterschiedlichen Graden der Sympathie, Antipathie oder Neutralität zueinander. Huter hat diese Erfahrung mit dem Naturellschema in ein System gebracht (siehe Kapitel 17).

Die Erfahrung zeigt, dass wir diesen manchmal kaum begreifbar erscheinenden Verhältnissen der Sympathie und Antipathie immer und immer wieder begegnen. Es gibt Menschen, die ohne ersichtlichen Grund miteinander sympathisieren, andere wiederum stoßen sich ab und geraten in Streit. Wohlwollen und Wertschätzung sollte allen Menschen gegenüber gelebt werden. Doch es ist kaum möglich, allen Menschen in gleich starker Herzenssympathie gegenüberzustehen. Mit der Naturell- und Konstellationslehre nach Huter lassen sich die Themen rund um die Beziehungs- und Gruppendynamik erklären. Diese wird zum einen von den vorherrschenden Naturellen geprägt, aber auch von den Beziehungen untereinander, kann aber zum anderen auch unabhängig davon einen naturellspezifischen Charakter annehmen. Die Gruppe ist mehr als die Summe der einzelnen Wesen. Das Thema Beziehungs- und Gruppendynamik kann also auch in Zusammenhang mit den Naturellen gesehen werden, die aufschlussreiche Informationen liefern.

15 Positive und negative Persönlichkeitseigenschaften?

An dieser Stelle sei noch einmal ausdrücklich erwähnt, dass es nicht Absicht der Psycho-Physiognomik ist, zu klassifizieren oder zu beurteilen, lediglich das neutrale Feststellen von Eigenschaften und seelischen Bedürfnissen und Neigungen steht im Vordergrund.

Wir erkennen aus der Konstitution, Erscheinung und dem Ausdruck des Menschen z. B. seine Bedürfnisse, Eigenschaften und Lebensaufgaben. Selbstverständlich besitzen viele Eigenschaften eine Kehrseite der Medaille, was sich z. B. in Form von schädlichen und unerwünschten Mustern, Schattenseiten oder Schwächen zeigen kann. Diese gilt es wahrzunehmen. Ob sich eine Eigenschaft als Ressource oder Schwäche zeigt, ist allein vom Umfeld und situativen Kontext abhängig, und dies kennen wir bei einer fremden Person nicht. Also können und dürfen wir uns in einer psycho-physiognomischen Analyse nicht anmaßen, an einer Person ihre Schwächen und Stärken erkennen oder gar beurteilen zu wollen. Das ist gar nicht möglich, und wenn man es doch tut, dann projiziert der Analysierende seine Themen auf die zu analysierende Person. Er befindet sich nicht mehr in der neutralen Metaebene oder in gesunder dissoziativer Distanz.

Dazu ein Beispiel: Nehmen wir an, wir erkennen an einer Person aufgrund verschiedener Ausdruckszonen Anpassungsfähigkeit und Flexibilität in Bezug auf situative Umstände. Die Eigenschaften „Anpassungsfähigkeit" und „Flexibilität bezüglich Kontext" sind an sich neutral. Denn wir kennen die Person nicht und wissen nicht, in welcher Situation, in welchem sozialen Umfeld sie lebt und in welchem beruflichen Kontext sie sich befindet. Als Mitarbeiterin kann sich die Person sehr teamfähig zeigen, flexibel auf äußere Umstände reagieren und offen für verschiedene Meinungen und Ansichten sein. Als Vorgesetzte kann sie jedoch tendenziell Mühe haben und sich wahrscheinlich hin- und hergerissen fühlen, wenn sie Entscheidungen fällen oder die Initiative ergreifen muss.

Wer andere „urteilend" ihrer Eigenschaften beschuldigt, zeigt, dass er den Ansatz der Psycho-Physiognomik missverstanden hat. Wer die Deutung als Urteil missbraucht, nach dem Motto: „Du kannst dich nicht durchsetzen, weil deine Ausdrucksformen von Gesicht, Körper und Kopf so beschaffen sind", handelt nicht wertschätzend und einfühlend. Zudem verkennt er beide Seiten, die in jeder Eigenschaft vorkommen. Im Zusammenhang mit Eigenschaften und auch Fähigkeiten spreche ich gerne von der *Aufgabe* und der *Aufgabe in der Aufgabe*. Die Aufgabe entspricht dem Bedürfnis, betonte Eigenschaften und Fähigkeiten, Stärken, Ressourcen, Potenziale auszuleben. Als Aufgabe in der Aufgabe bezeichne ich die Vorsicht oder Aufmerksamkeit, die der Betreffende walten lassen sollte, damit er bei einem Zuviel oder Zuwenig der bestimmten Eigenschaft oder Fähigkeit sich nicht in lästige Situationen oder unerwünschtes Erleben begibt, woraus dann Schwächen, Optimierungsmöglichkeiten und, um es modern zu formulieren, Entwicklungspotenzial entsteht. Dazu ein Beispiel: Der Perfektionismus treibt den Menschen zu exaktem und genauestem Vorgehen. Betrachten wir dies als Aufgabe oder Fähigkeit, dann kann es die Aufgabe in der Aufgabe sein, sich nicht im Kleinsten zu verlieren und pedantisch am Detail kleben zu bleiben. Es sei denn, die Situation erfordert dies, dann erweist sich auch dies als Ressource.

16 Die Naturell-Typen im Tier- und Pflanzenreich

Betrachten wir die Natur, so begegnen wir auch hier wiederum dem Dreiteilungsprinzip. Es ist eine wahre Freude, die Tier- und Pflanzenwelt zu betrachten und allein schon nach der äußeren Erscheinung, Form und Gestalt den Grundcharakter, das Grundwesen, zu erkennen. Der Landwirt erkennt an äußeren Merkmalen die Qualität des Saatkornes und die Beschaffenheit des Bodens. Er überprüft das Befinden der Tiere nach ihrer äußeren Gestalt, so wie der Kaufmann die Ware nach gewissen äußeren Merkmalen einschätzt. Der Mineraloge, der Botaniker und der Zoologe, sie alle erkennen in immer wiederkehrenden Typen die Stein-, Pflanzen- und Tierarten. Die Differenzierung ist außerordentlich vielfältig und reich geworden, trotzdem treten die drei Grundformen klar hervor. Betrachten wir nun die Entwicklung nach diesem Naturprinzip.

16.1 Die Tier- und Pflanzenwelt

Hirsch, Hund, Pferd und Fuchs sind ausgesprochene **Tat- und Bewegungsnaturelle**, die ganze Körperkonstitution zeigt den Bewegungstrieb. Kopf, Rumpf und Hals sind lang gestreckt und kräftig gebaut, dabei herrschen die schlanken, kräftigen und hohen Beine gegenüber den Rumpforganen vor (▶ Abb. 69). Daher nehmen diese Tiere auch einen größeren Lebensraum für ihre Lebensbetätigung in Anspruch. Sie brauchen, um gesund zu bleiben, die Energie-, Arbeits- und Kraftentfaltung. Sie können Anstrengungen, Strapazen, Wind und Wetter gut vertragen. Sie sind mutig, schnell und verfügen über große Ausdauer und Zähigkeit.

Bei den Pferderassen sind neben dem Bewegungstypus entsprechend dem Körperbau auch andere Naturelle zu finden, wie z. B. Bewegung mit Tendenz zum integrativen Naturell, Bewegung mit Ernährung oder Empfindung und desintegrativer Neigung.

Im Pflanzenreich entsprechen die Pappel, Esche, Tanne, das Getreide wie z. B. der Roggen und Hafer und das Schilf dem Bewegungstypus (▶ Abb. 70 und 71). Die lang gestreckte feste, schlanke, zähe und harte holzige Art entspricht diesem Typus. Die Holzarten im Bewegungsprinzip sind hart und zäh und dienen technischen Zwecken als Bau- und Nutzhölzer. Da wo wir in der Natur die Bewegungspflanzen vorfinden, der Wind durch das Korn und durch die Blätter der mächtigen Bäume weht, da ist die Stimmung gewaltig, bewegt, dynamisch, wild und romantisch. Hier fühlen wir die belebende Kraft in der Natur.

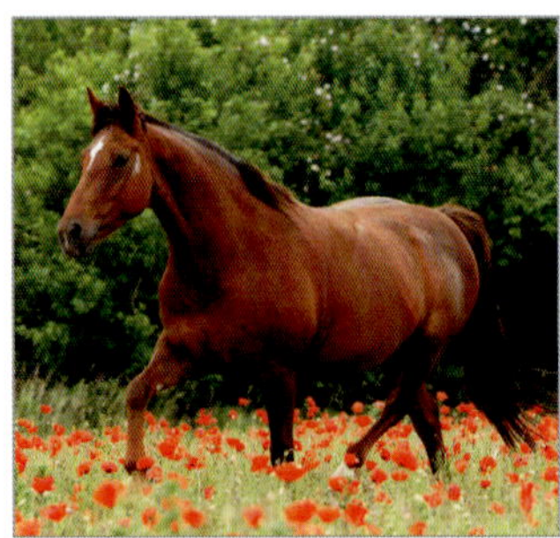
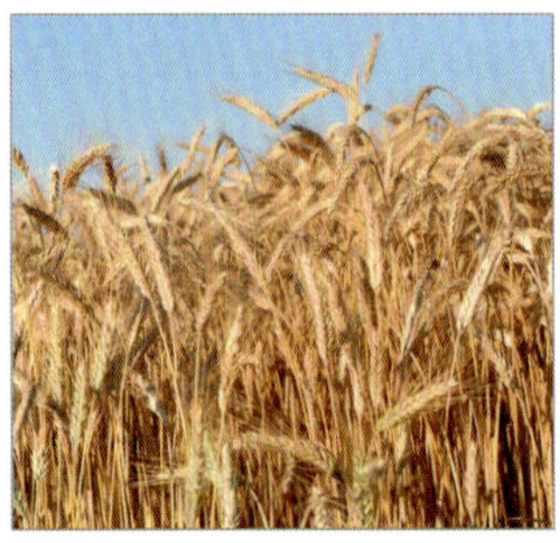
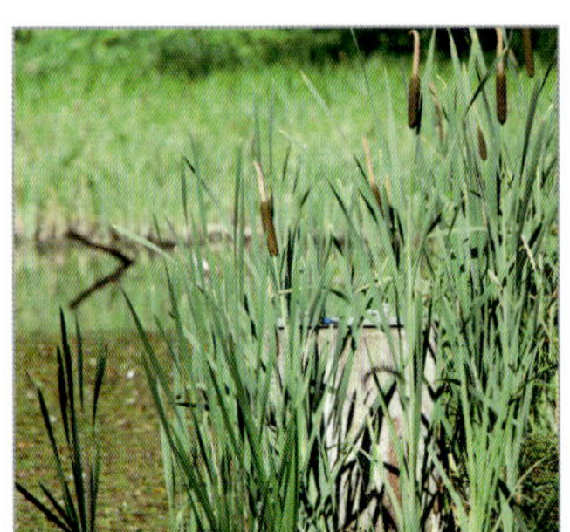

Abb. 69 – 71: Reitpferd, Roggen und Schilf im Bewegungsnaturell

Kuh, Nilpferd, Elefant, Gans, Karpfen und Hamster sind Vertreter der **Ruhe- und Ernährungsnaturelle** im Tierreich.

Das Schwein (► Abb. 72), im gleichen Naturell, ist nicht wählerisch in der Nahrungsaufnahme, es frisst alles, viel und das recht häufig. Der Rumpf herrscht vor, es ist sozusagen ein groß angelegter Ernährungs- und Futterapparat. Der Hals ist massig, die Schnauze weich und groß und die Augen klein. Die Beine fallen im Verhältnis zum Rumpf kaum auf. Sie sind kurz und schwach, daher fällt längeres und schnelleres Laufen dem Tier schwer. Das Schwein gedeiht vorzüglich bei Ruhe, Wärme und genügend Futter; dabei gibt es oft schmatzende, behagliche und grunzende Töne von sich. Der Sinn ist vorwiegend auf Ruhe, Schlafen, Fressen und Saufen gerichtet, dabei wird das Schwein leicht neidisch und egoistisch. So macht auch die Gans ein mächtiges Geschnatter, wenn es Futter gibt.

Im Pflanzenreich sind es die kurzen, massigen, runden, breiten, saftreichen, breitblättrigen und -förmigen Gemüsearten und Früchte, wie z. B. Salat, Kartoffeln, Melonen, Kürbis, Kohl, Rüben, Sellerie (► Abb. 73 bis 75) und überhaupt Knollengemüse. Dies alles sind Ernährungspflanzen, denn sie wachsen zum Zweck, von Menschen gegessen und von Tieren gefressen zu werden. Wo diese im Ernährungstypus liegenden Pflanzen angebaut werden und vorherrschen, ist die Stimmung in der Natur ruhig, behäbig, still und geerdet.

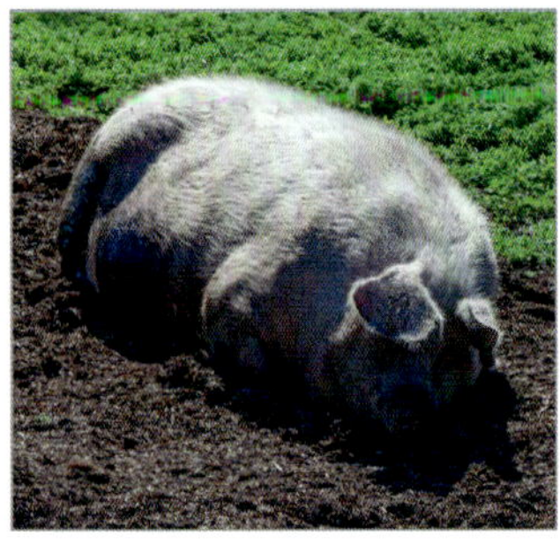
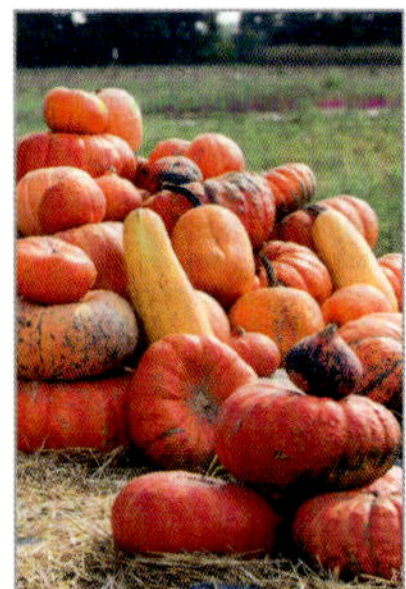
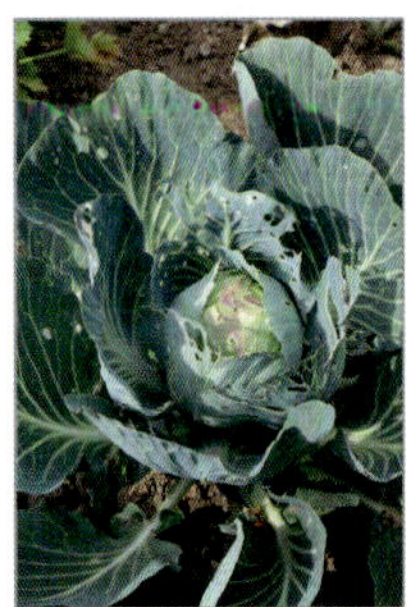
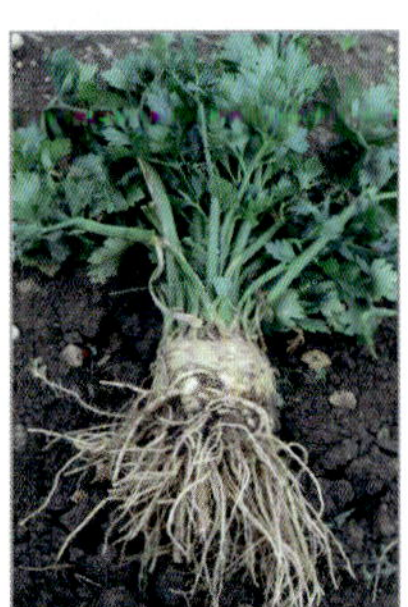

Abb. 72 – 75: Schwein, Kürbis, Kohl und Sellerie im Ernährungsnaturell

Ziege, Taube, Nachtigall, Lerche, Rotkehlchen, Schmetterling und Eichhörnchen sind ihrer Körperform nach **Empfindungsnaturelle**. Auch das edle und zarte Reh liegt im Empfindungsnaturell (► Abb. 76). Die Glieder, der Rumpf und der ganze Körperbau sind sehr zierlich, zart, verfeinert und graziös, die Augen sind groß und seelenvoll, die Behaarung und Färbung zart und weich. Die Bewegungen sind gewandt, edel und vorsichtig. Das Empfinden ist beim Reh am meisten betont, daher ist das Tier ängstlich und scheu. Ist es jedoch an den Menschen gewohnt und wird es von ihm gehegt und gepflegt, so wird es sehr zutraulich. Die starke Kraftentfaltung und rohe Ernährung steht zurück, es ist wählerisch in der Nahrung, ähnlich wie die Ziege, die nur die besten Kräuter und Gräser, am liebsten von allem etwas nimmt.

Die Blumen – Rosen, Veilchen, Schneeglöckchen, Maiglöckchen, Mimosen, Vergissmeinnicht – und Beeren liegen ebenfalls im Empfindungsprinzip (► Abb. 77). Sie wachsen zur Freude und zur Verfeinerung der Seele. Auch alle Heilkräuter, die im gleichen Naturell liegen, dienen primär nicht der Ernährung, sondern der Heilung und Hilfeleistung. Auf die gleiche Art und Weise tragen auch die menschlichen Empfindungsnaturen zur Warmherzigkeit, Hilfeleistung und zur Betätigung der Seelengenüsse bei.

Empfindungspflanzen sind feingliedrig, feinblättrig und duftig. Ihr Hauptlebenszweck scheint in der Entfaltung von Blütenpracht, Duft und Schönheit zu liegen. Wo wir diese Empfindungspflanzen in der Natur blühen sehen, ist die Stimmung ideal, schön und lieblich, da herrschen das Empfinden, die Pracht und die Liebe vor. Als Pflanzen gehen diese Lebewesen ganz in Empfinden und Schönheit auf und auf den Betrachter wirken diese Pflanzen ebenso. Ihre Hauptlebensenergie entfaltet sich nicht wie bei den Ernährungsnaturellen in den Blättern oder Wurzeln, sondern in den Blüten. Diese verbrauchen fast alle Lebensenergie, sodass nur sehr wenig oder nichts für Holz und Früchte übrig bleibt. Die Früchte sind, wenn solche hervorgebracht werden, zart, pikant, klein und fein im Geschmack.

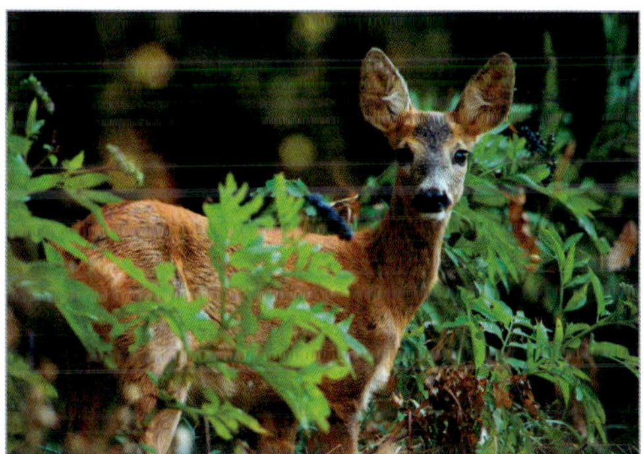
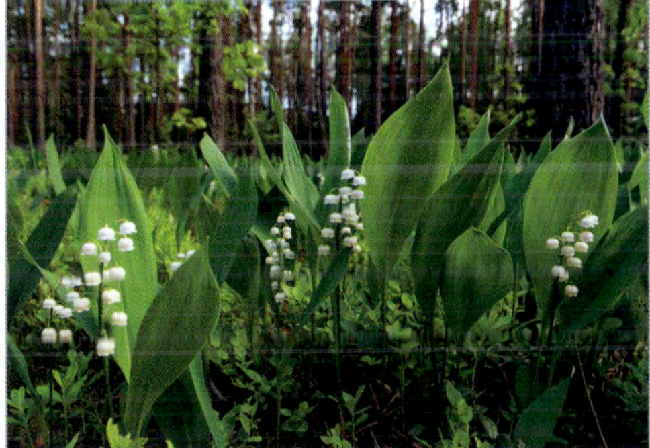

Abb. 76 – 77: Reh und Maiglöckchen im Empfindungsnaturell

Das **integrative Naturell** finden wir besonders bei Schwan, Pudel, Bernhardiner und Berner Sennenhund (▶ Abb. 78), sofern die Letzteren nicht überzüchtet sind. Sie besitzen Ausgeglichenheit in Form und Charakter. Der Körperbau ist voll, kräftig und fein wie auch die Behaarung und Färbung, das kluge Auge und der wohlproportionierte Kopfbau treten ebenso harmonisch hervor. Bewundernswert ist die Würde und Klugheit dieser Tiere, ihre Treue, Anhänglichkeit, Verlässlichkeit und Ausgewogenheit des Charakters. Hunde im integrativen Naturell sind verträglich, voll Ruhe und ausgeglichen. Entsprechend ihrer Körpergestalt sind sie vielseitig zu verwenden, es sind Leit- und Führungstiere.

Die integrativen Naturelle sind im Pflanzenreich vielerorts vertreten und zeichnen sich durch besondere Harmonie der Form aus, wie bei der Eiche (▶ Abb. 79), Palme und Linde. Aber auch Apfel- und Kirschbaum liegen im integrativen Naturprinzip, wir kennen ihre wunderbare Blütenpracht und ihre wohlschmeckenden Früchte.

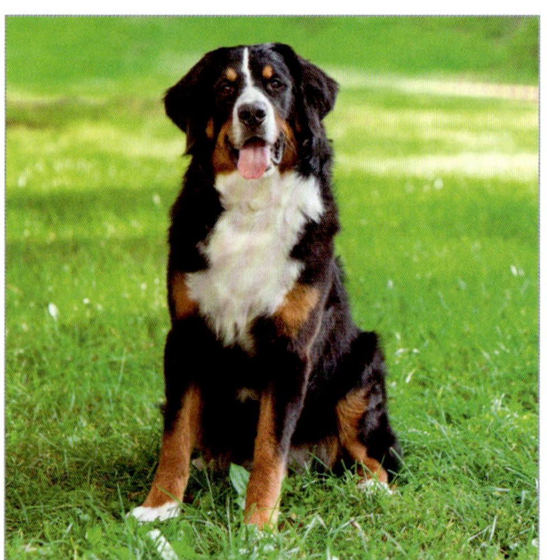

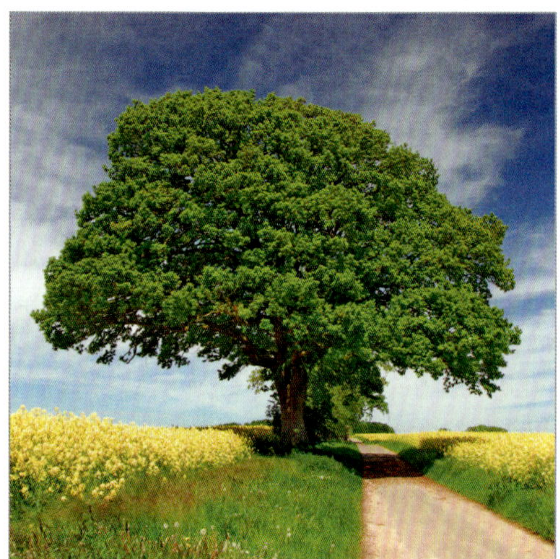

Abb. 78 – 79: Berner Sennenhund und Eiche im integrativen Naturell

Die Birke (▶ Abb. 80) hingegen zeigt neben dem Bewegungs- auch stark den Empfindungstyp und die Buche neben ihrem Grundcharakter der Bewegung auch den Ernährungstyp. Wenn nun nebst dem Bewegungselement noch das Ernährungsprinzip auftritt, bildet ein Baum Nahrungsmittel. Die Birnen- und Zwetschgenbäume haben Anklang an den Ernährungs- und Empfindungstypus, sie liefern Obst, das der Ernährung wie auch dem Wohlgeschmack dient.

Im Gegensatz zu diesen stehen die **desintegrativen Naturen**, zu denen die Raubtiere zählen, wie Leopard, Hyäne, Wolf, Schakal, Luchs, Tiger, Marder, Geier, Fischotter, Wiesel, Katze und alle Gifttiere.

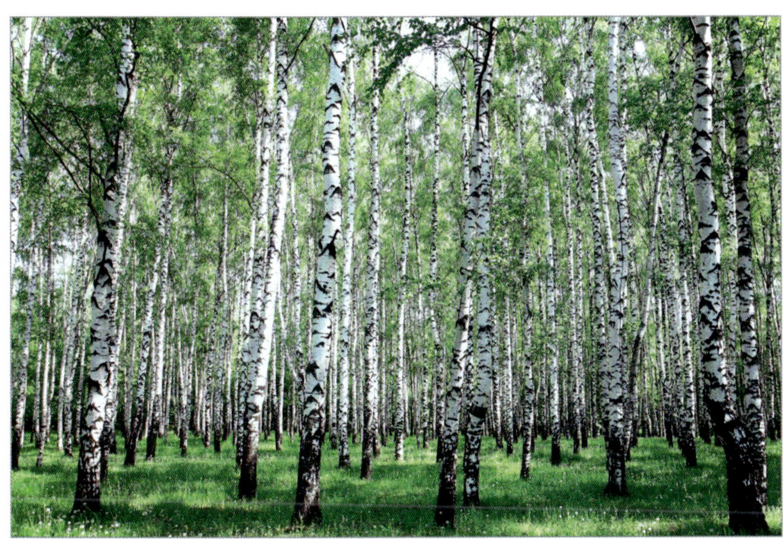

Abb. 80: Die Birke im Empfindung-Bewegungsnaturell

Man betrachte den Geparden (▶ Abb. 81). Sein Körperbau ist katzenartig geschmeidig, dabei kantig und eckig. Sein Fell ist grell gefärbt und gescheckt. Sein riesiges Gebiss und seine großen und scharfen Krallen sind die Waffen, der stark in die Breite gehende Kopfbau mit dem kalten, beobachtenden und scharfen Blick verrät die Raub- und Angriffslust. Der Gang desintegrativer Tiere ist sprunghaft, schleichend und wild, sie treten überraschend aus dem Hinterhalt hervor. Ihr Heulen, Krächzen und Bellen lässt ihre Opfer zusammenzucken. Auffallend ist die ausgeprägte Beobachtungsgabe, die Schnelligkeit, kluge Berechnung, starke Körperkraft und Gewandtheit. Diese Naturelle sind in der ganzen Tierwelt in allen Rassen und Arten mehr oder weniger ausgeprägt zu finden.

Giftpflanzen, auch der Fliegenpilz, Gestrüpp sowie alle Pflanzen mit Dornen, tragen den desintegrativen Lebenscharakter. Brennnesseln und Disteln (▶ Abb. 82), ebenfalls desintegrative Naturelle, besitzen aber auch Heilkräfte, wie auch die Giftpflanzen, sie haben also trotz der desintegrativen Natur eine nützliche Seite.

Man erkennt bei den Giftpflanzen das Desintegrative nicht nur anhand der Formen, sondern auch an den Farben, denn diese beiden, Farbe und Form, stehen meist schreiend unharmonisch zueinander. Die Giftpflanze will täuschen und lügen. Die Formen zeigen Zeichen von Weichheit, die in unnatürlicher Disharmonie zur Härte der Farben stehen. Oder sie lockt mit ihren auffallenden Blüten und versucht durch weiche Farben Angenehmes vorzutäuschen. Wir finden hier Ecken, Kanten, Spitzen, Dornen, Haken, Knorpel, klebrige Blätter, giftige Blüten und Früchte oder gar fleischfressende Pflanzen. Oft sind sie grell, grob oder schmutzig in der Farbe, übelriechend oder gar betäubend.

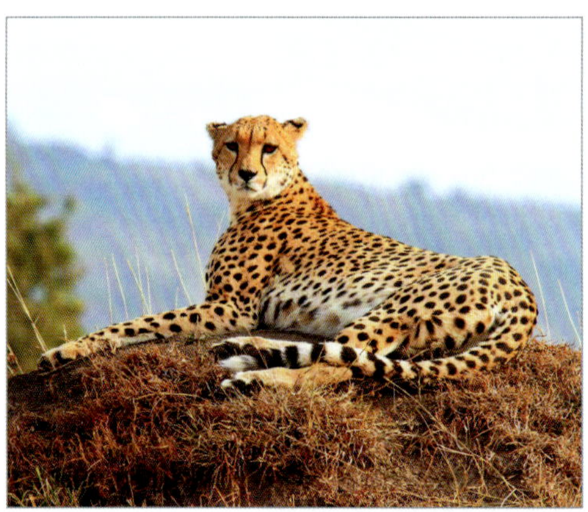
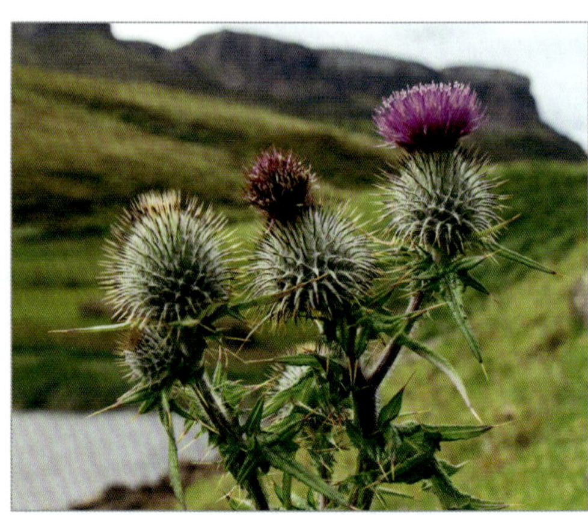

Abb. 81 – 82: Gepard und Distel im desintegrativen Naturell

Bei den Vögeln finden wir alle Naturelle vertreten. Die Singvögel zählen zu den Empfindungsnaturellen, die Sumpfvögel liegen meist im Ernährungsnaturell und die Schwalben, Milane und Falken im Bewegungsnaturell.

Auch bei den Hunderassen begegnen wir verschiedenen Naturellen. Der Mops zählt zum Ernährungsnaturell, der Schäferhund zum Bewegungsnaturell, der Spitz zum Empfindungsnaturell und der Pudel zum integrativen Naturell.

Dabei ist es durchaus möglich, dass sich unter den Raubtieren, die sonst desintegrativ sind, integrative Typen herausbilden. Dies ist beim Löwen und Adler zu beobachten. Trotzdem ist das Desintegrative beim Adler, die niedrige Stirn, der stark gekrümmte Schnabel und die gewaltigen Krallen, und beim Löwen der große breite Kopf und die scharfen Krallen vorhanden. Bei aller Körperschönheit dieser Naturelle wird also das Unproportionierte als Charakterzeichen vererbt.

Mag die Differenzierung in der Tier- und Pflanzenwelt noch so vielgestaltig sein, das Grundlebensprinzip mit der Dreiteilung ist stets wiederzufinden, es ist in der ganzen Natur verbreitet.

17 Das Naturellschema nach Huter

Carl Huter stellte für seine Naturell-Lehre ein Kreisschema auf (▶ Abb. 83), in das alle menschlichen Naturelle eingeordnet werden können. Dieses Kreisschema dient auch der Feststellung und „Berechnung" der Ergänzungs- und Harmoniemöglichkeiten zwischen zwei und mehreren Personen, z. B. in Beziehungen, Ehen, Teams, Gruppen etc. Es sei an dieser Stelle nachdrücklich betont, dass das Naturell *nur ein* (wenn auch wichtiger) Faktor für die Konstellationsberechnung ist. Andere zu berücksichtigende Faktoren sind (um nur einige zu nennen) das Temperament, die Intro- oder Extravertiertheit, Interessen, Anschauungen, das Gemüt (Wärme und Herzlichkeit), die Stärke von Geschlechts- und Liebeskraft, geistige Interessen etc. Aufgrund dieser und anderer Faktoren ergeben sich die Möglichkeiten für Sympathie oder Antipathie. Jedem Naturell sind bestimmte Energien eigen. Sympathie oder Antipathie ist eine Frage der Energien und der Resonanz dieser Energien (▶ Abb. 83).

Huter brachte in diesem Zusammenhang die Naturelle mit Farben in Verbindung, woraus sich ebenfalls wichtige psychologische Schlussfolgerungen ergeben.

Den *Grundnaturellen* sind die *Primärfarben* zugeordnet:

Ernährung = Blau
Bewegung = Rot
Empfindung = Gelb

Den *sekundären Naturellen* sind die *Sekundärfarben* zugeordnet:

Ernährungs-Bewegung = Violett
Empfindungs-Bewegung = Orange
Ernährungs-Empfindung = Grün

Den *polaren Naturellen* sind Helligkeit und Dunkelheit oder die *polaren Farben* zugeordnet:

Integrativ = Weiß
Desintegrativ = Schwarz

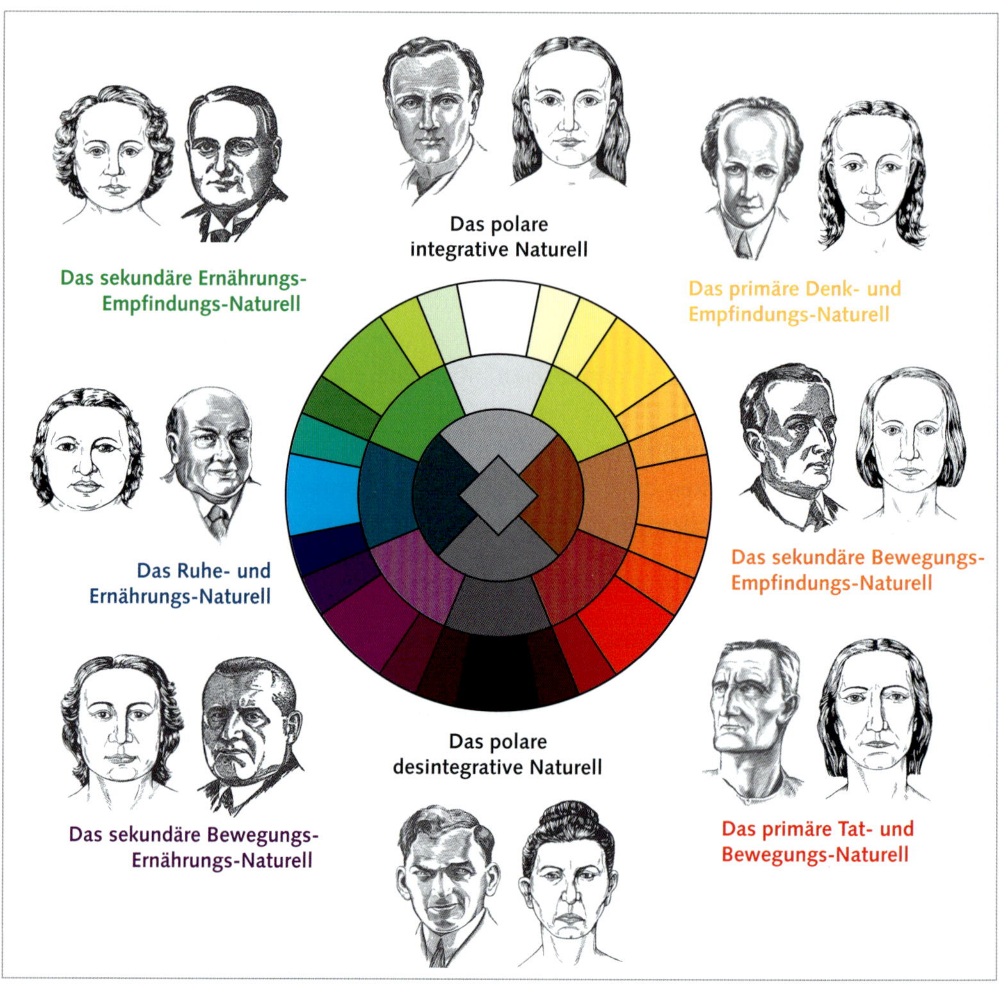

Abb. 83: Das Naturellschema nach Carl Huter

Die Naturelle und Farben auf der rechten Seite des Naturellkreises sind die warmen, diejenigen auf der linken Seite die kalten. Die sich gegenüberliegenden primären und sekundären Naturelle sind *Komplementär-* oder *Ergänzungsnaturelle.* Dies gilt auch für die entsprechenden Farben; die Komplementärfarbe zu Blau ist Orange, zu Rot ist es Grün, zu Gelb ist es Violett und umgekehrt. Wenn alle Farben des äußeren Ringes, einschließlich Weiß und Schwarz, gemischt werden, so erhält man einen mehr und mehr ins Grau gehenden Ton, der schließlich im absolut neutralen Grauton (▶ Abb. 84.E) endet. Hier heben sich sowohl die primären und sekundären Farben wie auch Licht und Schatten gegenseitig auf. (Kupfer 1976)

Diese oben genannten acht Naturelle sind im Naturellschema im äußeren Ring angeordnet (▶ Abb. 84.A). Weiter besitzt das Naturellschema einen mittleren Ring (▶ Abb. 84.C), einen inneren Ring (▶ Abb. 84.D) und ein innerstes Feld (▶ Abb. 84.E).

Die Naturelle auf dem äußeren Ring (▶ Abb. 84.A), also die primären, sekundären und polaren Naturelle, werden als *differente Naturelle* bezeichnet. Different bezieht sich hier einmal auf die Farben, aber auch auf die Kräfteverhältnisse und Persönlichkeitsmerkmale. Different bedeutet hier, dass die primären, sekundären und polaren Naturelle alle in ihrer Art und Weise differenzierte, ausgeprägte Persönlichkeiten mit einem ihrer Ausrichtung entsprechenden, individuellen Charakter sind. Ähnlich den leuchtenden, reinen und ausdifferenzierten Farben des äußeren Ringes – die symbolisch die differenzierten charakteristischen Kräfteverhältnisse der jeweiligen Typen spiegeln – zeigen diese Naturelle einen lebhaften inneren Kräfte- oder Spannungszustand und heben und grenzen sich gegeneinander und von den übrigen Naturellen klar und kontrastreich ab.

Jedoch nicht alle Menschen weisen eine solche klare und bestimmte Differenziertheit der körperlichen und geistigen Eigenschaften auf. Dementsprechend ist ihnen auch eine geringere innere Spannung eigen. Man erkennt zwar noch eine hervortretende Naturell- oder Farbtönung, z. B. Rot, Orange oder Grün, aber es ist ein Stich ins Gräuliche mit eingemischt.

Dementsprechend unterscheiden wir weiter abgeschwächte, also **tertiäre Naturelle,** die dem mittleren Ring (▶ Abb. 84.C) zugeordnet werden. Von den tertiären Naturellen unterscheiden wir ebenfalls acht: gelbgrau, rotgrau, blaugrau usw. Bei den differenten Naturellen (▶ Abb. 84.A) besteht eine große Leistungsfähigkeit nach einer bestimmten Richtung hin. Bei den tertiären Naturellen ist diese Differenzierung in eine bestimmte Richtung und die Leistungsfähigkeit geringer. Die Indifferenz tritt stärker hervor, und dadurch besitzen die tertiären Naturelle im Verhältnis zu den primären, sekundären und polaren Naturellen – also zu den differenten Naturellen – eine geringere innere Spannung. Diese Veranlagung ist körperlich daran zu erkennen, dass z. B. die Augen eher teilnahmslos und nicht geistesgegenwärtig blicken. Das Gewebe kann unrein, aufgedunsen und matt erscheinen. Die Haut kann grau und strahlungsarm sein. Alle Formen scheinen schwammig.

Im inneren Ring (▶ Abb. 84.D), schlussendlich tritt das Grau noch mehr hervor. Hier sind die einzelnen Farben kaum mehr zu unterscheiden. Grau hat nach rechts, der Seite der warmen Farben, lediglich eine warme, nach links, der Seite der kalten Farben, eine kalte Tönung; nach oben wird es hellgrau und nach unten dunkelgrau. Man spricht bei diesen vier Typen von neutralen Naturellen. Die neutralen Naturelle unterscheiden sich von den tertiären dadurch, dass die Eigenschaften des tertiären Naturells in diesen noch schwächer ausgeprägt sind. Durch die Bezeichnung „neutral" soll angedeutet werden, dass die Differenzierung in den inneren Systemanlagen geringer ist als bei den tertiären Naturellen. Der Gesichtsausdruck kann wie leer erscheinen. In den Augen und im Gesicht fehlt die vitale Strahlung.

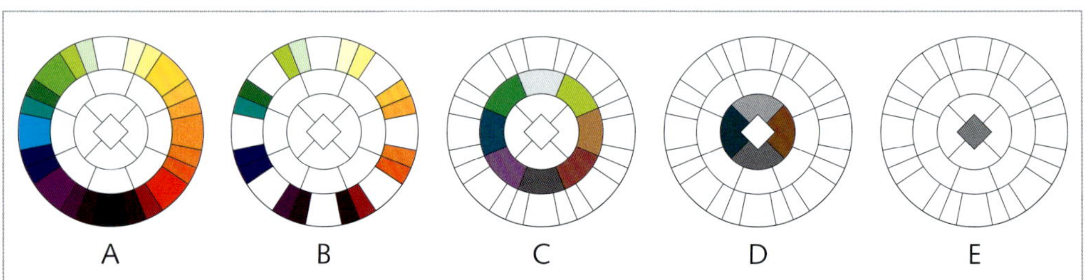

Abb. 84: Die Feineinteilung der Naturelle

Schließlich entspricht das innerste Feld (► Abb. 84.E) dem absolut neutralen Naturell, welches wie das absolute Grau indifferent nach allen Seiten hin ist.

Das Naturellschema weist also drei primäre, drei sekundäre, zwei polare, acht tertiäre, vier neutrale und ein absolut neutrales Naturell auf. Wir finden bisher insgesamt 21 Naturelle.

Dazu gesellen sich die geneigten Naturelle (► Abb. 84.B), die wir in jedem Ring wiederfinden (sie sind auf der ► Abb. 83 und Abb. 84 lediglich im äußeren Ring eingezeichnet). Es leuchtet ein, dass die Abstufungen sowohl zwischen den einzelnen Naturellen der einzelnen Ringe wie auch in den Übergängen von Ring zu Ring zahllos sind. Die geneigten Naturelle zeigen, dass bei einem Naturell eine Neigungsrichtung zu einem anderen Naturell bestehen kann. Nehmen wir als Beispiel ein Empfindungsnaturell, das eine gewisse Dynamik aufweist, jedoch nicht als Empfindungs-Bewegungsnaturell deklariert werden kann. Gemäß Schulbuch würden wir dieses im Naturell-Schema auf dem Feld in Richtung Empfindungs-Bewegungsnaturell platzieren, also Gelb mit leicht rötlichem Akzent (► Abb. 85). Wir bezeichnen es als Empfindungsnaturell mit Anklang oder Neigung zum Empfindungs-Bewegungsnaturell. Im Praxisalltag genügt die Bezeichnung Empfindungsnaturell mit Dynamik.

Es würde zu weit führen, sämtliche Neigungsrichtungen und weitere spezielle Naturelle hier vorzustellen. Wir haben uns hier lediglich mit 8 Naturellen kurz beschäftigt. Wenn wir bedenken, dass jedes dieser Naturelle nach zwei Seiten tendieren kann, so finden wir auf dem äußeren Kreis schon 24 Naturelle. Dazu gesellen sich die 8 tertiären Naturelle mit ihren Neigungen, was im mittleren Kreis ebenfalls 24 Naturelle ergibt. Auch im inneren

Kreis finden wir geneigte Naturelle, was deren 12 Naturelle bei den neutralen Naturellen ergibt. Nehmen wir noch das absolut neutrale Naturell im innersten Feld, so lässt das Naturell-Schema nach Huter insgesamt 61 Naturelle erkennen.

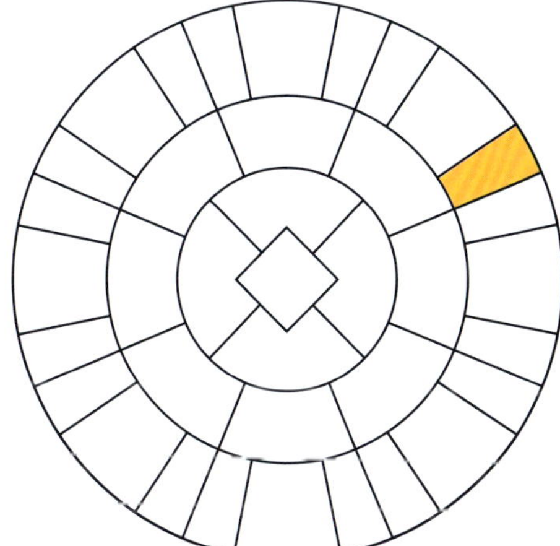

Abb. 85: Das Empfindungsnaturell mit Dynamik

Es ist somit ein übersichtliches Schema, in das sich die Menschen entsprechend ihrer Keimblattdifferenzierung und Naturellanlage tendenziell einreihen lassen.

An diesen Ausführungen kann man ersehen, dass ein entsprechendes Naturell bei allen Menschen sowie tierischen und pflanzlichen Lebewesen auftritt. Es ist ein Instrument zum Verständnis der Individualität der Lebewesen. Das Naturell ist das Grundwesen eines Menschen, ein Ausdruck der Psyche, durch den wir dessen Individualität und auch uns selbst besser verstehen und erkennen lernen können.

17.1 Das Naturell-Kreis-Schema im Detail

Das Naturell-Schema (► Abb. 86) von Carl Huter umschließt nicht nur das Ordnungssystem der Naturelle, es zeigt auch deren unterschiedliche wechselseitige sympathische und antipathische Neigungen.

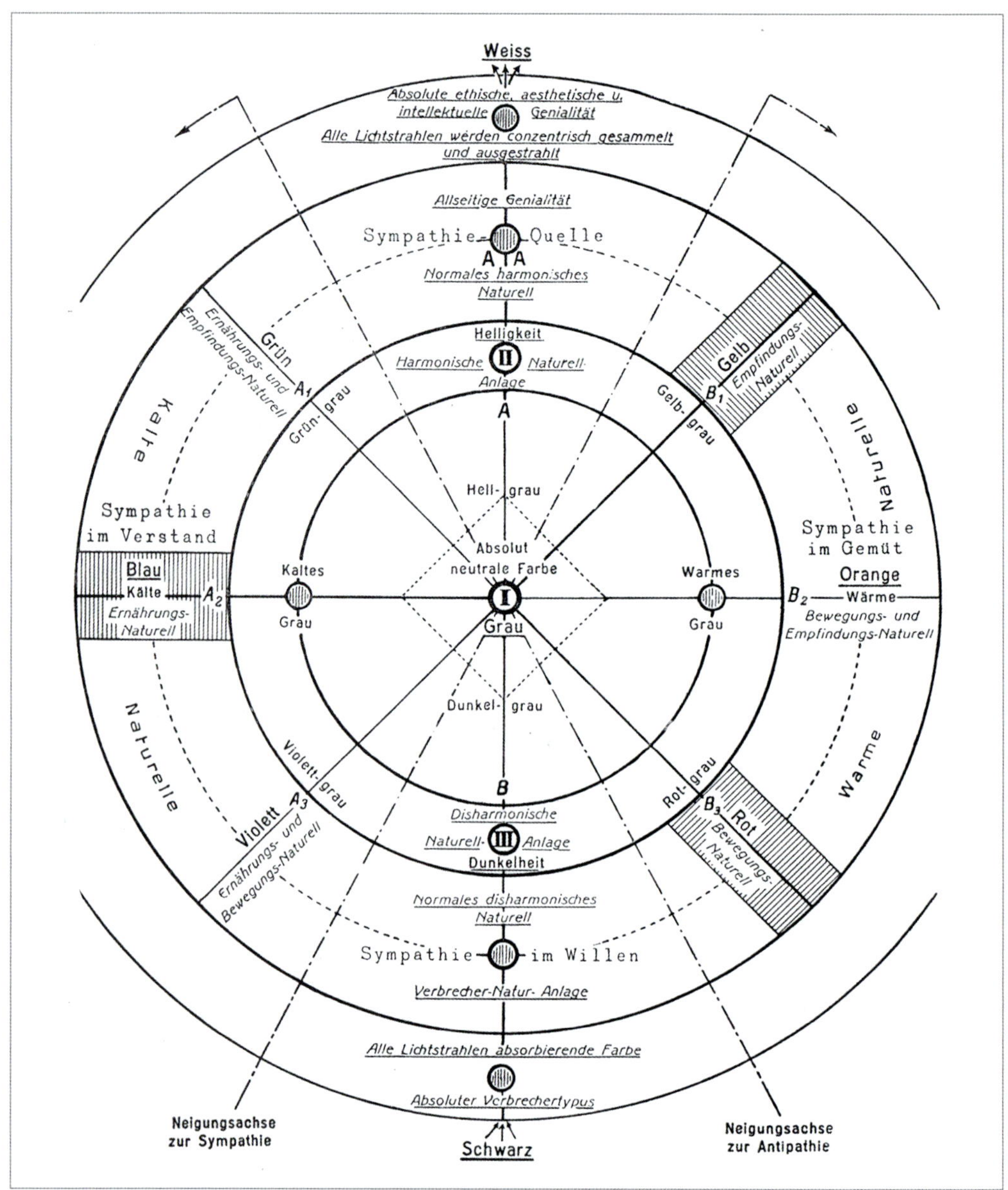

Abb. 86: Das originale Huter'sche Naturell-Schema

Das Naturell-Kreis-Schema und seine Grenzen

Nehmen wir an, wir wollen verschiedene Naturelle, so wie wir sie in der Praxis antreffen, auf dem Naturell-Kreis-Schema platzieren. So hätte ein Empfindungsnaturell (wie oben schon als Beispiel beschrieben) mit Neigung zur Dynamik bzw. zum Empfindungs-Bewegungsnaturell seinen Platz zwischen dem Empfindungsnaturell und dem Empfindungs-Bewegungsnaturell, etwas näher am Empfindungsnaturell (▶ Abb. 85). Wir können also diesem Naturell eine klare Position auf dem Schema zuweisen.

Hat jedoch ein Empfindungsnaturell einen Anklang an das desintegrative Naturell oder ein Bewegungsnaturell Anklang an das integrative Naturell, so ergibt sich die Frage, wo wir in einem solchen Falle die Person auf dem Schema einordnen können. Wir könnten versucht sein, erstere Person auf dem äußeren Ring in Richtung Desintegration zu verschieben. Dies führt zwangsläufig zu einem Fehler, denn dann befindet sich die Person in einem ganz anderen Naturell, z. B. im Bewegungs-Empfindungsnaturell, was die Einschätzung weit verfehlt. Verschieben wir die Person durch die Mitte des Schemas in Richtung Desintegration, so finden wir sie bei den tertiären oder neutralen Naturellen, was wiederum nicht der Tatsache entspricht.

Wir stellen deshalb fest, das Naturell-Kreis-Schema hat seine Grenzen. In diesem Falle gibt es im ganzen Schema keinen einzigen Platz für die beiden und auch für andere Naturelle. Die Tatsache, dass für den größten Teil der Naturelle, die einen Anklang an Integration oder Desintegration haben, kein Raum im Schema vorhanden ist, lässt uns daran zweifeln, ob das von Huter entworfene Schema den wirklichen Verhältnissen ausreichend gerecht wird.

Die ebene Fläche, die Zweidimensionalität, in die Huter das Schema gelegt hat, reicht nicht aus. Wir müssen das Schema in den dreidimensionalen Raum legen und die Naturelle in einer Kugel anordnen (▶ Abb. 87).

In einem solchen Schema würden dann das Empfindungsnaturell mit Anklang an Desintegration und das Bewegungsnaturell mit Anklang an Integration ihren bestimmten Platz finden. Erstere Person müsste vom Standpunkt des Empfindungsnaturells, sozusagen vom Äquator aus, auf der Kugel einen Schritt nach unten in Richtung Desintegration machen. Und die zweite Person müsste von ihrem Standort aus einen Schritt nach oben machen, in Richtung Integration. Farblich gesehen ergibt sich bei der ersten Person ein Gelb mit leichtem Grauton, bei der zweiten Person ein helleres Rot. Wir stellen fest: Huter hat ein geniales System entworfen, welches er aber durch die Zweidimensionalität vereinfacht dargestellt hat.

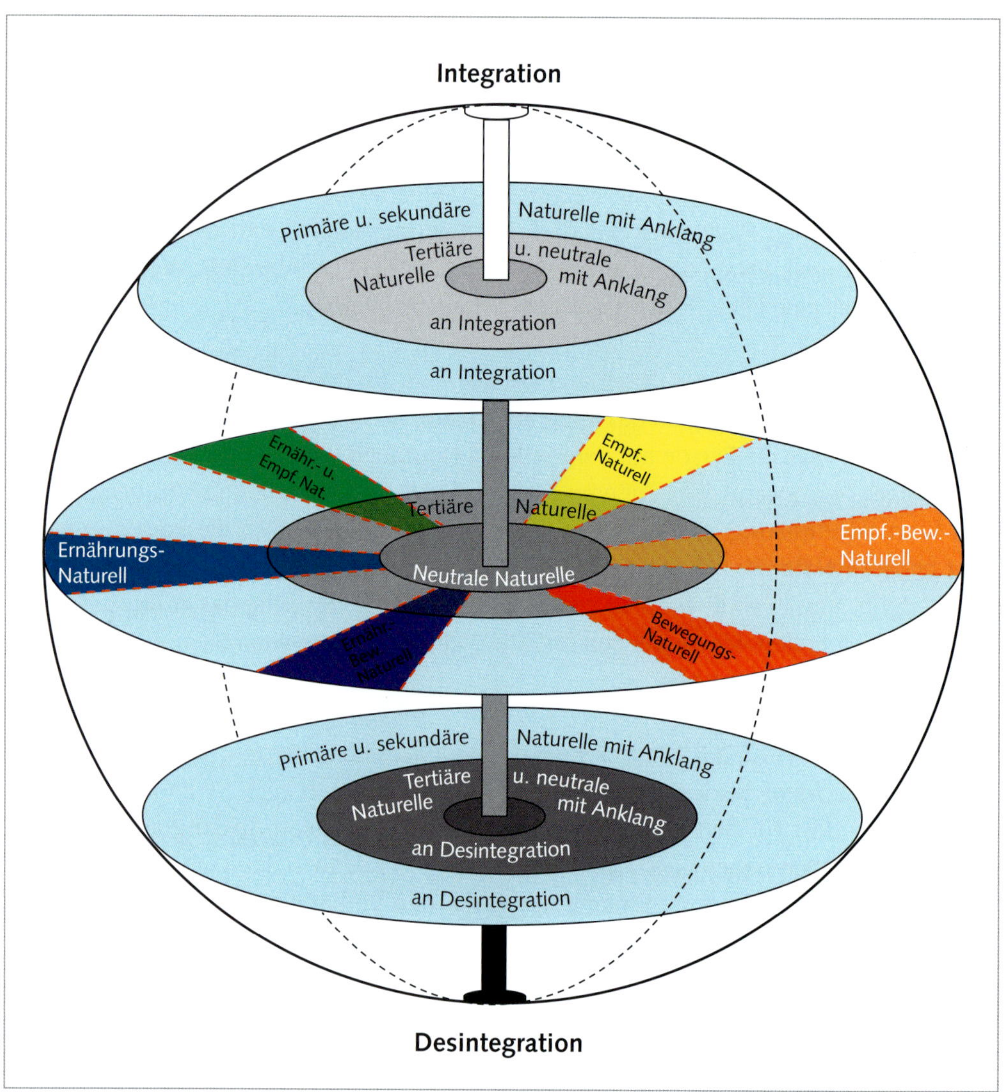

Abb. 87: Differenziertes Schema des Naturell-Kreis-Schema (nach Carl Huter) in der 3-D-Darstellung (dargestellt von Olaf Esseiva-Zeller)

18 Das Gesicht – eine Ikone der Schöpfung

Zeigt uns das Naturell die Grundwesensmerkmale, so spiegelt das Gesicht die individuellen Merkmale eines Wesens. Zu Recht bezeichnet Huter (Huter, 1957) das menschliche Gesicht als Blume des gesamten körperlichen und seelischen Lebens. Als Begründer der Psycho-Physiognomik war es Huter klar, dass nicht nur das Gesicht, sondern der ganze Körper mit seinen Formen, Ausdruckserscheinungen und Bewegungen ein Spiegel der inneren Vorgänge ist. Dennoch zeigt uns das Gesicht die feinen Nuancen desselben. Es sei das für uns Erstaunlichste, was je erschaffen wurde, sagt John O'Donohue. (O'Donohue 1997) Weiter schreibt er: „Man könnte sich vorstellen, dass die Ozeane verstummten und die Winde sich legten, als das Gesicht des Menschen hier auf Erden erschien. Im menschlichen Gesicht verinnerlicht sich die Anonymität des Universums zur Intimität. Der Traum der Winde und der Ozeane, die Stille der Sterne und der Berge haben im menschlichen Gesicht eine mütterliche Gegenwärtigkeit erreicht. Die verborgene, heimliche Wärme der Schöpfung kommt hier zum Ausdruck." Das Gesicht ist die Ikone der Schöpfung. Hier erkennt der Geist des Menschen erstmals sich selbst in der Schöpfung und tritt in Resonanz mit dem Schöpfer.

Im Gesicht findet die Schöpfung den Spiegel des Geistes. Das wache Bewusstsein, das symbolisch im menschlichen Gesichte zutage tritt, ermöglicht es der unendlichen Natur, sich ihrer selbst gewahr zu werden. Das menschliche Gesicht ist eine künstlerische Höchstleistung des Schöpfers. Auf so kleinem Raum wie dem Gesicht kommt eine wahrhaft unglaubliche Vielfalt und Intensität geistig-seelischer Präsenz zum Ausdruck. (O'Donohue 1997)

Es gibt keine zwei Gesichter, die einander vollkommen gleich sind. In jedem manifestiert sich eine spezifische Art von Präsenz. Jedes Gesicht hat eine typische Intensität menschlicher Gegenwärtigkeit. Wenn man die Gesichter ruhig betrachtet, sieht man, wie die Intimität ihres jeweiligen Lebens abgebildet ist.

In gewissem Sinne ist das Gesicht der Ort, an dem sich die innere geistige Welt der Person manifestiert. Das menschliche Gesicht ist die feine, aber trotzdem sichtbare Biografie jedes Einzelnen. Zu Recht können wir sagen: „In jedes Menschen Gesichte steht seine Geschichte." (Friedrich Martin von Bodenstedt, 1819–1892) Wie sehr wir uns auch bemühen mögen, unsere innere Lebensgeschichte und ihre Muster geheim zu halten – unser Gesicht können wir nie ganz verstecken. Huter sagte: „Das Geheime im Herzen gibt es nicht." Alles, ja wirklich alles, was in uns ist, kommt zum Ausdruck. Gleichzeitig halten wir fest: Wenn wir die Sprache des Gesichts wirklich vollkommen beherrschen würden, könnten wir selbst die verborgensten Geheimnisse eines fremden Lebens entziffern. Da uns dies jedoch nicht möglich ist, gibt es das „Geheime“ nach wie vor, jedoch nicht, weil dies nicht zum Ausdruck kommt, sondern weil wir noch nicht in die Tiefe der Deutungen gelangen.

Das Gesicht ist immer der vollkommene Ausdruck der Seele: In ihm findet nicht nur die Göttlichkeit des inneren Lebens ein Abbild, sondern auch unsere Muster manifestieren sich darin. Wenn wir jemandes Gesicht gewahr werden, werfen wir einen tiefen Blick in sein Leben und in seine Seele. Und bei vertieftem und langem Blick in die Augen des Gegenübers entdecken wir in der Tiefe und im absolut stillen Gewahrsein – uns selbst.

19 Eine ganzheitliche Sicht der Psycho-Physiognomik

Eine Frage, die ich Ihnen stellen will und die Sie spontan zur Antwort auffordert, ist: „Wer bin ich?" Welche Antwort fällt Ihnen spontan ein? Viele Menschen antworten damit, dass sie ihren Namen, ihre Adresse oder ihren Beruf angeben. Oder sie führen ihre Interessen an: „Mit Politik befasse ich mich seit Jahren, nun bin ich schon seit 12 Jahren bei der Partei soundso ...", usw. Man könnte meinen, diese Personen sind ihr Name, ihr Beruf oder ihr Hobby.

Viele Menschen antworten mit einer Reihe äußerlich aufgesetzter Merkmale oder Persönlichkeitseigenschaften. Aus ganzheitlicher Sicht stimmt keine dieser Antworten, das alles ist eine Illusion.

Sean Olaoire beantwortet die Frage „Wer bin ich" mit: „Ich bin ein göttliches Wesen, das gerade eine Inkarnationserfahrung macht. Ich bin eine Seele im Raumanzug, eine Seele auf Safari." (Olaoire 2007)

Im Zusammenhang mit der ganzheitlichen Ansicht der Psycho-Physiognomik können wir uns gleich fragen:

- Worum geht es im Leben, oder
- worum geht es in der Psycho-Physiognomik aus mystischer und tiefgreifender Sicht?

Die Antwort ist ganz simpel: Es geht um das Finden der Quelle in uns! Die Körper-, Kopf- und Gesichtsausdrucksformen und weitere körperliche Merkmale können uns erstens ein Spiegel sein auf dem Weg zur Quelle und zweitens ein Ausdruck der Psyche selbst. Es geht darum, den Menschen zu erkennen, zu begreifen und zu verstehen, warum er so ist, wie er ist, ihn als gegeben zu akzeptieren und anzunehmen. Es geht um das Annehmen dessen, was ist, ohne Gedanken, wie es sein sollte. So gesehen ist die Psycho-Physiognomik ein Werkzeug zur Selbst- und Menschenkenntnis – mehr nicht!

Ganzheitliche Psycho-Physiognomik integriert seelische und spirituelle Aspekte, um umfassendere Zusammenhänge zu betrachten und zu behandeln.

Die ganzheitliche Psycho-Physiognomik sieht den Menschen als seelisch-göttliches Wesen an, welches sich als Geist hier in der Materie über seinen Körper und seine Persönlichkeit (Psyche) ausdrückt. Die Seele, der innerste Teil in uns, ist nicht nur mit dem Göttlichen verbunden, sondern ein Teil Gottes selbst und entsprechend immer heil und unverletzbar. Die Seele, oder das Göttliche in uns, will sich frei und kreativ ausdrücken und sprüht vor

Freude und Talenten. In der ganzheitlichen Psycho-Physiognomik lernen wir, die Persönlichkeit eines Menschen mit diesem spirituellen Aspekt zu verbinden und den Zugang zu diesen Ressourcen weiter zu öffnen und sie uns verfügbar zu machen.

Ganzheitliche Psycho-Physiognomik ermöglicht aus dieser Verbindung von Körper, Psyche und Seele heraus, Sinn ins Leben zu bringen, dem Selbst zu vertrauen und zu dem zu werden, was wir wirklich sind. Die ganzheitliche Psycho-Physiognomik ist somit eine Wissenschaft des Lebens, sie befasst sich mit dem Leben und seinem Ausdruck. Es spielt keine Rolle, wie wir diesen innersten Kern benennen, ob Seele, transpersonales Selbst, Selbst, Bewusstsein, höheres Bewusstsein, Sein, Ich bin, bewusstes oder erwachtes Ich, Energie, göttlicher Funke etc. Worte sind hier nur Hilfsmittel, und der Leser entscheide selber, welches Wort sie/er wählen will.

Die Upanishaden sagen, dass das Selbst immer bei uns ist, weder geboren wurde noch sterben wird, unzerstörbar und unverwundbar ist und von den Zeitläufen unbeeindruckt bleibt. Das Selbst im Menschen ist nichts anderes als die Kraft hinter dem Universum. Jeder Mensch, jedes Tier, jede Pflanze ist eine Möglichkeit des Seins, eine Offenbarung oder ein offenbarter Anteil des Selbst. Wir erkennen anhand der ganzheitlichen Psycho-Physiognomik Neigungen zu Bedürfnissen und (Lebens-)Aufgaben. Der Körper aller Lebewesen ist ein Instrument des Selbst, durch das sich dieses ausdrückt. Der Mensch identifiziert sich ständig mit dem Instrument Körper. Er ist nicht das Instrument – das hat er vergessen. Es ist jedoch wichtig, dass er sein Instrument kennenlernt, dann kann er auch erkennen, wer darauf/darin (durch ihn) spielt.

Der Bau des Instrumentes zeigt das Bedürfnis des Instrumentes, was es spielen will und wie es verwendet werden möchte. Das Selbst, das darauf spielt, hat bestimmte Bedürfnisse, was es spielen möchte. So wie ein Musiker, der Harfe spielen will, keine Flöte, sondern eben eine Harfe zur Hand nimmt, so erschafft sich das Selbst (der göttliche Kern des Menschen) (s)ein Instrument seinen seelischen Bedürfnissen entsprechend. Der innerste Kern des Menschen ist der Musiker. Doch viele Menschen haben das vergessen, wollen eine Flöte sein, obwohl sie eine Harfe sind. Dadurch entsteht manch krankhaftes Muster, Unzufriedenheit bis hin zur Krankheit.

All dies ist weder gut noch schlecht, weder lieb noch böse, sondern zeigt lediglich den Stand des Bewusstseins und steht als Muster – das gelöst werden muss, weil es durch den Betreffenden erschaffen wurde – wiederum auf dem Weg zu sich selbst. Die Psycho-Physiognomik zeigt Muster, die gelöst oder überwunden werden sollen, um zu sich selbst zu gelangen. Sie zeigt die seelischen Bedürfnisse, nach denen der Mensch leben sollte, um sich wohlzufühlen und bei sich anzukommen. Ob es sich allerdings bei einem Ausdruck egal welcher Art um ein seelisches Bedürfnis oder eine Lebensaufgabe handelt (im Sinne eines Musters, das gelöst werden muss), ist abhängig vom Wohlgefühl der Person. Hier sind dann v.a. die Verhältnisse von Ohr, Schädel und Gesicht als Verhältnisse von Vererbung, Veranlagung und Verwirklichung mit in Betracht zu ziehen.

Natürlich sind wir weder unsere seelischen Bedürfnisse (Wünsche, Interessen, Stärken, Talente) noch unsere Muster, doch die seelischen Bedürfnisse sind wie der Rückenwind auf dem Weg zu uns selbst und die Muster wie Stolpersteine, die es zu überwinden gilt. Die Ausdruckspsychologie ist eine hervorragende Hilfe, um zu erkennen, welche seelischen Bedürfnisse da sind bzw. welche Muster es zu überwinden gilt.

Ich vereine ganz gerne die östliche Ansicht des Seins („Ich-bin-der-Körper") mit der westlichen Ansicht des Habenwollens („Ich-habe-einen-Körper"). Beide haben recht. Ich habe einen Körper, weil er meiner Seele als Gefährt dient, und ich bin mein Körper, weil er ein Spiegel meines Seins ist.

Ziel ist, dass der Mensch zum Musiker wird und auf seinem Instrument spielt und gemäß seinen seelischen Bedürfnissen gesund leben kann. Es geht darum zu erkennen, welches Instrument ich bin, ohne zum Instrument zu werden, und dann diesem entsprechend zu leben. So gesehen sind die Körper-, Kopf- und Gesichtsausdrucksformen und viele andere äußere körperliche Merkmale wie eine Bedienungsanleitung zur Lebensweise. Einer Lebensweise, durch die unsere Seele/unser Selbst zeigt, was es entfalten und erfahren möchte.

Wir sind Bürger eines sich bewusst entwickelnden Kosmos, ein Teil des kosmischen Ganzen, Energiefelder des Lichtes, somit spirituelle Wesen, die eine materielle Wirklichkeit erfahren. Parmenides von Elea (Philosoph, 515–445 v.Chr.) sagte: „Es gibt keine Lücken, keine Leerstellen, wo es nichts gibt."

19.1 Die Identifikation mit dem Körper und der Psyche

Der Mensch hat vergessen, wer er ist. Entscheidend für dieses Vergessen war seine Identifikation.

Im Laufe dieser Evolution, oder durch die Evolution geradezu bedingt, **begann sich der Mensch, oder besser gesagt sein Selbst, mit seinem Hauptwerkzeug, seinem Körper, und mit all den Elementen, die an den Körper gebunden sind, sowie mit der grobstofflichen Materie zu identifizieren!** Die meisten Menschen identifizieren sich mit ihren Gefühlen,

Stimmungen, Gedanken, Erfahrungen, Ängsten, Bedürfnissen, Wünschen, Schmerzen, Problemen, Persönlichkeitseigenschaften, ihrer persönlichen Lebensgeschichte, Zukunft und Vergangenheit, ihren Prägungen und Erlebnisse, mit ihrem Bankkonto etc.

Durch diese Identifikation entstanden die Illusionen und mit diesen das 2. Selbst (Psyche, illusionäres und unbewusstes ICH)! Illusion entsteht vereinfacht erklärt dadurch, dass sich der Mensch „nur" mit den offenbarten Eigenschaften, also den genannten Elementen identifiziert statt mit seiner wahren Natur – mit dem universellen Bewusstsein.

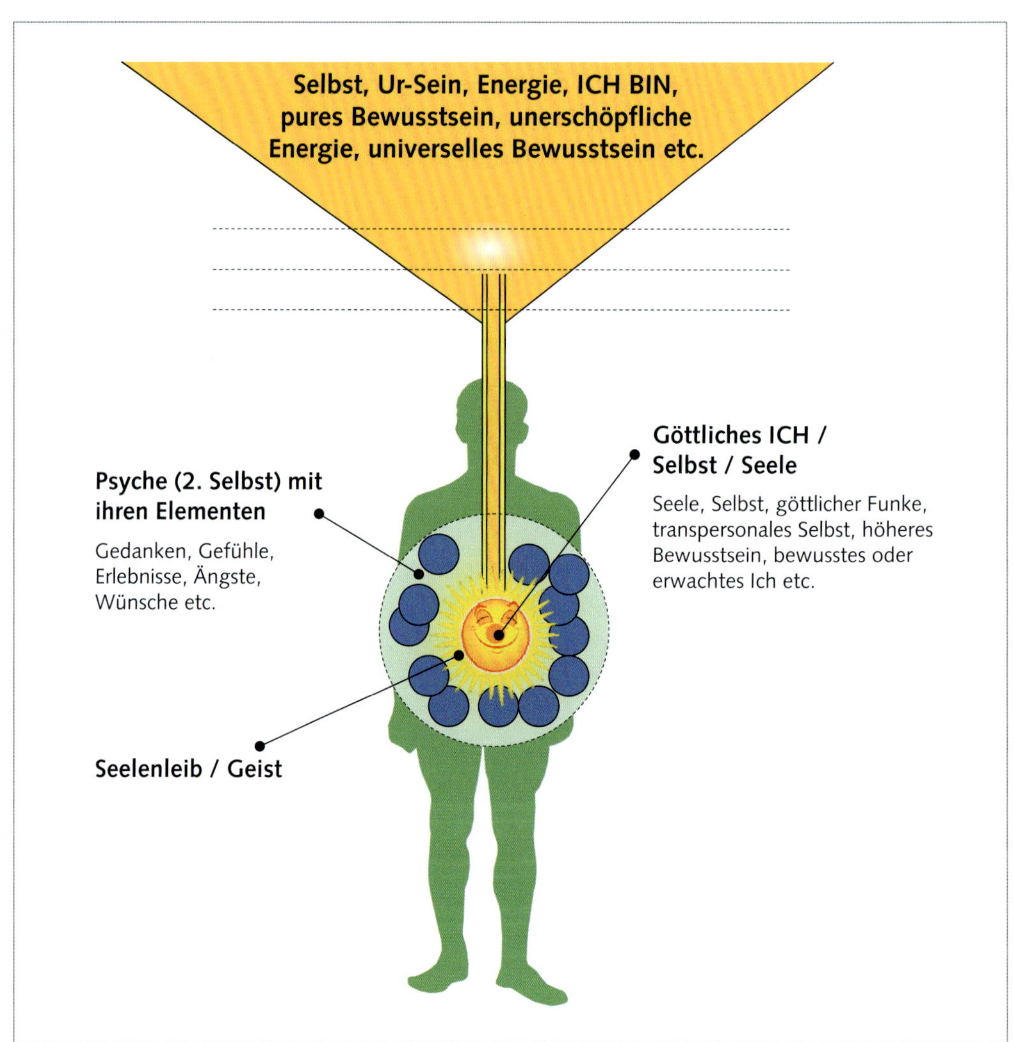

Abb. 88: Das göttliche ICH, die Seele und die Psyche

Wir wissen also, dass es mindestens zwei Haupt-Instanzen in uns gibt: das Selbst und die Psyche als 2. Selbst (▶ Abb. 88). Das Selbst ist ein Teil des Göttlichen und mit unserer Seele gleichzusetzen. Die Seele hat einen freien Willen, freie Wahlmöglichkeiten, will Erfahrungen hier auf der Erde durchleben. Die Seele ist der Teil des Göttlichen, der aus freiem Willen heraus sich aus dem Paradies gelöst hat, um zu erfahren, wer oder was er wirklich ist. Sie ist mit dem göttlichen ICH identisch, hat dies aber im Laufe ihrer Reise (durch die Evolution, ihre verschiedenen angenommenen Formen etc.) vergessen. Das göttliche ICH ist das ständig präsente, sich seiner selbst immer bewusste, pure Bewusstsein, unerschöpfliche Energie, Universelle Bewusstsein, das *Ich bin,* Selbst oder sonst ein Name, der für unerschöpfliche Liebe, Kraft und Bewusstsein steht. Der weise Satz von Jesus „Ich und der Vater sind eins“ bringt es auf den Punkt.

Es ist Zeit aufzuwachen und „nach Hause“ zurückzukehren!

Anhang

Ausbildungen

Angebote des Autors:

- **Ausbildungen & Weiterbildungen in Psycho-Physiognomik**
  - Modul A: Grundkurs der Psycho-Physiognomik (10 Tage)
  - Modul B: Aufbaukurs in Psycho-Physiognomik (10 Tage)
  - Modul C: Vertiefungskurs in Psycho-Physiognomik (10 Tage)
  - Modul D: Diplomabschluss in Psycho-Physiognomik (10 Tage) zum/zur **„Dipl.-Psycho-Physiognomiker/in IPP"**

- **Schulungen zu folgenden Themen:** Psycho-Physiognomik (Naturell-Lehre, Körper-, Kopf- und Gesichtsausdruckskunde, Patho-Physiognomik, Körpersprache, Kraft-Richtungs-Ordnung etc.), Psychosomatik, Kommunikation, Gruppendynamik, Lerntechniken und -typen, Kompetenzen, Entspannungstechniken (autogenes Training, Hypnosetherapie), Stressmanagement.

- **Psycho-Physiognomik für Führungskräfte und Mitarbeiter,** für den leichteren Umgang in schwierigen Situationen.

- **(Berufs-)Beratungen auf psycho-physiognomischer Grundlage**

- **Psychologische Beratungen & Coachings** (lösungs- und ressourcenorientiert, hypnosystemisch, neurosystemisch)

Informationen zu den Angeboten:

Olaf Esseiva
Hasenmattstr. 26
CH-4513 Langendorf
Tel. 0041 (0)78 652 48 93
info@olaf-esseiva.ch
www.olaf-esseiva.ch

Literatur- und Bildverzeichnis

Hinweis: Bei sämtlichen Internetquellen übernimmt der Autor die Verantwortung für die Inhalte lediglich bis zum Einsichtsdatum, für spätere Änderungen wird keine Haftung übernommen.

Literaturverzeichnis

Adams, Mike (2013). Die große Lüge der Genetik entlarvt: Die menschliche DNS ist nicht in der Lage, den gesamten Bauplan der Menschen zu speichern. Kopp Online. 7.10.2013. Quelle: http://info.kopp-verlag.de/hintergruende/enthuellungen/mike-adams/die-grosse-luege-der-genetik-entlarvt-die-menschliche-dns-ist-nicht-in-der-lage-den-gesamten-baupl.html (letzte Einsicht 24.9.2014).

Bauer, Joachim (2005). Warum ich fühle, was du fühlst. Hoffmann und Campe, Hamburg.

Bauer, Joachim (2007). Das Gedächtnis des Körpers. Piper-Verlag, München.

Bauer, Joachim (2010). Das kooperative Gen. Heyne-Verlag, München.

Brodbeck, Adolf (1893). Leib und Seele – Ihr gegenseitiges Verhältnis zurückgeführt auf das psychophysiologische Grundgesetz. Druck der Vereinsbuchdruckerei zu Hannover.

Castrian, Wilma (2001). Lehrbuch der Psycho-Physiognomik. Haug Verlag, Heidelberg.

Ferronato, Natale (2011). Praxis Pathophysiognomik – Lehrbuch und Bildatlas der Krankheitszeichen im Gesicht. Karl F. Haug Verlag, Stuttgart. 2., unveränderte Auflage.

Fosar, Grazyna. Bludorf, Franz (2005). DNA kommuniziert im Universum. Zeitschrift raum&zeit 2005; 138: 90–94.

Fosar, Grazyna. Bludorf, Franz (2007). Vernetzte Intelligenz – Die Natur geht online. Omega Verlag, Aachen.

Huter, Carl (1957). Menschenkenntnis – Körperformen- und Gesichtsausdruckskunde. Verlag für Carl Huters Werke, Schwaig bei Nürnberg. Hrsg. Siegfried Kupfer. 3. Auflage.

Jablonski, Nina. Chaplin, George (2003). Die Evolution der Hautfarben. Spektrum-Magazin, Online, 1.6.2003. Quelle: https://www.spektrum.de/magazin/die-evolution-der-hautfarben/829886 (letzte Einsicht 26.9.2014).

Kegel, Bernhard (2012). Epigenetik – Wie Erfahrungen vererbt werden. DuMont Buchverlag Köln, 5. Auflage.

Klink, Katrin (2009). Jenseits der Teilchenwelt. Quelle: http://www.bioenergiefeld.de/teilchenwelt/Jenseits_der_Teilchenwelt.pdf (letzte Einsicht 5.2.2015).

Koch, Karl (1993). Der Baumtest. Der Baumzeichenversuch als psychodiagnostisches Hilfsmittel. Verlag Huber Hans, Bern.

Kupfer, Amandus (1976). Grundlagen der Menschenkenntnis. Carl Huter Verlag, Schwaig bei Nürnberg. 25. Auflage, Erster Studienband: Naturell und Charakter. Bearbeitet und herausgegeben von Siegfried Kupfer.

Kupfer, Siegfried (1993). Grundlagen der Menschenkenntnis. Carl Huter Verlag, Münchenstein. 30. Auflage, Band 1 – Die Formkraft der Psyche. Neu bearbeitet und herausgegeben von Paul Schärer.

Kupfer, Siegfried (1962). Individuum und Universum. Schwaig bei Nürnberg. Verlag für Carl Huters Werke, Schwaig bei Nürnberg, erstmals ungekürzte Original-Ausgabe.

Kramer, Katharina (2006). Die Geschichte der Genforschung – Dem Leben auf der Spur. Zeitschrift GEOkompakt 2006; Nr. 7, 22–31

Lipton, Bruce (2009). Intelligente Zellen – Wie Erfahrungen unsere Gene steuern. Koha Verlag, Burgrain.

Maja, Storch. Cantieni, Benita. Hüther, Gerald. Tschacher, Wolfgang (2006). Embodyment – Die Wechselwirkung von Körper und Psyche verstehen und nutzen. Huber Verlag, Bern.

Michajlova, Ljudmila (2013). Die „singende" DNA – Über das Phänomen der Wellengenetik und aktuelle Forschung. Comed – Fachmagazin für Komplementärmedizin, Interview von Prof. Dr. Garjajev, 03.2013.

Morschitzky, Hans. Sator, Sigrid (2010). Wenn die Seele durch den Körper spricht. Walter Verlag, Mannheim, 8. Auflage.

O'Donohue, John (1997). Anam cara – Das Buch der keltischen Weisheit. Dtv Verlag, München.

Olaoire, Sean (2007). Seelen auf Safari. J. Kamphausen-Mediengruppe, Aurum-Verlag, Bielefeld.

Penzlin, Heinz (2014). Das Phänomen Leben – Grundfragen der Theoretischen Biologie. Springer-Verlag, Berlin Heidelberg.

Popp, Fritz-Albert (2006). Biophotonen – Neue Horizonte in der Medizin. Haug-Verlag, Stuttgart. 3., vollständig überarbeitete und erweiterte Auflage.

Richter, Isolde (2007). Lehrbuch für Heilpraktiker – Medizinische und juristische Fakten. Urban & Fischer München, Jena. 6. Auflage.

Rudolf, Gerd. Henningsen, Peter (2013). Psychotherapeutische Medizin und Psychosomatik. Thieme Verlag, Stuttgart, New York. 7. überarbeitete Auflage.

Schmidt, Gunther (2005). Einführung in die hypnosystemische Therapie und Beratung. Carl-Auer Verlag, Heidelberg.

Sheldrake, Rupert (2013). Das schöpferische Universum – Die Theorie der morphogenetischen Felder und der morphischen Resonanz. Nymphenburger in der F.A. Herbig Verlagsbuchhandlung, München.

Stein, Murray (2006). C. G. Jungs Landkarte der Seele. Patmos Verlag, Düsseldorf.

Storch, Volker. Welsch, Ulrich. Wink, Michael (2013). Evolutionsbiologie. Springer-Verlag, Berlin Heidelberg, 3. Auflage.

Warnke, Ulrich (2011). Quantenphilosophie und Spiritualität. Scorpio Verlag GmbH & Co. KG, Berlin – München.

Bildverzeichnis

Foto S. 11 – © John Smith – Fotolia

Abb. 1, 3, 6, 7, 10, 13, 14, 16–18, 30, 31, 33–37, 39–46, 55, 56, 59, 84, 85, 87, 88 – © Olaf Esseiva.

Abb. 2 – Hintergrundbild: © Malo – Fotolia. Bearbeitung: Olaf Esseiva.

Abb. 4 – Olaf Esseiva. Abgebildetes Gesicht: © utkamandarinka – Fotolia. Bearbeitung: Olaf Esseiva.

Abb. 5 – © alexlukin – Fotolia

Abb. 9 – © Huter, Carl (1957). Menschenkenntnis. Körperformen- und Gesichtsausdruckskunde. Verlag für Carl Huters Werke, Schwaig bei Nürnberg. 3. Auflage.

Abb. 11 – © Peter Hermes Furian – Fotolia; Beschriftung: Olaf Esseiva.

Abb. 12 – © Peter Hermes Furian – Fotolia; Modifizierung und Beschriftung: Olaf Esseiva.

Abb. 15 – © santia3 – Fotolia

Abb. 19 – Karte: © ilynx_v – Fotolia; Humboldtpinguin: © rbkelle – Fotolia; Königspinguin: © Yori Hirokawa – Fotolia; Kaiserpinguin: © aussieanouk – Fotolia; Modifizierung und Beschriftung: Olaf Esseiva.

Abb. 20 – © Alphacandy – Fotolia

Abb. 21 – © creativenature.nl – Fotolia

Abb. 22 – © Jearu – Fotolia

Abb. 23 – © Andreas Jürgensmeier – Fotolia

Abb. 24 – © andyastbury – Fotolia

Abb. 25 – © Soru Epotok. – Fotolia

Abb. 26 – © markmedcalf – Fotolia

Abb. 27 – © sjessup – Fotolia

Abb. 28 – © mbolina – Fotolia

Abb. 29 – © Phil Lowe – Fotolia

Abb. 31 – © illustrart – Fotolia; Beschriftung: Olaf Esseiva.

Abb. 32 – © Menche, Nicole (2016). Biologie, Anatomie, Physiologie. Elsevier GmbH, Urban & Fischer, München. 8. Auflage.

Abb. 38, 54 –© Schmidt, Gunther (2015). Einführung in die hypnosystemische Therapie und Beratung. Carl-Auer Verlag. 7. Auflage. Abb. 38 leicht modifiziert und Abb. 54 umgedeutet von Olaf Esseiva.

Abb. 47, 48, 86 – © Huter, Carl (1929). Menschenkenntnis durch Körper-, Lebens-, Seelen- und Gesichtsausdruckskunde. Carl Huter Verlag, Althofnass bei Breslau. 2. Auflage.

Abb. 49, 51 – © Richter, Isolde (2005). Atlas für Heilpraktiker, Urban & Fischer Verlag, München. 2. Auflage. Abb. 49 ergänzt von Olaf Esseiva um Punkt 1a und 16. Abb. 51 leicht modifiziert von Olaf Esseiva.

Abb. 50, 52 – © Richter, Isolde (2007). Lehrbuch für Heilpraktiker – Medizinische und juristische Fakten. Urban & Fischer Verlag, München. 6. Auflage. Abb. 52 leicht modifiziert von Olaf Esseiva.

Abb. 53 – © Lena Lir – Fotolia

Abb. 57, 58 – © Speckmann, E.-J. (2013). Physiologie. Elsevier GmbH, Urban & Fischer, München. 6. Auflage.

Abb. 8, 60–68 – © Kupfer, Amandus (1993). Grundlagen der Menschenkenntnis. Carl Huter Verlag Münchenstein. 30. Auflage, Band 1 – Die Formkraft der Psyche. Neu bearbeitet und herausgegeben von Paul Schärer. Schwaig bei Nürnberg. Abb. 8 und 60 leicht überarbeitet von Olaf Esseiva.

Abb. 69 – © Nadine Haase – Fotolia

Abb. 70 – © weseetheworld – Fotolia

Abb. 71 – © Angelika Bentin – Fotolia

Abb. 72 – © Lars Johansson – Fotolia

Abb. 73 – © scharfsinn86 – Fotolia

Abb. 74 – © L.Bouvier – Fotolia

Abb. 75 – © Thomas Otto – Fotolia

Abb. 76 – © losonsky – Fotolia

Abb. 77 – © Leonid Ikan – Fotolia

Abb. 78 – © Ermolaev Alexandr – Fotolia

Abb. 79 – © Wolfgang Jargstorff – Fotolia

Abb. 80 – © Elena Kovaleva – Fotolia

Abb. 81 – © Bryan Busovicki – Fotolia

Abb. 82 – © Craig – Fotolia

Abb. 83 – Naturelle: © Kupfer, Amandus (1993). Grundlagen der Menschenkenntnis. Carl Huter Verlag Münchenstein. 30. Auflage, Band 1 – Die Formkraft der Psyche. Neu bearbeitet und herausgegeben von Paul Schärer. Schwaig bei Nürnberg. Naturell-Kreis: Olaf Esseiva.